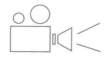

（懂点中医，护卫家人健康）

从基础理论到实践操作，跟着视频由浅入深、轻松掌握

视频讲透
《温病条辨》

视频讲解 白话解读 简单易懂 一看就会

刘　红 / 主编

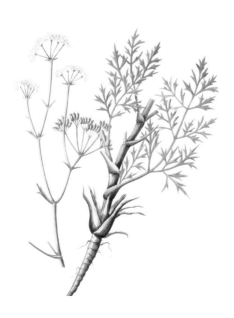

天津出版传媒集团

天津科学技术出版社

图书在版编目（CIP）数据

视频讲透《温病条辨》/ 刘红主编. -- 天津 ：天津科学技术出版社, 2024. 2

ISBN 978-7-5742-0855-1

Ⅰ. ①视… Ⅱ. ①刘… Ⅲ. ①《温病条辨》 Ⅳ. ①R254.2

中国国家版本馆CIP数据核字（2023）第032587号

视频讲透《温病条辨》
SHIPIN JIANG TOU WENBINGTIAOBIAN

策划编辑：杨　譞
责任编辑：孟祥刚
责任印制：兰　毅
出　　版：**天津出版传媒集团**
　　　　　天津科学技术出版社
地　　址：天津市西康路 35 号
邮　　编：300051
电　　话：（022）23332490
网　　址：www.tjkjcbs.com.cn
发　　行：新华书店经销
印　　刷：唐山富达印务有限公司

开本 710×1000　1/16　印张 16　字数 160 000
2024 年 2 月第 1 版第 1 次印刷
定价：88.00 元

前言

　　《温病条辨》作为一本代表性的创新型著作，在温病学说的发展史上具有重要的意义。它的成书，代表着中医学中一套独立于伤寒病以外的温病学说体系成功地建立了起来，无论是书中的三焦辨证纲领，还是温病治法方药体系，都是温病理论中里程碑式的创新成果，也正因为此书对温病医学研究做出了巨大的贡献，所以被奉为中医四大经典之一。

　　《温病条辨》的作者是清代著名的温病医学家吴瑭，他字鞠通，是江苏淮安区人。和当时大部分自幼便学习医道的医者不同，吴瑭少年时期主修儒学，直到十九岁之后才转攻医学。促使他投身医道的原因，是其父亲的一场重病，因为得不到有效的治疗，他眼睁睁看着父亲被病痛折磨离世。祸不单行的是，四年后他的侄子患喉炎，也因为医治不当而早早去世。亲人的相继离开给吴瑭极大的触动，促使他在学医之路上更加刻苦努力，阅读了大量的前人经典和世传的方剂书籍后，在总结前人智慧结晶的基础上，他加入自己的研究心得，最终成功创作出了《温病条辨》这一著名的医学经典。此外，他还著有《吴鞠通医案》等作品。

　　《温病条辨》的主要成就在于，它创造了和《伤寒论》六经辨证体系截然不同的温病三焦辨证纲领，伤寒病的辨证应当由浅入深，由表入里，而温病辨证却要关注上中下三焦中的流变，也就是由上入下。这一辨证体系的建立使得伤寒病和温病有了更明显的区分依据，在临床治疗上吴瑭也对立法进行了更加精确完善的补充。

《温病条辨》全书分为上焦篇、中焦篇、下焦篇、杂说、解产难、解儿难六卷，在前三卷中，吴瑭对温病进行了系统的区分，阐述了上中下三焦中温病病机的传变规律，从发病病源、症状表现、确立立法三方面进行了详细的论述，涉及风温、温毒、暑温、湿温等多种病症，内容翔实，条理清晰。卷四杂说是作者对以往各家温病学说的研究看法，以及温病病后调理等方面的研究成果。卷五解产难和卷六解儿难，则是作者从温病的角度对妇科产后调理和儿科痘疹等证进行的分析。在温病立法上，吴瑭提倡温病治疗时应该用补养阴气保存阴液的方法，这一主张来源于众多明清医者的临证经验，其中最主要的就是叶天士《温热论》。但《温热论》中立法尚简，方剂散乱，难以对照，《温病条辨》却对方剂进行了详细的记述，且分门别类精确对症，更便于后世学医之人参考对照。例如银翘散、桑菊饮、白虎汤三剂，虽都为辛凉方剂，但吴瑭将其分类为轻剂、平剂、重剂三层，使得医者在使用时能够根据病情轻重程度更好地选择。

　　温病的辨证立法得到充实和完善，使得温病学说的研究有了巨大的发展。《温病条辨》中的许多著名方剂，在如今仍然被广泛使用。为了帮助现代人更好地吸收古代中医典籍中的精华，让经典著作可以继续发光发热，得到好的传承，我们对原著进行了进一步的编辑，将晦涩难懂的文言文，在完全领会了其意义和内涵的基础上翻译成了简明易懂的白话文，还对重点字词进行了单独注释，增加了彩色配图来增强趣味性和可阅读性，还有中草药配图作为知识延伸，帮助读者更好地学习。此外，本书还采用了视频讲解的形式对书中的重点内容进行了详细的讲解，更方面读者阅读理解书中的内容。

　　欢迎各位临床中医工作者、中医专业的学习者，以及热爱中医学的读者阅读本书，如果发现本书有错漏、不妥之处，也希望能提出宝贵意见。

目录

卷一　上焦篇

风温　温热　温疫　温毒　冬温

原文

　　一、温病者，有风温，有温热，有温疫，有温毒，有暑温，有湿温，有秋燥，有冬温，有温疟。

　　此九条，见于王叔和《伤寒例》中居多，叔和又牵引《难经》之文以神其说。按时推病，实有是证，叔和治病时，亦实遇是证。但叔和不能别立治法，而叙于《伤寒例》中，实属蒙混，以《伤寒论》为治外感之妙法，遂将一切外感悉收入伤寒例中，而悉以治伤寒之法治之。后人亦不能打破此关，因仍苟简，千余年来，贻患无穷，皆叔和之作俑，无怪见驳于方有执、喻嘉言诸公也。然诸公虽驳叔和，亦未曾另立方法，喻氏虽立治法，仍不能脱却伤寒圈子，弊与叔和无二，以致后人无所遵依。本论详加考核，准古酌今，细立治法，除伤寒宗仲景法外，俾四时杂感，朗若列眉；未始非叔和有以肇其端，东垣、河间、安道、又可、嘉言、天士宏其议，而瑭得以善其后也。

　　风温者，初春阳气始开，厥阴行令，风夹温也。温热者，春末夏初，阳气弛张，温盛为热也。温疫者，疠气流行，多兼秽浊，家家如是，若役使然也。温毒者，诸温夹毒，秽浊太甚也。暑温者，正夏之时，暑病之偏于热者也。湿温者，长夏初秋，湿中生热，即暑病之偏于湿者也。秋燥者，秋金燥烈之气也。冬温者，冬应寒而反温，阳不潜藏，民病温也。温疟者，阴气先伤，又因于暑，阳气独发也。

　　按诸家论温，有顾此失彼之病，故是编首揭诸温之大纲，而名其书曰《温病条辨》。

释义

　　一、温病的范围主要包括风温、温热、温疫、温毒、暑温、湿温、秋燥、冬温和温疟等。

　　上述九种温病中的大多数在王叔和所著的《伤寒例》中都有记载，王叔和又援引《难经》的原文，对这些疾病进行了更加完善的阐述。按照时令季节来推断疾病的发生，这一点与实际情况相符，王叔和在临床医疗实践中也确实遇到了这种情况。但王叔和没能提出新的治疗方法，而是把上述温病放到了《伤寒例》中进行论述，实际上是混淆了温病和伤寒。他认为《伤寒论》中的治法是治疗所有外感疾病的有效方法，所以将所有外感疾病都收入《伤寒例》中，并且都用治疗伤寒的方法来治疗。后世医家也没有突破这个禁锢，照样因循守旧。一千多年来，造成了严重危害，这都是受到了王叔和的误导，难怪会遭到方有执、喻嘉言的驳斥。然而，他们虽然批判了王叔和的观点，却也没有提出新的治疗方法。喻嘉言虽然提出了新的方法，但仍未摆脱伤寒的治疗原则，存在和王叔和一样的弊端，导致后人在治疗温病时没有方法可依。本书通过详细考察，并对古今相关理论适当取舍，创立了温病的精确治疗方法。除了伤寒仍然遵照张仲景《伤寒论》中的治疗方法，其他四时外感疾病则提出了相应的治疗方法，并力求做到条理清晰。因为王叔和首先论述了温病的学说，李东垣、刘河间、王安道、吴又可、喻嘉言、叶天士等又进一步就温病的理论进行了阐发，我才能对其进行整理并完善。

风温病的发生与初春阳气生发、厥阴风气旺盛、风邪夹温等因素相关。温热病发生在春末夏初，是由阳气旺盛，继而温化为热侵袭人体导致的。温疫病是由疫气流行而致，常常兼挟有秽浊之邪，流行时家家都有人感染，就像在分担劳役一样。温毒病是指各种挟有毒邪的病症，缘于秽浊之邪过于旺盛。暑温病发生在盛夏，是暑病而热邪偏盛的病症。湿温病发生于夏末秋初，因湿邪中夹杂热邪而致，是暑病而湿邪偏盛的病症。秋燥病是由秋季金气旺盛、燥烈而导致的病症。冬温病的产生是因为冬天应该寒冷却反而温暖，阳气不能潜藏，人们因此感受温邪而致。温疟病是阴气本已耗伤，又感受暑邪，使得阳热亢盛而致的病症。

按 各位医家在对温病进行论述时，常有顾此失彼的问题。鉴于此，我在编写本书时，首先提出了各种温病的大纲，然后再逐条进行论述，并将书名定为《温病条辨》。

原文

二、凡病温者，始于上焦，在手太阴。

伤寒由毛窍而入，自下而上，始足太阳。足太阳膀胱属水，寒即水之气，同类相从，故病始于此。古来但言膀胱主表，殆未尽其义。肺者，皮毛之合也，独不主表乎！治法必以仲景六经次传为祖法。温病由口鼻而入，自上而下，鼻通于肺，始手太阴。太阴金也，温者火之气，风者火之母，火未有不克金者，故病始于此，必从河间三焦定论。再寒为阴邪，虽《伤寒论》中亦言中风，此风从西北方来，乃殺发之寒风也，最善收引，阴盛必伤阳，故首郁遏太阳经中之阳气，而为头痛身热等证。太阳阳腑也，伤寒阴邪也，阴盛伤人之阳也。温为阳邪，此论中亦言伤风，此风从东方来，乃解冻之温风也，最善发泄，阳盛必伤阴，故首郁遏太阴经中之阴气，而为咳嗽、自汗、口渴、头痛、身热、尺热等证。太阴阴脏也，温热阳邪也，阳盛伤人之阴也。阴阳两大法门之辨，可了然于心目间矣。

夫大明生于东，月生于西，举凡万物，莫不由此少阳、少阴之气以为生成，故万物皆可名之曰东西。人乃万物之统领也，得东西之气最全，乃与天地东西之气相应。其病也，亦不能不与天地东西之气相应。东西者，阴阳之道路也。由东而往，为木、为风、为湿、为火、为热，湿土居中，与火交而成暑，火也者，南也。由西而往，为金、为燥、为水、为寒，水也者，北也。水火者，阴阳之征兆也；南北者，阴阳之极致也。天地运行此阴阳以化生万物，故曰天之无恩而大恩生。天地运行之阴阳和平，人生之阴阳亦和平，安有所谓病也哉！天地与人之阴阳，一有所偏，即为病也。偏之浅者病浅，偏之深者病深；偏于火者病温、病热，偏于水者病清、病寒，此水火两大法门之辨，医者不可不知。烛其为水之病也，而温之热之；烛其为火之病也，而凉之寒之，各救其偏，以抵于平和而已。非如鉴之空，一尘不染，如衡之平，毫无倚着，不能暗合道妙，岂可各立门户，专主于寒热温凉一家之论而已哉！瑭因辨寒病之原于水，温病之原于火也，而并及之。

释义

二、一般得温病的人，病邪首先侵犯上焦，病位在太阴肺经之处。

伤寒是感受寒邪发病，寒邪大多是通过毛孔进入人体，自身体的下部蔓延至上部，由足太阳膀胱经开始。足太阳膀胱经在五行中属水，而寒邪就是水寒之气，两者同类相从，所以伤寒之病是从足太阳膀胱经开始的。自古以来，医家都认为膀胱经主表，但这种说法并不全面。肺脏外合于皮毛，难道肺就不主表？温病的治疗方法必须以张仲景的六经传变为基础。温病的邪气从口鼻进入，自上而下侵袭人的身体，鼻与肺相通，温邪首先侵袭手太阴肺经。肺在五行中属金，而温邪为火热之气，风邪是火之母，根据五行生克规律，火克金，所以温病从肺经开始。由此可见，温病的发病规律应该按照刘河间的三焦理论进行论述。此外，寒邪属于阴邪，在《伤寒论》中虽然也提到了中风，但这种风来自西北，是寒风，这种风善于收缩。阴寒之气过盛，必然会损伤人体的阳气，首先郁遏太阳经中的阳气，表现出头疼、发热等症状。足太阳膀胱经属阳，属腑，寒邪属阴，寒盛则会损伤人体阳气。温为阳邪，而本书也说"伤风"，这种风从东方而来，是消除寒冷、融化冰冻的温风，其性质善于发越宣泄，阳盛必然损伤阴气，所以风温侵袭人体后，首先会郁遏太阴经中的阴气，表现为咳嗽、自汗、口渴、头痛、身热、尺热等症状。手太阴肺经属阴，属脏，温热属于阳邪，阳盛则损伤人体的阴气。伤寒和温病的阴阳属性，到这里已经分辨的十分清晰了。

太阳从东方升起，月亮从西方出现，天地万物都是由这少阳少阴之气生成。所以世间万物都可被称为"东西"。人是世上万物的统领，得到的东西方之气最为完全，与天地东西方之气相应相通。人即使生病了，其气依然与天地东西方之气相应。东和西是阴阳运动的规律，由东向西，其属性与木、风、湿、火、热相应，湿土居于五行的中央，与火相交而成为暑气。火在五行方位中属南方。从西向东，其属性与金、燥、水、寒相应，水在五行方位中属北方。水与火可以看作是阴阳的象征，南与北则可以看作是阴阳的两个极点。天地间的万物都源于阴阳之气的运动变化，所以天地看似无常，却对世间万物有着莫大的恩惠。天地运行阴阳平和协调，人体的阴阳也就平和协调，哪里还会生病呢？如果天地或人体的阴阳出现偏盛偏衰，就会产生疾病。偏盛偏衰较小，则病情较轻浅；偏盛偏衰较大，则病情较深重；偏于火，就会产生温热性质的疾病；偏于水，就会产生阴寒性质的疾病。这就是水和火两种病邪所引起疾病的区别，医生不能分辨不清。辨明为寒凉性质的疾病，就用温热的药物；辨明为火热，就用寒凉的药物。这是利用药物性质的偏性来纠正人体的偏性，使之归于阴阳平衡。医生如果不能像镜子那样空明透彻，一尘不染，不能像秤杆平衡那样不偏不倚，就不能明白世间万物阴阳平和的奥妙，又怎么能各立门户，专用寒凉、温热一家之论呢？所以，我特意辨明伤寒的病原在于水寒，温病的病原在于火热，并把天地人体阴阳的道理一起论述了。

原文

三、太阴之为病，脉不缓不紧而动数，或两寸独大，尺肤热，头痛，微恶风寒，身热自汗，口渴，或不渴，而咳，午后热甚者，名曰温病。

不缓，则非太阳中风矣；不紧，则非太阳伤寒矣；动数者，风火相煽之象，经谓之躁；两寸独大，火克金也。尺肤热，尺部肌肤热甚，火反克水也。头痛、恶风寒、身热自汗，与太阳中风无异，此处最足以相混，于何辨之？于脉动数，不缓不紧，证有或渴，或咳、尺热，午后热甚辨之。太阳头痛，风寒之邪，循太阳经，上至头与项，而项强头痛也。太阴之头痛，肺主天气，天气郁，则头亦痛也，且春气在头，又火炎上也。吴又可谓浮泛太阳经者，臆说也。伤寒之恶寒，太阳属寒水而主表，故恶风寒；温病之恶寒，肺合皮毛而亦主表，故亦恶风寒也。太阳病则周身之阳气郁，故身热；肺主化气，肺病不能化气，气郁则身亦热也。太阳自汗，风疏卫也；太阴自汗，皮毛开也，肺亦主卫。渴，火克金也。咳，肺气郁也。午后热甚，浊邪归下，又火旺时也，又阴受火克之象也。

释义

三、温病是温邪侵犯手太阴肺经而致病的，脉象不浮缓，也不浮紧，而是躁动急数，或是两侧寸脉洪大，腕至肘部内侧的皮肤发热，头痛，轻微怕风，发热、汗出，口渴，或者不渴而咳嗽，午后发热更加明显，具有这些脉象症状的，就可以诊断为温病。

如果脉不缓，就不是太阳中风病；脉不紧，就不是太阳伤寒病。脉象躁动急数，是风邪和火邪相互助长，邪气较重的表现，《内经》中把这种脉象称为"躁"；如果两手寸脉大而有力，这是火邪克金的表现。尺肤热是指尺部肌肤发热，是火热耗伤阴液的表现。头痛、怕冷、身热、自汗，这几个症状与太阳中风表现相同，怎么进行鉴别呢？从脉象上鉴别，脉象躁动而数，不缓不紧；从证候上鉴别，有口渴、咳嗽、尺肤发热，午后热势较重等症状。伤寒太阳病的头疼，是风寒病邪循着太阳膀胱经上行到头部、颈部，因此会出现头痛、颈部僵硬的症状。温病太阴头痛，是因为肺主人体上部之气，上部之气受到邪气郁阻，所以头痛。此外，春季人体阳气上浮，火热之邪上攻头部，也会出现头痛的症状。吴又可把头痛解释为邪气浮犯太阳经，这只是主观猜测之说。伤寒之所以怕冷，是因为足太阳膀胱经属寒水而主表，风寒之邪侵袭太阳经脉就会出现怕冷的症状；温病的怕冷是因为肺合皮毛而主表，肺受温邪侵袭后，也会出现怕冷症状。伤寒太阳病，由于全身阳气被寒邪闭阻，所以会导致发热；温病的发热是因为肺主化气，肺受温邪侵袭，化气功能受损，肺气郁闭所致。太阳病的自汗是由于风性疏泄，卫气不能固密所导致的；太阴病的自汗与肺有关，肺主卫气，温邪侵犯肺部，致使皮毛开而

不合。口渴是火热之邪灼伤肺津所导致的。咳嗽是肺气受郁所致。午后发热加重，是因为浊邪向下，而火热之邪在午后更加旺盛，这也是火热之邪耗损肺津，火邪旺盛阴气损伤的表现。

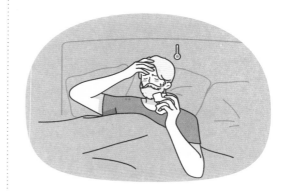

原文

　　四、太阴风温、温热、温疫、冬温，初起恶风寒者，桂枝汤主之；但热不恶寒而渴者，辛凉平剂银翘散主之。温毒、暑温、湿温、温疟，不在此例。

　　按 仲景《伤寒论》原文，太阳病（谓如太阳证，即上文头痛身热恶风自汗也），但恶热不恶寒而渴者，名曰温病，桂枝汤主之。盖温病忌汗，最喜解肌，桂枝本为解肌，且桂枝芳香化浊，芍药收阴敛液，甘草败毒和中、姜、枣调和营卫，温病初起，原可用之。此处却变易前法，恶风寒者主以桂枝，不恶风寒主以辛凉者，非敢擅违古训也。仲景所云不恶风寒者，非全不恶风寒也，其先亦恶风寒，迨既热之后，乃不恶风寒耳，古文简、质，且对太阳中风热时亦恶风寒言之，故不暇详耳。盖寒水之病，冬气也，非辛温春夏之气，不足以解之，虽曰温病，既恶风寒，明是温自内发，风寒从外搏，成内热外寒之证，故仍旧用桂枝辛温解肌法，俾得微汗，而寒热之邪皆解矣。温热之邪，春夏气也。不恶风寒，则不兼寒风可知，此非辛凉秋金之气，不足以解之。桂枝辛温，以之治温，是以火济火也，故改从《内经》"风淫于内、治以辛凉、佐以苦甘"法。

四、风温、温热、温疫、冬温，邪气位于手太阴肺经，初期有怕风、怕冷的表现，可以用桂枝汤治疗。只发热，但没有怕风、怕冷的症状，并伴有口渴，可以用辛凉平剂银翘散治疗。温毒、暑温、湿温、温疟，不在这一范围内。

按 张仲景《伤寒论》原文："太阳病（是说类似于太阳证的表现，即上文所说的头痛、身热、恶风、自汗等症状）只发热、不怕冷，伴有口渴者，被称为温病，应该用桂枝汤治疗。"温病忌用发汗法治疗，用解肌的方法最适宜，桂枝汤本来就是解肌的方剂，而且桂枝的药物气味芳香，能够净化浊邪，芍药能够收摄阴气，收敛阴液，甘草能够解毒和中，生姜、大枣可以调和营卫。温病初期，桂枝汤原本是可以使用的。我在这里改变了前人的治疗方法，对怕冷、怕风的患者用桂枝汤，对不怕风、不怕冷的患者用辛凉解表的治法，这并不是我擅自违背古训。张仲景所说的不怕风、不怕冷，并不是完全不怕风、不怕冷，在病症初起时，也出现了怕风怕冷的现象，等到发热的症状出现后，才会表现为不怕风、不怕冷。这是古人简练质朴的写作风格造成的，而且在太阳中风病中也有对怕风、怕冷症状的描述，所以没有必要做详细论述了。伤寒是足太阳膀胱经寒水为病，为冬日的冷气所致，如果不借助春夏温散性质的方药，是不能够根治的。这里虽然是温病却出现了怕冷的症状，表明温邪是从体内发出的，风寒从外部侵袭，从而形成内热外寒的病症。所以仍然可以用桂枝汤辛温解肌的方法治疗，使身体微微发汗，将内热外寒之邪全部解散。温热之邪属于春夏季节的气，不怕风、不怕冷，说明没有同时感染风寒之邪。春夏季节的温热之气必须要用属于秋季凉爽性质的辛凉方药才能清退。桂枝汤是辛温的方剂，用它治疗温病，无异于用火救火，对病情无益。所以，对于不兼伤寒的温病的治疗，要遵循《内经》中讲到的"风淫于内、治以辛凉、佐以苦甘"的方法。

方剂原文

桂枝汤方

桂枝六钱　芍药三钱，炒　炙甘草二钱　生姜三片　大枣二枚，去核

煎法服法，必如伤寒论原文而后可，不然，不惟失桂枝汤之妙，反生他变，病必不除。

组成用法

桂枝汤方

  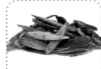 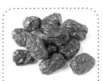

| 桂枝六钱 | 芍药三钱，炒 | 炙甘草二钱 | 生姜三片 | 大枣二枚，去核 |

本方煎煮的方法和服用的方法，必须要按照《伤寒论》原文中记载的那样去做，否则不仅起不到桂枝汤的妙用，而且还可能导致其他病变，疾病也得不到治愈。

辛凉平剂银翘散方

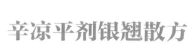

连翘一两　　银花一两　　苦桔梗六钱　　薄荷六钱　　竹叶四钱　　生甘草五钱　　芥穗四钱　　淡豆豉五钱　　牛蒡子六钱

　　上杵为散，每服六钱，鲜苇根汤煎，香气大出，即取服，勿过煎。肺药取轻清，过煎则味浓而入中焦矣。病重者，约二时一服，日三服，夜一服；轻者三时一服，日二服，夜一服；病不解者，作再服。盖肺位最高，药过重，则过病所，少用又有病重药轻之患，故从普济消毒饮时时清扬法。今人亦间有用辛凉法者，多不见效，盖病大药轻之故，一不见效，随改弦易辙，转去转远，即不更张，缓缓延至数日后，必成中下焦证矣。胸膈闷者，加藿香三钱、郁金三钱，护膻中；渴甚者，加花粉；项肿咽痛者，加马勃、玄参；衄者，去芥穗、豆豉，加白茅根三钱、侧柏炭三钱、栀子炭三钱；咳者，加杏仁，利肺气；二、三日病犹在肺，热渐入里，加细生地、麦冬，保津液；再不解或小便短者，加知母、黄芩、栀子之苦寒，与麦、地之甘寒，合化阴气，而治热淫所胜。

组成用法

辛凉平剂银翘散方

　　连翘一两；银花一两；苦桔梗六钱；薄荷六钱；竹叶四钱；生甘草五钱；芥穗四钱；淡豆豉五钱；牛蒡子六钱。

　　　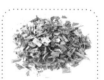　

连翘一两　　　银花一两　　　苦桔梗六钱　　　薄荷六钱　　　生甘草五钱

　　所有药物，用药槌捣成粗末，每次取药末六钱，用鲜苇根汤煎煮，当闻到药物浓郁的香气时，就可以取汤汁服用了，不要长时间的熬煮，治疗肺部疾病的药物关键在于去药物的芳香轻清之气，如果熬煮的时间过长，药的清香之气挥发，药味变得厚重，反而会在中焦发挥作用。病情严重的，每四小时左右服一次药，即白天服三次，夜间服一次。如病情较轻的，可每六小时服一次药，即白天服两次，夜间服一次。服药之后，病情没有得到缓解的，可再服一次。因为肺的位置较高，药量太重会导致药过病所，药量太少，又有病重药轻的弊端，所以采用普济消毒饮的煎药方法，取药物的清香轻清之气，多次分服。现在有些医生，虽然也使用辛凉解表的方法，但大多数疗效不好，这是病重而药轻的原因，一看没有效果，就改用别的治疗方法，即使疾病本身没有加重，但拖延几日后，病情也会传变为中焦或下焦证。使用该方法时，应注意酌情加减药量，胸膈满闷的，加藿香三钱，郁金三钱，用芳香化去浊气，保护膻中；有明显口渴的，加天花粉三钱；颈项肿大，咽喉疼痛的，加马勃、玄参；流鼻血的，去掉芥穗、豆豉，加白茅根三钱、侧柏炭三钱、栀子炭三钱；咳嗽的，可以加杏仁，利气止咳；若生病已经有两三天，病邪仍然位于肺经，邪热逐渐深入，可加生地、麦冬，来养护津液；如果热邪还没解散，出现小便短赤的，可加入知母、黄芩、栀子等苦寒药，与麦冬、生地这两味甘寒的药物相配合，可以养阴生津，治疗热邪亢盛。

原文

　　五、太阴温病，恶风寒，服桂枝汤已，恶寒解，余病不解者，银翘散主之。余证悉减者，减其制。

　　太阴温病，总上条所举而言也。恶寒已解，是全无风寒，止余温病，即禁辛温法，改从辛凉。减其制者，减银翘散之制也。

释义

　　五、手太阴温病，首先表现为怕风寒，服用桂枝汤后，如果怕风寒的症状消失，但发热、口渴等症状没有减轻，应该用银翘散治疗；如果其他症状有所减轻，可以适当减少银翘散的用量。

　　这里所说的太阴温病是在上一条所述脉证的基础上讲的。恶寒的症状解除后，表明风寒邪气已经消失，只剩下温邪。这时禁止使用辛温发汗的方法，应改用辛凉的方剂，"减其制"是说减少银翘散的用量。

原文

　　六、太阴风温，但咳，身不甚热，微渴者，辛凉轻剂桑菊饮主之。

　　咳，热伤肺络也。身不甚热，病不重也。渴而微，热不甚也。恐病轻药重，故另立轻剂方。

释义

　　六、手太阴肺经感受风温之邪的病症，表现为咳嗽、轻微发热、口微渴的，用辛凉轻剂桑菊饮治疗。

　　咳嗽是因为热邪伤及肺络。发热较轻，表明病情不严重。口微渴，说明热邪不严重。因为病情较轻，恐怕用药太重，所以另外制定了一首药力较轻的方剂。

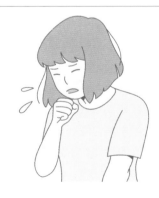

辛凉轻剂桑菊饮方

杏仁二钱　　连翘一钱五分　　薄荷八分　　桑叶二钱五分　　菊花一钱

苦梗二钱　　甘草八分　　苇根二钱

　　水二杯,煮取一杯,日二服。二三日不解,气粗似喘,燥在气分者,加石膏、知母;舌绛暮热,甚燥,邪初入营,加玄参二钱、犀角一钱;在血分者,去薄荷、苇根,加麦冬、细生地、玉竹、丹皮各二钱;肺热甚加黄芩;渴者加花粉。

组成用法

辛凉轻剂桑菊饮方

杏仁二钱

连翘一钱五分

薄荷八分

桑叶二钱五分

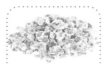

菊花一钱

苦桔梗二钱

甘草八分

芦根二钱

　　所有药物,加入两杯水,煎煮成一杯,每天服两次。如果服药两三天后病情没有缓解,并出现呼吸粗大似喘的症状,说明燥邪已经侵入气分,应在方中加入石膏、知母;舌质绛红,傍晚身热严重,烦躁明显的,是病邪初入营分的表现,应在方中加入玄参二钱、犀角一钱;如果病邪深入血分,则去掉方中的薄荷、芦根,加入麦冬、生地、玉竹、丹皮各二钱;肺热明显的,方中加黄芩;口渴明显的,方中加天花粉。

原文

　　七、太阴温病,脉浮洪,舌黄,渴甚,大汗,面赤,恶热者,辛凉重剂白虎汤主之。

　　脉浮洪,邪在肺经气分也。舌黄,热已深。渴甚,津已伤也。大汗,热逼津液也。面赤,火炎上也。恶热,邪欲出而未遂也。辛凉平剂焉能胜任?非虎啸风生,金飚退热,而又能保津液不可,前贤多用之。

七、手太阴肺经感邪而发的温病，有脉象浮洪，舌苔黄燥，口渴明显，大量出汗，面色红赤，怕热症状的患者，应当使用辛凉重剂白虎汤治疗。

脉象浮洪表明热邪在肺经气分。舌苔黄说明热邪已深入内里。口渴严重说明热邪已损伤津液。大量出汗是因热邪逼迫津液外泄。面部红赤是火热上炎的表现。怕热是因热邪欲外出而未出。辛凉平剂银翘散怎么能治愈呢？只有使用白虎汤才能清除热邪，保护津液，治疗此证。很多前代医家都使用这种方法。

方剂原文

辛凉重剂白虎汤方

生石膏一两，研磨　知母五钱　生甘草三钱　白粳米一合

水八杯，煮取三杯，分温三服，病退，减后服，不知，再作服。

组成用法

辛凉重剂白虎汤方

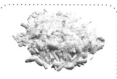
生石膏一两，研磨

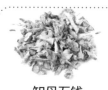
知母五钱

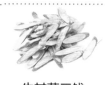
生甘草三钱

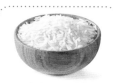
白粳米一合

所有药物，取八杯水，煎煮成三杯，分为三次温服，若服药后，病情减轻，可以减少药量继续服用；若病情没有减轻，就按照原剂量服用。

原文

八、太阴温病，脉浮大而芤，汗大出，微喘，甚至鼻孔扇者，白虎加人参汤主之；脉若散大者，急用之，倍人参。

浮大而芤，几于散矣，阴虚而阳不固也。补阴药有鞭长莫及之虞，惟白虎退邪阳，人参固正阳，使阳能生阴，乃救化源欲绝之妙法也。汗涌、鼻扇、脉散，皆化源欲绝之征兆也。

八、手太阴肺经感邪而发的温病，出现脉象浮大而中空无力，大量出汗，轻微气喘，甚至鼻翼翕动的，应该使用白虎加人参汤治疗；如果脉象散乱虚大，应立即用药，而且人参的药量要加倍。

脉象浮大而中空无力，已经接近散乱的状态，这是阴气亏虚而阳气不固的表现。如果仅用补阴的药治疗此病，恐怕是鞭长莫及，只有使用白虎汤清退热邪，加入人参固护阳气，使阳气能够化生阴液，这才是在津液化源快要枯竭的情况下，救治患者的最好方法。大量出汗、鼻翼翕动，脉象散乱都是化源将竭的征兆。

◎ 方剂"白虎加人参汤"即于辛凉重剂白虎汤（见 16 页）内加人参三钱。

原文

九、白虎本为达热出表，若其人脉浮弦而细者，不可与也；脉沉者，不可与也；不渴者，不可与也；汗不出者，不可与也；常须识此，勿令误也。

此白虎之禁也。按　白虎剽悍，邪重非其力不举，用之得当，原有立竿见影之妙，若用之不当，祸不旋踵。懦者多不敢用，未免坐误事机；孟浪者，不问其脉证之若何，一概用之，甚至石膏用至斤余之多，应手而效者固多，应手而毙者亦复不少。皆未真知确见其所以然之故，故手下无准的也。

释义

九、白虎汤的作用本来是透达气分的热邪从表而解，若是患者的脉象浮弦且细，就不能使用白虎汤；脉沉的也不能用；没有口渴症状的不能用；身热而不出汗的不能用。医生必须牢记这些禁忌，不能滥用白虎汤。

以上说的是白虎汤的禁忌。白虎汤的药力彪悍猛烈，当邪热较盛时，没有白虎汤就难以清解，使用得当，会有立竿见影的效果，使用不当也会产生严重的后果。胆小的医生不敢轻易使用，这样难免会错失治疗的良机；草率的医生，不问脉证是怎么样的，都使用白虎汤治疗，甚至将石膏用到一斤多，使用后立即见效的固然很多，但是导致死亡的也不在少数。这都是因为医生没有真正掌握疾病的病机，而不能准确的用药。

原文

十、太阴温病，气血两燔者，玉女煎去牛膝加玄参主之。

气血两燔，不可专治一边，故选用张景岳气血两治之玉女煎。去牛膝者，牛膝趋下，不合太阴证之用。改熟地为细生地者，亦取其轻而不重，凉而不温之义，且细生地能发血中之表也。加玄参者，取其壮水制火，预防咽痛失血等证也。

十、手太阴肺经感邪而发的温病，出现气分、血分同病的症状，用玉女煎去牛膝加玄参来治疗。

对于气分和血分同病的患者，医生不能只治疗气分或只治疗血分，本书选用张景岳气血同治的玉女煎来治疗。之所以去牛膝，是因为牛膝的药力善下行，不适合用于治疗太阴证。把熟地黄改为生地黄，是为了取地黄的清轻之力而不是厚重，药性采用凉性的避免温性的，而且生地黄还能够使进入血分的表邪得以消散。加入玄参，是因为玄参能够生津润燥，补阴抑阳，预防喉咙疼痛失血等证的发生。

玉女煎去牛膝熟地加细生地玄参方

生石膏一两　知母四钱　玄参四钱　细生地六钱　麦冬六钱

水八杯，煮取三杯，分二次服，渣再煮一钟服。

组成用法

玉女煎去牛膝熟地加细生地玄参方

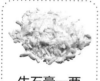

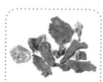
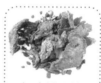
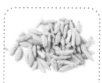

| 生石膏一两 | 知母四钱 | 玄参四钱 | 细生地六钱 | 麦冬六钱 |

所有药物，加入八杯水，煎煮成三杯药汁，分两次服用，剩余药渣可以加水再煮一杯服用。

原文

十一、太阴温病，血从上溢者，犀角地黄汤合银翘散主之。其中焦病者，以中焦法治之。若吐粉红血水者，死不治；血从上溢，脉七、八至以上，面反黑者，死不治，可用清络育阴法。

血从上溢，温邪逼迫血液上走清道，循清窍而出，故以银翘散败温毒，以犀角地黄清血分之伏热，而救水即所以救金也。至粉红水非血非液，实血与液交迫而出，有燎原之势，化源速绝。血从上溢，而脉至七、八至，面反黑，火极而似水，反兼胜己之化也，亦燎原之势莫制，下焦津液亏极，不能上济君火，君火反与温热之邪合德，肺金其何以堪，故皆主死。化源绝，乃温病第一死法也。仲子曰：敢问死？孔子曰：未知生，焉知死。瑭以为医者不知死，焉能救生。细按温病死状百端，大纲不越五条。在上焦有二：一曰肺之化源绝者死；二曰心神内闭，内闭外脱者死。在中焦亦有二：一曰阳明太实，土克水者死；二曰脾郁发黄，黄极则诸窍为闭，秽浊塞窍者死。在下焦则无非热邪深入，消铄津液，涸尽而死也。

释义

十一、手太阴肺经受邪气侵袭而发的温病，热邪进入血分，逼迫血液从上部溢出，致使口、鼻出血的，应该用犀角地黄汤搭配银翘散来治疗。如果有中焦证的表现，就按照邪气位于中焦来治疗。如果病患吐出粉红色血水，说明病情严重，难以治疗；如果血液从口、鼻溢出，脉搏一呼一吸达到七八次以上，面色由红润转为发黑，这是病情凶险的表现，难以救治，可以用清热安络、养阴生津的方法治疗。

血液从上部溢出，是温邪逼迫血液上行至头部，顺着口、鼻等清窍流出。可以用银翘散清解温毒，用犀角地黄汤清散血液中的伏热。通过清热来保存津液，达到救治肺脏的作用。粉红色的水不是单纯地血液，也不是单纯的津液，而是血分邪热旺盛，迫使津液和血液一同吐出。这表明火热之邪有燎原之势，化源迅速枯竭。血液从上部溢出时，脉搏一呼一吸跳动七八次以上，面色发黑，这是热邪旺盛到极点反而出现水寒的征像；火盛却表现出克火的水

的特点，这种现象称为"胜己之化"。火热之邪得不到抑制，下焦津液极度亏损，不能够上济心火，此时，心火与温邪相结合，肺脏怎么能够承受呢？以上都是死证。肺的生化之源枯竭，是温病死亡的第一原因。仲子曾经问孔子说："能请教一下关于死亡的道理吗？"孔子说："连生的道理还没弄清楚，怎么能知道死的道理呢。"我认为，医生如果不知道死亡的道理，又怎么能够挽救人的生命呢？细推一下，导致温病死亡的原因有上百条，但归纳起来不外乎五种。在上焦有两种，一种是肺的生化之源枯竭导致死亡，另一种是心神被邪气闭阻于内部，导致内闭外脱而死。中焦的原因也有两种，一种是阳明实邪太盛土克水而死，另一种是脾湿内郁出现黄疸的症状，黄疸严重时，会导致身体的诸窍关闭，污秽闭塞清窍而死。下焦的一种无非是热邪深入，损伤津液，导致津液枯竭而亡。

◎ 方剂"犀角地黄汤"见 174 页，"银翘散"见 13 页（如果已经使用过解表的药物，应去掉方剂中的豆豉、芥穗、薄荷）。

原文

十二、太阴温病，口渴甚者，雪梨浆沃之；吐白沫黏滞不快者，五汁饮沃之。

此皆甘寒救液法也。

十二、手太阴肺经受邪气侵袭而发的温病，口渴现象明显。用雪梨浆来滋养津液。口中有白沫而且黏稠难以吐出的，可以用五汁饮来治疗。

以上都是用甘寒药物来滋养津液的方法。

方剂原文

雪梨浆方

以甜水梨大者一枚薄切，新汲凉水内浸半日，时时频饮。

组成用法

雪梨浆方

甜水梨一枚

将一个大的甜水梨，切成薄片，放在刚从井中打出的凉水里浸泡，多次饮用。

方剂原文

五汁饮方（甘寒法）

梨汁　荸荠汁　鲜苇根汁　麦冬汁　藕汁或蔗浆

临时斟酌多少，和匀凉服，不甚喜凉者，重汤炖温服。

组成用法

五汁饮方（甘寒法）

梨汁

荸荠汁

鲜苇根汁

麦冬汁

藕汁或蔗浆

以上各汁混匀，根据病情轻重适量服用。若患者不喜凉食，可以炖熟后服用。

原文

十三、太阴病得之二、三日，舌微黄，寸脉盛，心烦懊恼，起卧不安，欲呕不得呕，无中焦证，栀子豉汤主之。

温病二、三日，或已汗，或未汗，舌微黄，邪已不全在肺中矣。寸脉盛，心烦懊恼，起卧不安，欲呕不得，邪在上焦膈中也。在上者因而越之，故涌之以栀子，开之以香豉。

中医视频课

释义

十三、手太阴温病，发病两三天后，舌苔微黄，两手寸部的脉象盛大有力，心中烦闷，坐卧不安，恶心却吐不出来，但没有中焦的病变，这时应当用栀子豉汤治疗。

温病到了第二三日，或者已经出汗，或者还没有出汗，舌苔微黄，表明病邪已经不全在肺脏了。如果寸部脉象有力，心中烦闷难忍，坐卧不安，想吐又吐不出来的，说明病邪在上焦胸膈之中。邪气位于上焦，应当用宣泄的方法，因此可以用栀子涌泄邪火，用豆豉宣开气机。

方剂原文

栀子豉汤方（酸苦法）

栀子五枚，捣碎　香豆豉六钱

水四杯，先煮栀子数沸，后纳香豉，煮取二杯，先温服一杯，得吐止后服。

组成用法

栀子豉汤方（酸苦法）

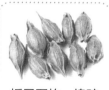

栀子五枚，捣碎

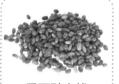

香豆豉六钱

以上两味药，用四杯水煎煮，先放入栀子，煮沸多次后，再放入香豆豉煎煮，煎煮成两杯药汁，先趁热服用一杯，如果服药后能够呕吐，就不必服用剩余药物了。

原文

十四、太阴病，得之二三日，心烦不安，痰涎壅盛，胸中痞塞欲呕者，无中焦证，瓜蒂散主之，虚者加参芦。

此与上条有轻重之分，有有痰无痰之别。重剂不可轻用，病重药轻，又不能了事，故上条只用栀子豉汤快涌膈中之热。此以痰涎壅盛，必用瓜蒂散急吐之，恐邪入包宫而成痉厥也。瓜蒂，栀子之苦寒，合赤小豆之甘酸，所谓酸苦涌泄为阴，善吐热痰，亦在上者，因而越之方也。

十四、手太阴温病，发病两三天后，心中烦躁不宁，喉咙中痰涎极多，胸中闷堵，恶心想吐，没有中焦的证候现象，可以用瓜蒂散治疗，体质虚弱的患者，可以加入参芦。

这一条所述病症与上一条所述病症的病情有轻重之分，也有有痰和无痰的区别。药力峻猛的方剂不能轻易使用，病情较重，药物过轻

又不能治愈。因此上一条仅用栀子豉汤来清解上焦胸膈中的热邪；本条病症痰涎壅盛，必须用瓜蒂散快速吐出痰涎，以防邪气侵入心包而成痉厥之症。瓜蒂、栀子都是苦寒之药，配合赤小豆的甘酸，就是《内经》中说的"酸味与苦味药物搭配，性质为阴，能涌吐泄邪"，有助于催吐热痰，也体现了"邪气在上焦使用吐法"的治疗原则。

方剂原文

瓜蒂散方（酸苦法）

甜瓜蒂一钱　赤小豆二钱，研磨　山栀子二钱

水二杯，煮取一杯，先服半杯，得吐止后服，不吐再服。虚者加入参芦一钱五分。

组成用法

瓜蒂散方（酸苦法）

甜瓜蒂一钱

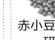

赤小豆二钱，研磨

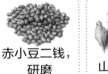

山栀子二钱

所有药物，加入两杯水，煎煮成一杯，先服用半杯，呕吐后就不用再服用了，如果没有呕吐，再服用剩余的半杯。体质虚弱的患者，在方剂中加入一钱五分的参芦。

原文

十五、太阴温病，寸脉大，舌绛而干，法当渴，今反不渴者，热在营中也，清营汤去黄连主之。

渴乃温之本病，今反不渴，滋人疑惑；而舌绛且干，两寸脉大，的系温病。盖邪热入营蒸腾，营气上升，故不渴，不可疑不渴非温病也，故以清营汤清营分之热，去黄连者，不欲其深入也。

十五、手太阴肺经受邪气侵袭而得的温病，两手寸部的脉象盛大，舌质绛而干燥，按道理来说，会有口渴的表现，现在反而不口渴，这说明邪热已经深入营分，应当使用清营汤去黄连来治疗。

口渴是温病的常见症状，现在患者反而不口渴，让人感到疑惑。但患者舌质红绛、干燥，两寸脉比两手关、尺脉大，又确实是温病。这是因为邪热深入营分后，蒸腾营阴，使营阴上升濡润咽喉，所以不感到口渴，不能因为不口渴就怀疑不是温病。所以要用清营汤来清除营分的热邪。因为黄连会耗伤营阴，所以将其去掉，以免病邪更加深入。

中医视频课

◎ 方剂"清营汤"见 40 页。

原文

十六、太阴温病，不可发汗，发汗而汗不出者，必发斑疹，汗出过多者，必神昏谵语。发斑者，化斑汤主之；发疹者，银翘散去豆豉，加细生地、丹皮、大青叶，倍玄参主之。禁升麻、柴胡、当归、防风、羌活、白芷、葛根、三春柳。神昏谵语者，清宫汤主之，牛黄丸、紫雪丹、局方至宝丹亦主之。

温病忌汗者，病由口鼻而入，邪不在足太阳之表，故不得伤太阳经也。时医不知而误发之，若其人热甚血燥，不能蒸汗，温邪郁于肌表血分，故必发斑疹也。若其表疏，一发而汗出不止，汗为心液，误汗亡阳，心阳伤而神明乱，中无所主，故神昏。心液伤而心血虚，心以阴为体，心阴不能济阳，则心阳独亢，心主言，故谵语不休也。且手经逆传，世罕知之，手太阴病不解，本有必传手厥阴心包之理，况又伤其气血乎！

释义

十六、手太阴肺经受邪气侵袭而发的温病，不能用辛温发汗法治疗，若误用发汗法而不出汗就会导致皮肤发斑发疹；汗出过多就会导致神志昏蒙，语无伦次。对于发斑的患者用化斑汤来治疗；对于发疹的患者用银翘散去掉淡豆豉，加细生地、丹皮、大青叶及倍量玄参来治疗。禁止使用升麻、柴胡、当归、防风、羌活、白芷、葛根、三春柳等辛温药物。对神志昏蒙、语无伦次的患者，用清宫汤治疗，也可以用安宫牛黄丸、紫雪丹、局方至宝丹主治。

温病禁止用辛温发汗法是因为温邪从口鼻进入人体，邪气不在足太阳膀胱经表部位，使用发汗法会损伤足太阳经。一般的医生不知道这个道理，就会错误使用辛温发汗的药物。若患者体内热邪旺盛，阴血耗损，体内津液缺乏，不能蒸发成汗液，邪热难以清散，郁闭在肌表血分，伤害到血络就会形成斑疹。若患者肌表疏松，一旦使用辛温发汗法，就会汗出不止，汗是心液，汗出多了，就会导致心液及阳气的损伤。心阳损伤则神志错乱，心无所主而出现神昏。心液损伤则会导致心血亏虚，心以阴为基础，心阴不足不能涵养制约心阳，导致心阳亢盛，心主语言，所以患者会不停地说胡话。温邪会在手经之间逆转，世人很少知道这一点。手太阴肺经的邪热得不到清解，就会有传入手厥阴心包经的趋势，何况，错误的发汗损伤了气血，就更容易出现传变了。

化斑汤方

方剂原文

　　石膏一两　　知母四钱　　生甘草三钱　　玄参三钱　　犀角二钱　　白粳米一合

　　水八杯，煮取三杯，日三服，渣再煮一盅，夜一服。

组成用法

化斑汤方

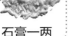

| 石膏一两 | 知母四钱 | 生甘草三钱 | 玄参三钱 | 犀角二钱 | 白粳米一合 |

　　所有药物，加入八杯水，煎煮成三杯，白天分三次服用，剩余药渣再煎煮为一杯药汁，晚上服用一次。

清宫汤方

方剂原文

　　玄参心三钱　　莲子心五分　　竹叶卷心二钱　　连翘心二钱　　犀角尖二钱，磨冲　　连心麦冬三钱

　　加减法　热痰盛加竹沥、梨汁各五匙；咯痰不清，加栝楼皮一钱五分；热毒盛加金汁、人中黄；渐欲神昏，加银花三钱、荷叶二钱、石菖蒲一钱。

组成用法

清宫汤方

　　玄参心三钱；莲子心五分；竹叶卷心二钱；连翘心二钱；犀角尖二钱，磨冲；连心麦冬三钱。

| 玄参心 | 莲子心 |

　　加减法　如有热痰症状明显的，加入竹沥、梨汁各五匙；如有咳痰不爽的，加入栝楼皮一钱五分；如有热毒较重的，加入金汁、人中黄；如有神志即将昏迷的，加入金银花三钱，荷叶二钱，石菖蒲一钱。

安宫牛黄丸方

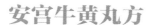

牛黄一两　郁金一两　犀角一两　黄连一两　朱砂一两　梅片
二钱五分　麝香二钱五分　珍珠五钱　山栀一两　雄黄一两　金箔衣
黄芩一两

　　上为极细末，炼老蜜为丸，每丸一钱，金箔为衣，蜡护。脉虚者人参汤下，脉实者银花、薄荷汤下，每服一丸。兼治飞尸卒厥，五痫中恶，大人小儿痉厥之因于热者。大人病重体实者，日再服，甚至日三服；小儿服半丸，不知再服半丸。

组成用法

安宫牛黄丸方

　　牛黄一两；郁金一两；犀角一两；黄连一两；朱砂一两；梅片二钱五分；麝香二钱五分；珍珠五钱；山栀一两；雄黄一两；金箔衣；黄芩一两。

| 郁金 | 黄连 | 朱砂 | 梅片 | 麝香 | 珍珠 |

　　除金箔外，其余药物研成细末，用练刷的老蜜做辅料制成药丸，每个药丸的重量为一钱，用金箔作为外衣包裹，再用蜡制成的外壳封护。体弱脉虚的患者，搭配人参汤服用药丸，脉实有力的患者，搭配银花薄荷汤服用此药，每次服一丸。本方还可以兼治突然昏厥，各种癫痫，以及大人小儿因高热引起的痉厥。成人病情较重，但体质壮实的，每天可以服用两个药丸甚至三个药丸，小儿可先服用半个药丸，不见效再服半个药丸。

紫雪丹方

　　滑石一斤　石膏一斤　寒水石一斤　磁石二斤，水煮，捣煎去渣入后药　羚羊角五两　木香五两　犀角五两　沉香五两　丁香一两升麻一斤　玄参一斤　炙甘草半斤

　　以上八味，共捣锉，入前药汁中煎，去渣入后药。

　　朴硝、硝石各二斤，提净，入前药汁中，微火煎，不住手将柳木搅，候汁欲凝，再加入后二味。

辰砂三两，研细　麝香一两二钱，研细

入煎药拌匀。合成退火气，冷水调服一、二钱。

组成用法

紫雪丹方

滑石一斤；石膏一斤；寒水石一斤；磁石二斤，水煮，捣煎去渣入后药；羚羊角五两；木香五两；犀角五两；沉香五两；丁香一两；升麻一斤；玄参一斤；炙甘草半斤。

| 木香 | 沉香 | 丁香 | 升麻 | 玄参 | 炙甘草 |

后面八种药物，一起捣碎、锉细，加入前面的药汁中煎煮，去渣后再加入下列药物：朴硝、硝石各两斤，提炼纯净，加入前面的药汁中，用微火煎煮，不停地用柳木棒搅动，等药汁快要凝固的时候再加入下面两味药，辰砂三两，麝香一两二钱，将这两味药加入前面的药汁中搅拌均匀，药物制成后，退去火气，储藏备用。用冷开水调服一二钱服用。

方剂原文

局方至宝丹方

犀角一两，镑　朱砂一两，飞　琥珀一两，研磨　玳瑁一两，镑
牛黄五钱　麝香五钱

以安息重汤炖化，和诸药为丸一百丸，蜡护。

组成用法

局方至宝丹方

犀角一两，刮成薄屑；朱砂一两，水飞；琥珀一两，研磨；玳瑁一两，刮成薄屑；牛黄五钱；麝香五钱。

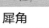　　　

| 犀角 | 朱砂 | 琥珀 | 玳瑁 |

用安息香浓汤炖化后，再加入以上药物，共制成100丸，用蜡壳封护。

原文

十七、邪入心包，舌蹇 **❶** 肢厥，牛黄丸主之，紫雪丹亦主之。

厥者，尽也，阴阳极造其偏，皆能致厥。伤寒之厥，足厥阴病也。温热之厥，手厥阴病也。舌卷囊缩，虽同系厥阴现证，要之舌属手，囊属足也。盖舌为心窍，包络代心用事，肾囊前后，皆肝经所过，断不可以阴阳二厥混而为一，若陶节庵所云："冷过肘膝，便为阴寒"，恣用大热。再热厥之中亦有三等：有邪在络居多，而阳明证少者，则从芳香，本条所云是也；有邪搏阳明，阳明太实，上冲心包，神迷肢厥，甚至通体皆厥，当从下法，本论加载中焦篇；有日久邪杀阴亏而厥者，则从育阴潜阳法，本论载入下焦篇。

词解

❶ 舌蹇： 舌体转动不灵，言语不清。

释义

十七、温病热邪侵入心包，出现舌体转动不灵，言语含糊不清，四肢厥冷的症状，可以用安宫牛黄丸治疗，也可用紫雪丹治疗。

厥是尽头的意思，如果阴阳偏盛、偏衰到了极点，就会导致厥证。伤寒病中出现的厥证，是足厥阴肝经病变。温病中出现的厥证是手厥阴心包经的病变。舌头卷曲不能伸直，阴囊上缩，两者虽然都是厥阴病变，但有区别，舌体属于手厥阴心包经，阴囊属于足厥阴肝经。这是因为舌头是心脏的外窍，手厥阴心包代替心脏行使功能，而阴囊前后是足厥阴肝经所经过的地方，因此，医生万万不能将阴厥、阳厥混为一

谈。像陶节庵所说那样"四肢厥冷超过肘膝关节，就是阴寒证"，医生不能根据这一特征就恣意使用热性药物。热厥证有三种类型：第一种是热邪在心包络处居多，在阳明肠胃较少，可使用芳香开窍的方法治疗，本条所论述的就是这种情况；第二种是温邪上传至阳明，造成肠胃实邪过盛，热邪上冲心包，导致神志昏迷，四肢厥冷，严重者有全身厥冷的表现，应当采用攻下阳明法治疗，具体在本书的中焦篇论述；第三种是温病迁延的时间过久，邪热虽然已经退去，但阴液亏虚严重，导致厥证出现，应采用育阴潜阳的方法治疗，这些在下焦篇详述。

◎ 方剂 **"牛黄丸"** 见25页，**"紫雪丹"** 见26页。

原文

十八、温毒咽痛喉肿，耳前耳后肿，颊肿，面正赤，或喉不痛，但外肿，甚则耳聋，俗名大头温、虾蟆温者，普济消毒饮去柴胡、升麻主之，初起一、二日，再去芩、连，三四日加之佳。

温毒者，秽浊也。凡地气之秽，未有不因少阳之气而自能上升者，春夏地气发泄，故多有是证；秋冬地气，间有不藏之时，亦或有是证；人身之少阴素虚，不能上济少阳，少阳升腾莫制，亦多成是证；小儿纯阳火多，阴未充长，亦多有是证。咽痛者，经谓"一阴一阳结，谓之喉痹"。盖少阴少阳之脉，皆循喉咙，少阴主君火，少阳主相火，相济为灾也。耳前耳后颊前肿者，皆少阳经脉所过之地，颊车不独为阳明经穴也。面赤者，火色也。甚则耳聋者，两少阳之脉，皆入耳中，火有余则清窍闭也。治法总不能出李东垣普济消毒饮之外。其方之妙，妙在以凉膈散为主，而加化清气之马勃、僵蚕、银花，得轻可去实之妙；再加玄参、牛蒡、板蓝根，败毒而利肺气，补肾水以上济邪火；去柴胡、升麻者，以升腾飞越太过之病，不当再用升也，说者谓其引经，亦甚愚矣！凡药不能直至本经者，方用引经药作引，此方皆系轻药，总走上焦，开天气，肃肺气，岂须用升、柴直升经气耶？去黄芩、黄连者，芩连里药也，病初起未至中焦，不得先用里药，故犯中焦也。

释义

十八、温毒病的症状为咽喉肿痛，耳部的前后及面颊部肿胀，面色红赤，或者咽喉不痛，只有耳及面中肿胀，严重的可能会出现耳聋，这种病在民间被称为"大头温""虾蟆温"，可以用普济消毒饮去掉柴胡、升麻治疗。在疾病初发的一两日，应在方剂中去掉黄芩、黄连，到了第三四天，再加入黄芩、黄连为好。

温毒是秽浊之气所造成的，凡是地上的秽浊之气，如果没有少阳春发之气，是无法自己上升的。春夏之季正是地气升发外泄的时候，所以人们易受秽浊之气侵袭而得温毒之证，秋冬季节，偶尔出现地气不能内藏的情况，也可能发生温毒。从人体内部来看，若体内少阴肾水不足，就无法上济少阳，导致上阳之气升腾而无法抑制，就容易发生温毒。小儿为纯阳之体，阴液未能充分生长，因此更容易患温毒。咽喉疼痛的原因是《内经》中所说的"一阴一阳结，谓之喉痹"，也就是说少阴和少阳的经脉都经过咽喉，少阴属君火，少阳属相火，两火相结合，就会热灼咽喉，产生疼痛。耳前、耳后及面颊肿胀的，是因为这些部位都是少阳经脉循行经过之地，颊车穴虽然处在阳明经上，却与少阳经脉很接近。面色红赤是火毒上炎的表现。病情严重的，则会出现耳聋，这是因为手足少阳经脉都循行进入耳中，火邪过剩导致清窍闭塞，就会使听觉丧失。本病的治法不外乎是李东垣的普济消毒饮，这首方剂的妙处在于它以凉膈散为主，加入化浊清气的马勃、僵蚕、银花，有宣化实邪之效，再加入玄参、牛蒡子、板蓝根能够解毒利气，滋阴降火。去掉柴胡和升麻，是因为温毒为少阳升发太过的邪气，因此不能使用升发的药物。有人认为，升麻、柴胡能引药入少阳经，这是十分愚蠢的。凡是药物不能直接到达病变所在经脉的，才会用引经药引导药力到达病所，普济消毒饮中的大部分药物都是轻清上浮的，能够直达上焦，开上焦之气，宣通肺气，怎么还需要升麻、柴胡作为引经药呢？去掉黄芩、黄连，是因为这两味药为里药，病初起时还没有进入中焦，因此不能提前使用里药，以免损伤中焦功能。

普济消毒饮去升麻柴胡黄芩黄连方

连翘一两　薄荷三钱　马勃四钱　牛蒡子六钱　芥穗三钱　僵蚕五钱　玄参一两　银花一两　板蓝根五钱　苦梗一两　甘草五钱

上共为粗末，每服六钱，重者八钱。鲜苇根汤煎，去渣服，约二时一服，重者一时许一服。

组成用法

普济消毒饮去升麻柴胡黄芩黄连方

连翘一两；薄荷三钱；马勃四钱；牛蒡子六钱；芥穗三钱；僵蚕五钱；玄参一两；金银花一两；板蓝根五钱；苦梗一两；甘草五钱。

| 连翘一两 | 薄荷三钱 | 马勃四钱 | 牛蒡子六钱 | 金银花一两 | 苦梗一两 |

所有药物，研磨成细末，每次服用六钱，病情严重的服用八钱，服用时以鲜芦根汤煎煮，去渣后服用，约四小时服用一次，病情严重的，约两小时服用一次。

原文

十九、温毒外肿，水仙膏主之，并主一切疮疡。

按 水仙花得金水之精，隆冬开花，味苦微辛，寒滑无毒，苦能升火败毒，辛能散邪热之结，寒能胜热，滑能利痰，其妙用全在汁之胶粘，能拔毒外出，使毒邪不致深入脏腑伤人也。

释义

十九、温毒病，耳前、耳后及面颊等部位肿大，应该使用水仙膏治疗，水仙膏还可以治疗其他疮疡肿痛。

按 水仙花吸收了金水之精气，在隆冬季节开花，味苦而微辛，性寒，质滑，无毒。味苦能够清热降火解毒，味辛能够发散热邪，寒能清热，滑可利痰。该药的妙处在于其汁液是胶黏的，能够拔毒外出，使邪毒不至于深入脏腑而加重病情。

水仙膏方

水仙花根，不拘多少，剥去老赤皮与根须，入石臼捣如膏，敷肿处，中留一孔出热气，干则易之，以肌肤上生黍米大小黄疮为度。

组成用法

水仙膏方

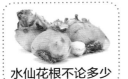

水仙花根不论多少

剥去水仙花根外面的老红皮及须根，在石臼中捣成膏状，贴在肿胀的部位，药膏中间留一个孔，以便热毒之气外出，药膏干后要重新再敷，直到敷药处的皮肤出现小米粒大小的黄色疱疹为止。

原文

二十、温毒敷水仙膏后，皮间有小黄疮如黍米者，不可再敷水仙膏，过敷则痛甚而烂，三黄二香散主之。

三黄取其峻泻诸火，而不烂皮肤，二香透络中余热而定痛。

释义

二十、温毒在局部外敷水仙膏后，若皮肤上出现小米粒大小的黄色疱疹，则不能再使用水仙膏了，继续使用会引起局部皮肤疼痛，溃烂，应改用三黄二香散治疗。

黄连、黄柏、大黄能够清热泻火，而不会使皮肤溃烂，乳香、没药能透散脉络中残留的热邪而止痛。

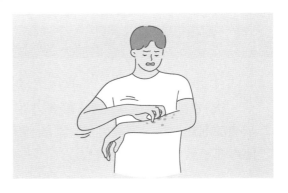

三黄二香散方（苦辛芳香法）

黄连一两　黄柏一两　生大黄一两　乳香五钱　没药五钱

上为极细末，初用细茶汁调敷，干则易之，继则用香油调敷。

组成用法

三黄二香散方（苦辛芳香法）

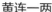
黄连一两

黄柏一两

生大黄一两

乳香五钱

没药五钱

所有药物，研磨为极细的粉末，先用细茶叶汁调敷，干燥后换药，然后用香油调敷。

原文

二一、温毒神昏谵语者，先与安宫牛黄丸、紫雪丹之属，继以清宫汤。

释义

二十一、患温毒的病人若出现神志不清，语无伦次的，可以先用安宫牛黄丸、紫雪丹之类的方药，然后用清宫汤调治。

◎ 方剂"安宫牛黄丸"见25页，"紫雪丹"见26页，"清宫汤"见24页。

暑温

原文

二二、形似伤寒，但右脉洪大而数，左脉反小于右，口渴甚，面赤，汗大出者，名曰暑温，在手太阴，白虎汤主之；脉芤甚者，白虎加人参汤主之。

此标暑温之大纲也。按 温者热之渐,热者温之极也。温盛为热，木生火也。热极湿动，火生土也。上热下湿，人居其中而暑成矣。若纯热不兼湿者，仍归前条温热例，不得混入暑也。形似伤寒者，谓头痛、身痛、发热恶寒也。水火极不同性，各造其偏之极，反相同也。故经谓水极而似火也，火极而似水也。伤寒，伤于水气之寒，故先恶寒而后发热，寒郁人身卫阳之气而为热也，故仲景《伤寒论》中，有已发热或未发热之文。若伤暑则先发热，热极而后恶寒，盖火盛必克金，肺性本寒，而复恶寒也。然则伤暑之发热恶寒虽与伤寒相似，其所以然之故实不同也，学人诚能究心于此，思过半矣。脉洪大而数，甚则芤，对伤寒之脉浮紧而言也。独见于右手者，对伤寒之左脉大而言也，右手主上焦气分，且火克金也，暑从上而下，不比伤寒从下而上，左手主下焦血分也，故伤暑之左脉反小于右。口渴甚面赤者，对伤寒太阳证面不赤，口不渴而言也；火烁津液，故口渴，火甚未有不烦者，面赤者，烦也，烦字从火后页，谓火现于面也。汗大出者，对伤寒汗不出而言也。首白虎例者，盖白虎乃秋金之气，所以退烦暑，白虎为暑温之正例也，其源出自《金匮》，守先圣之成法也。

释义

二十二、病初起的症状与伤寒类似，但右手脉象洪大而数，左手脉象小于右手，口渴明显，面色红赤，全身出汗较多，有以上症状的病被称作暑温病。暑温病的病位在手太阴肺经，应该用白虎汤治疗；有明显脉象中空的，应该用白虎加人参汤治疗。

本条提出了暑温病的治疗大纲，温是热的初期表现，热是温发展到极致的结果。温暖过盛就会形成炎热，这是木生火的结果；炎热到了极致，地面上的湿气就开始向上蒸发，这是火生土的结果。到了夏天，天空的热气向下蔓延，地面的湿气向上蒸发，人处在这种环境中就容易得暑病。如果仅是热邪伤人而不兼湿邪，仍然属于前面的温病，不能混于暑病之中。上文提到的形似伤寒，是指暑病初期也会出现头痛、身痛、发热、恶寒的表现。水和火的性质是完全不同的，若各自发展到极点，反而会有相似的表现。所以《内经》中说"水极而似火，火极而似水"。伤寒是伤于水气之寒，所以会先出现恶寒的症状，接着出现发热的症状，寒邪郁闭了人身的卫阳之气，使得卫气不得发散，故而出现发热。所以在张仲景的《伤寒论》中有已发热和未发热两种条文。如果是感受暑热病邪，会表现为先发热，在热邪达到极点时才会出现恶寒，这是因为火热过剩则会克金，金为肺，性本寒，所以热极之后会出现恶寒。可见，暑病表现出来的发热、恶寒虽然和伤寒的症状相似，但二者的病机是不相同的。学医的人如果在这方面用心研究，理解其中道理，就能更加透彻的辨别伤寒和暑病了。暑病患者的脉象洪大而数，甚至出现中空无力的芤脉，这是相对于伤寒的浮紧脉而言的。这种脉象只出现在右手，是相对伤寒左大脉而言的。右手主上焦气分病变，且右脉洪大而数，是火克金的表现。暑邪由口鼻进入，病变是从上而下发展，而伤寒是从下向上发展。左手主下焦血分病变，感受暑邪后，下焦未伤，所以左手脉小于右手。口渴严重、面色红赤，这是相对于伤寒太阳病症的面不红赤，口不渴来说的。火邪灼伤津液，所以有口渴的表现。火热亢盛必会使人烦躁，面色红赤，这是烦的外在表现。"烦"字由"火"和"页"组成，是火热反映在面部的意思。大量出汗也是相对于伤寒无汗来说的。首选白虎汤作为暑温的代表方，是因为白虎为秋金之气，能够消除暑气的烦热，用白虎汤治疗暑病的方法来源于《金匮要略》，是遵从圣人张仲景的治法。

◉ 方剂"白虎汤"见 16 页，"白虎加人参汤"见 17 页。

原文

二三、《金匮》谓太阳中暍，发热恶寒，身重而疼痛，其脉弦细芤迟，小便已，洒然毛耸，手足逆冷，小有劳，身即热，口开前板齿燥，若发其汗，则恶寒甚，加温针，则发热甚，数下，则淋甚，可与东垣清暑益气汤。

张石顽注：谓太阳中暍，发热恶寒，身重而疼痛，此因暑而伤风露之邪，手太阳标证也。手太阳小肠属火，上应心包，二经皆能制金烁肺，肺受火刑，所以发热恶寒似足太阳证。其脉或见弦细，或见芤迟，小便已，洒然毛耸，此热伤肺胃之气，阳明本证也（愚按：小便已，洒然毛耸，似乎非阳明证，乃足太阳膀胱证也。盖膀胱主水，火邪太甚而制金，则寒水来为金母复仇也。所谓五行之极，反兼胜已之化）。发汗则恶寒甚者，气虚重夺（当作伤）其津（当作阳）也。温针则发热甚者，重伤经中之液，转助时火。肆虐于外也。数下之则淋甚者，劫其在里之阴，热势乘机内陷也。此段经文，本无方治，东垣特立清暑益气汤，足补仲景之未逮。愚按：此言太过。仲景当日，必有不可立方之故，或曾立方而后世脱简，皆未可知，岂东垣能立而仲景反不能立乎？但细按此证，恰可与清暑益气汤，曰可者，仅可而有所未尽之词，尚望遇是证者，临时斟酌尽善。至沈目南《金匮要略注》，谓当用辛凉甘寒，实于此证不合。盖身重疼痛，证兼寒湿也。即目南自注，谓发热恶寒身重疼痛，其脉弦细芤迟，内暑而兼阴湿之变也。岂有阴湿而用甘寒柔以济柔之理？既曰阴湿，岂辛凉所能胜任！不待辩而自明。

释义

二十三、《金匮要略》中所说的太阳中暍就是夏季的暑温病，其临床表现为：发热恶寒，身重疼痛，脉象弦细或芤迟，小便后全身发冷，汗毛耸起，手足冰凉，轻微活动，就会全身发热，张口喘气，门齿干燥。如果误用辛温发汗的药物会使恶寒加重；误用温针治疗会使发热加重；误用攻下的方法，会使小便频数短涩，像淋证一样。这种情况应该用李东垣的清暑益气汤治疗。

张石顽在注解《金匮要略》时说，太阳中暍病所表现出的发热恶寒，身重疼痛，是因为暑天感受了风寒之邪，属手太阳经表证。手太阳小肠经属火，与在上的手厥阴心包经相应，这两经都能克伐肺金，消烁肺气，肺经被火邪所伤，所以会出现发热恶寒的症状。脉象或见弦细，或见芤迟，小便后全身发冷，汗毛耸立，这是因为热邪损伤了肺胃之气，属于阳明本证。（我认为，小便后身体怕冷，汗毛耸立的症状不是阳明证，而是足太阳膀胱经病变。这是因为膀胱主水，火邪太盛而克伐肺金，寒水来为母金复仇，这就是五行生克关系到了极点，反而会出现克己一方的表现。）发汗以后恶寒加重，是因为暑邪本就耗损了阳气，使用发汗法会更加耗损津液和阳气。使用温针治疗，发热就会加重，这是因为温针的火热之力严重耗损了经脉中的阴液，同时还会助长邪热，使火热之邪肆虐于外。频繁使用攻下方法，会导致小便频数，短涩而痛，这是因为攻下会损伤身体内部的阴液，热邪趁机内陷所致。这一段条文本来没有治法和方药，李东垣特意设立了清暑益气汤，以弥补张仲景的不足之处。我认为张石顽的这种说法过于绝对，张仲景在著书之时，一定有不立方剂的原因，或者曾立过方剂，但后来脱简失传了，这些都是无从考证的，怎么会有李东垣能确立方剂，张仲景反而不能的道理？但

仔细分析这种病症，正好可以用清暑益气汤治疗，之所以说"可用"是指这里可以使用，言外之意也有不能用的情况，希望在临床遇到这种病症时，要根据实际情况灵活使用。至于沈目南的《金匮要略注》说，可用辛凉甘寒法治疗，其实是与本证不合的。因为身体出现沉重疼痛，说明兼有寒湿之邪，故不能用辛凉甘寒法。沈目南自己也说发热恶寒、身重疼痛，脉象弦细芤迟，是内伤暑邪兼有寒湿所致。阴湿哪有用甘寒之药，以阴柔药治阴柔病的道理？既然是阴湿，又怎么能使用辛凉药物治疗呢？这些道理不用多说也会明白。

方剂原文 清暑益气汤方（辛甘化阳酸甘化阴复法）

黄芪一钱　黄柏一钱　麦冬二钱　青皮一钱　白术一钱五分　升麻三分　当归七分　炙草一钱　神曲一钱　人参一钱　泽泻一钱　五味子八分　陈皮一钱　苍术一钱五分　葛根三分　生姜二片　大枣二枚

水五杯，煮取二杯，渣再煎一杯，分温三服。虚者得宜，实者禁用；汗不出而但热者禁用。

组成用法

清暑益气汤方（辛甘化阳酸甘化阴复法）

黄芪一钱；黄柏一钱；麦冬二钱；青皮一钱；白术一钱五分；升麻三分；当归七分；炙草一钱；神曲一钱；人参一钱；泽泻一钱；五味子八分；陈皮一钱；苍术一钱五分；葛根三分；生姜二片；大枣二枚。

| 黄芪 | 麦冬 | 白术 | 升麻 | 神曲 | 陈皮 |

所有药物，取五杯水，煎煮成两杯，药渣再煮一杯，分三次温服，较适用于体质虚弱的患者，体质强壮、邪实正盛的患者禁用，身体不出汗但发热的患者禁用。

原文

二四、手太阴暑温，如上条证，但汗不出者，新加香薷饮主之。

证如上条，指形似伤寒，右脉洪大，左手反小，面赤口渴而言。但以汗不能自出，表实为异，故用香薷饮发暑邪之表也。

温病最忌辛温，暑病不忌者，以暑必兼湿，湿为阴邪，非温不解，故此方香薷、厚朴用辛温，而余则佐以辛凉云。下文湿温论中，不惟不忌辛温，且用辛热也。

释义

二十四、手太阴肺经被暑邪侵袭而发的温病，症状同上条，如果没有出汗，应当用新加香薷饮治疗。

这里所说的证如上条，是指前面第二十二条提到的，症状表现与伤寒相似，右手脉象洪大，左手脉反而小于右手，面色红赤而口渴。但本条不出汗，属于表有实邪，与上条不同，所以用香薷饮发汗，发散在表的暑邪。

温病最忌讳用辛温药物，但暑病不忌，这是因为暑病一定兼有湿邪，而湿为阴邪，不用辛温的药物难以祛除。所以本方中，香薷、厚朴皆为辛温药物，再以辛凉药物为佐药清泄暑热。下文关于湿温病的论述中，不仅不忌用辛温药，甚至还需用到辛热药。

方剂原文

新加香薷饮方（辛温复辛凉法）

香薷二钱　银花三钱　鲜扁豆花三钱　厚朴二钱　连翘二钱

水五杯，煮取二杯。先服一杯，得汗止后服；不汗再服；服尽不汗，再作服。

组成用法

新加香薷饮方（辛温复辛凉法）

香薷二钱

金银花三钱

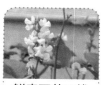
鲜扁豆花三钱

厚朴二钱

连翘二钱

所有药物，加入五杯水，煎煮为两杯药汁，先服用一杯，如果服药后出汗就不必再服，如果没有出汗，就再服一杯。服完两杯后，还没出汗，则再煎一剂药，按上述方法服用。

29

二五、手太阴暑温，服香薷饮，微得汗，不可再服香薷饮重伤其表，暑必伤气，最令表虚，虽有余证，知在何经，以法治之。

按 伤寒非汗不解，最喜发汗；伤风亦非汗不解，最忌发汗，只宜解肌，此麻桂之异其治，即异其法也。温病亦喜汗解，最忌发汗，只许辛凉解肌，辛温又不可用，妙在导邪外出，俾营卫气血调和，自然得汗，不必强责其汗也。若暑温、湿温则又不然，暑非汗不解，可用香薷发之，发汗之后，大汗不止，仍归白虎法，固不比伤寒伤风之漏汗不止，而必欲桂附护阳实表，亦不可屡虚其表，致令厥脱也，观古人暑门有生脉散法，其义自见。

释义

二十五、手太阴肺经感受邪气而得的暑温，服用香薷饮后，身上微微出汗，就不再服用香薷饮了，以免发汗太过损伤肌表。因为暑邪最容易伤气，而致表虚不固，所以暑病服药出汗后，还会存有其他症状，根据病症在何经而采用相应治法。

按 伤寒病不使用发汗法，难以解除在表的寒邪，所以用辛温发汗法治疗最适宜。伤风病也是不出汗便难以缓解，但不能用辛温发汗法，只能用解肌发汗法，这就是麻黄汤、桂枝汤在主治病症上的不同，治法也不相同。温病也适

宜用发汗的方法治疗，但忌用辛温发汗，只能用辛凉解肌的方法。这种方法的妙处在于引导温邪外出，使营卫气血调和，自然就会出汗，不必强行出汗。至于暑温和湿温病的治法与此又不相同，治疗暑病必须使用发汗法，可以用香薷饮发汗。发汗后，若大汗不止，是阳明热盛的表现，还用白虎汤治疗。这与伤寒、伤风所导致的大汗不止不同，后者应使用桂枝、附子等固护阳气使表气充足的药物。发汗法也不能反复使用，容易造成表虚而出现厥脱之证。通过思索古代医家用生脉散治疗暑病，就可以明白其中道理了。

二六、手太阴暑温，或已经发汗，或未发汗，而汗不止，烦渴而喘，脉洪大有力者，白虎汤主之；脉洪大而芤者，白虎加人参汤主之；身重者，湿也，白虎加苍术汤主之；汗多脉散大，喘喝欲脱者，生脉散主之。

此条与上文少异者，只已经发汗一句。

释义

二十六、手太阴肺经受暑邪侵袭而发的温

病，或者已经用过发汗的方法，或者还未用发汗的方法，但病患已经汗出不止，伴有心烦口

渴，呼吸急促而喘，脉象洪大有力的症状，应该使用白虎汤治疗；如果脉象洪大而中空无力呈芤脉的，用白虎加人参汤治疗；身体沉重的，表明兼有湿邪，应当用白虎加苍术汤治疗；如果汗出不止，脉象散大无力，呼吸急促而喘，

应当使用生脉散治疗。

　　本条与上条除了"已经发汗"一句不同外，其余大致相同。

◎ 方剂"白虎加苍术汤"即于白虎汤（见16页）内加苍术三钱。

生脉散方（酸甘化阴法）

人参三钱　麦冬二钱，不去心　五味子一钱

水三杯，煮取八分二杯，分二次服，渣再煎服，脉不敛，再作服，以脉敛为度。

组成用法

生脉散方（酸甘化阴法）

人参三钱

麦冬二钱，不去心

五味子一钱

所有药物，用三杯水，煎煮成两杯，分两次服下，药渣还可以再加水煎服。服药后，若脉象仍散大无力，可以再煎一剂药服用，直到脉象收敛为止。

原文

　　二七、手太阴暑温，发汗后，暑证悉减，但头微胀，目不了了，余邪不解者，清络饮主之，邪不解而入中下焦者，以中下法治之。

　　既曰余邪，不可用重剂明矣，只以芳香轻药清肺络中余邪足矣。倘病深而入中下焦，又不可以浅药治深病也。

释义

　　二十七、手太阴肺经受暑邪侵袭而发的温病，发汗后，暑热症状大部分已经消退，但仍感到头部微胀，视物不清，这是暑热余邪未解尽的表现，可以用清络饮治疗，如果暑湿之邪没有得到清解，反而传入了中焦或下焦，应该按照中、下焦的治法治疗。

　　既然说是余邪，就不能使用药力峻猛的方

剂，只需要用轻清芳香的药物，清解肺络中的余邪就足够了；如果病邪深入中、下焦，就不能用药力轻浅的药物治疗病势严重的病症了。

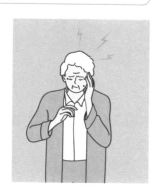

清络饮方（辛凉芳香法）

鲜荷叶边二钱　鲜银花二钱　西瓜翠衣二钱　鲜扁豆花一枝　丝瓜皮二钱　鲜竹叶心二钱

水二杯，煮取一杯，日二服。凡暑伤肺经气分之轻证皆可用之。

组成用法

清络饮方（辛凉芳香法）

鲜荷叶边二钱；鲜银花二钱；西瓜翠衣二钱；鲜扁豆花一枝；丝瓜皮二钱；鲜竹叶心二钱。

| 鲜荷叶边 | 鲜银花 | 西瓜翠衣 | 鲜扁豆花 | 丝瓜皮 | 鲜竹叶心 |

所有药物，加入两杯水，煎煮成一杯药汁，一日内，分两次服用，凡是暑邪伤肺经气分的轻证，都可以用本方治疗。

原文

二八、手太阴暑温，但咳无痰，咳声清高者，清络饮加甘草、桔梗、甜杏仁、麦冬、知母主之。

咳而无痰，不嗽可知，咳声清高，金音清亮，久咳则哑，偏于火而不兼湿也。即用清络饮，清肺络中无形之热，加甘、桔开提，甜杏仁利肺而不伤气，麦冬、知母保肺阴而制火也。

释义

二十八、手太阴肺经受暑邪侵袭而发的温病，干咳无痰，咳声清亮高亢，应使用清络饮加甘草、桔梗、甜杏仁、麦冬、知母治疗。

干咳而无痰，表明内无痰湿，不属于嗽。咳声清亮高亢，是因为肺金有邪热，咳嗽的时间过长，声音就会嘶哑，说明肺经偏于火而不兼湿邪，应当使用清络饮治疗，清解肺络中无形的邪热。加入甘草和桔梗可以升发肺气，甜杏仁利肺气而不伤肺，麦冬、知母滋养肺阴，同时制约火邪。

◉ 方剂"清络饮"见 38 页。

原文

二九、两太阴暑温，咳而且嗽，咳声重浊，痰多不甚渴，渴不多饮者，小半夏加茯苓汤再加厚朴，杏仁主之。

既咳且嗽，痰涎复多，咳声重浊，重浊者土音也，其兼足太阴湿土可知。不甚渴，渴不多饮，则其中之有水可知，此暑温而兼水饮者也。故以小半夏加茯苓汤，蠲饮和中；再加厚朴、杏仁，利肺泻湿，预夺其喘满之路；水用甘澜，取其走而不守也。

此条应入湿温，却列于此处者，以与上条为对待之文，可以互证也。

释义

二十九、手太阴肺经、足太阴脾经感受暑邪而发的病，咳与嗽并见，咳声重浊，痰多，口渴不明显，即使渴，也饮水不多，应当用小半夏加茯苓汤再加厚朴杏仁方治疗。

患者既咳、嗽并见，痰涎较多，咳声重浊不清亮，重浊是五行中的土音，表明兼有足太阴脾经的症状。口渴不明显，渴也饮水不多，是痰湿阻于中焦，属于暑温兼水饮的病症。所以用小半夏加茯苓汤化湿祛痰，调理中焦；再加入厚朴、杏仁能够利肺气而泻湿，预防痰饮水湿壅塞而导致气喘、胸满，使用甘澜水，取其走动而不滞留之意。

这一条本来应该列入湿温的范畴，却列在这里，是为了和上一条对比，互相印证。

方剂原文 小半夏加茯苓汤再加厚朴杏仁方（辛温淡法）

半夏八钱　茯苓块六钱　厚朴三钱　生姜五钱　杏仁三钱

甘澜水八杯，煮取三杯，温服，日三。

组成用法

小半夏加茯苓汤再加厚朴杏仁方（辛温淡法）

半夏八钱

茯苓块六钱

厚朴三钱

生姜五钱

杏仁三钱

所有药物，加入八杯甘澜水，煎煮成三杯药汁，一日分三次温服。

三十、脉虚夜寐不安，烦渴舌赤，时有谵语，目常开不闭，或喜闭不开，暑入手厥阴也。手厥阴暑温，清营汤主之；舌白滑者，不可与也。

夜寐不安，心神虚而阳不得入阴也。烦渴舌赤，心用恣而心体亏也。时有谵语，神明欲乱也。目常开不闭，目为火户，火性急，常欲开以泄其火、且阳不下交于阴也；或喜闭不喜开者，阴为亢阳所损，阴损则恶见阳光也。故以清营汤急清宫中之热，而保离中之虚也。若舌白滑，不惟热重，湿亦重矣，湿重忌柔润药，当于湿温例中求之，故曰不可与清营汤也。

释义

三十、患者脉象虚弱无力，夜间睡卧不安，心烦口渴，舌质泛红，偶尔胡言乱语，双眼常睁开不闭或者常闭不睁开，这是暑热之邪深入手厥阴心包经的表现。手厥阴心包经受暑邪侵袭而发的病症，应使用清营汤治疗。若见到患者舌苔白腻而滑，则不能使用清营汤治疗。

夜间睡卧不安，是因为心神虚弱，卫阳不能入阴分的表现；心烦、口渴、舌红，说明心火亢盛，心阴不足；偶尔胡言乱语是邪热扰乱心神。双眼睁开而不闭，这是因为双眼是火的窗户，火邪过盛，所以睁开双眼以泻火，此外，阳气不能下交于阴也会导致双眼睁开而不闭。有时也会出现双眼闭着不睁开的情况，这是因为暑热亢盛损伤了阴液，阴液不足就怕见到光亮。因此治疗用清营汤，快速清泻心包热邪，保护心阴不受损伤。临床上见到舌苔白腻而滑的患者，说明不仅热邪亢盛，湿邪也极为严重。湿重就忌用柔润的药物，应当在湿温病的章节中寻找治法，而不能使用清营汤了。

方剂原文

清营汤方（咸寒苦甘法）

犀角三钱　生地五钱　玄参三钱　竹叶心一钱　麦冬三钱　丹参二钱　黄连一钱五分　银花三钱　连翘二钱，连心用

水八杯，煮取三杯，日三服。

组成用法

清营汤方（咸寒苦甘法）

犀角三钱；生地五钱；玄参三钱；竹叶心一钱；麦冬三钱；丹参二钱；黄连一钱五分；银花三钱；连翘二钱，连心用。

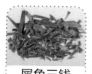 犀角三钱　 生地五钱　 玄参三钱　 竹叶心一钱　 麦冬三钱

所有药物，加入八杯水，煎煮为三杯药汁，一日分三次服用。

原文

三一、手厥阴暑温，身热不恶寒，清神不了了，时时谵语者，安宫牛黄丸主之，紫雪丹亦主之。

身热不恶寒，已无手太阴证，神气欲昏，而又时时谵语，不比上条时有谵语，谨防内闭，故以芳香开窍、苦寒清热为急。

释义

三十一、手厥阴心包经受暑邪侵袭而发的温病，表现为身体发热而不怕寒冷，神志不清，不停地胡言乱语，应使用安宫牛黄丸或者紫雪丹治疗。

身体发热但不怕寒冷，说明已经没有手太阴证候。神志不清，不停地说胡话，不像上条那样偶尔说胡话，说明热邪已经深入心包，要防止邪气内闭，应该使用芳香开窍，苦寒清热的药物救急。

◎ 方剂"安宫牛黄丸"见 25 页，"紫雪丹"见 26 页。

原文

三二、暑温寒热，舌白不渴、吐血者，名曰暑瘵❶，为难治，清络饮加杏仁、薏仁、滑石汤主之。

寒热，热伤于表也；舌白不渴，湿伤于里也；皆在气分，而又吐血，是表里气血俱病，岂非暑瘵重证乎？此证纯清则碍虚，纯补则碍邪，故以清络饮清血络中之热，而不犯手；加杏仁利气，气为血帅故也；薏仁、滑石，利在里之湿，冀邪退气宁而血可止也。

词解

❶ 暑瘵：感受暑热而突然咯血，与"痨瘵"的病症相似。

三十二、暑温病出现发热恶寒、舌苔白腻口不渴、吐血的症状，被称为暑瘵，较为难治，应用清络饮加杏仁、薏仁、滑石来治疗。

发热恶寒是暑热损伤卫表的表现，舌苔白腻，口不渴，是湿邪伤里的表现，这都属于气分病变。如果同时出现吐血的症状，说明血分也有病变，表里气血俱病，这难道不是暑瘵重

证吗？治疗本病时，单纯只用清热的方法，则会妨碍补虚，单纯使用补虚的方法又影响祛邪，因此使用清络饮清解血络之中的热邪，用药轻清，不违背治疗手太阴病变的原则。方中加入杏仁可以宣肺利气，因为气为血之帅；加入薏仁、滑石可以淡渗利湿，这样可以使邪气退去，气分清宁，出血也就会停止了。

● 方剂"清络饮"见 38 页。

原文

三三、小儿暑温，身热，卒然痉厥，名曰暑痫，清营汤主之，亦可少与紫雪丹。

小儿之阴，更虚于大人，况暑月乎！一得暑温，不移时有过卫入营者，盖小儿之脏腑薄也。血络受火邪逼迫，火极而内风生，俗名急惊，混与发散消导，死不旋踵，惟以清营汤清营分之热而保津液，使液充阳和，自然汗出而解，断断不可发汗也。可少与紫雪者，清包络之热而开内窍也。

三十三、小儿患暑温，会有身体发热，突然抽搐，神志不清的表现，这种病症被称为暑痫，可以用清营汤治疗，也可以用少量的紫雪丹治疗。

小儿体内的阴液本就比成人更虚，何况是在暑季，一旦被暑邪侵袭，很快就会从卫分传入营分，这是小儿脏腑娇嫩的缘故。血络被火

邪逼迫，火邪极盛就会使内风扇动，俗称"急惊风"。如果误用发散消导的治疗方法，可能会引起死亡。只有使用清营汤清解营分的热邪，保护阴液，使阴液充长，阳气调和，汗出后自然会使病邪得解，但绝不能使用发汗法，可以用少量的紫雪丹，清解心包络中的热邪，开通心窍。

原文

三四、大人暑痫，亦同上法。热初入营，肝风内动，手足瘛疭，可于清营汤中，加勾藤、丹皮、羚羊角。

三十四、成人得了暑痫，也可以使用上述方法治疗，若热邪初入营分，引起肝风内动，出

现手足抽搐的症状，可以在清营汤中加钩藤、丹皮、羚羊角。

● 方剂"清营汤"见 40 页，"紫雪丹"见 26 页。

伏暑

原文

三五、暑兼湿热，偏于暑之热者为暑温，多手太阴证而宜清；偏于暑之湿者为湿温，多足太阴证而宜温；温热平等者两解之。各宜分晓，不可混也。

此承上起下之文。按 暑温、湿温，古来方法最多精妙，不比前条温病毫无尺度，本论原可不必再议，特以《内经》有先夏至为病温、后夏至为病暑之明文，是暑与温，流虽异而源则同，不得言温而遗暑，言暑而遗湿。又以历代名家，悉有蒙混之弊，盖夏日三气杂感，本难条分缕析。惟叶氏心灵手巧，精思过人，案中治法，丝丝入扣，可谓汇众善以为长者，惜时人不能知其一、二；然其法散见于案中，章程未定，浅学人读之，有望洋之叹，无怪乎后人之无阶而升也。故本论摭拾其大概，粗定规模，俾学人有路可寻，精妙甚多，不及备录，学者仍当参考名家，细绎叶案，而后可以深造。

释义

三十五、暑邪兼有湿、热二气，如果偏重于热，就称为暑温，表现为手太阴肺经热盛的证候，宜用清暑泄热法治疗；如果偏重于湿，就称为湿温，表现为足太阴脾经的证候，宜用温燥祛湿法治疗；如果湿、热均等，可将清暑泄热法和温燥祛湿法同时使用，在临床治疗时，必须将这三种类型分辨清楚，不能混淆。

本条属于承上启下的条文，对于暑温病和湿温病，自古以来已有很多精妙的辨治方法，不像前文所讲的温病那样，治法上杂乱无章，毫无标准。本书对于暑温、湿温本可不必再论述，但《内经》中提到，夏至日以前受邪气侵袭而发的病，称为温病，夏至日以后受邪气侵袭而发的病，称为暑病，表明温病和暑病虽然病症不同，但二者的病因是有联系的，不能讨论温病而遗漏了暑病，也不能讨论暑病而遗漏了温病。加之历代有名的医家，对温病、暑病含混论述，混淆不清，因为夏季温邪、暑邪、湿邪往往交杂发病，本来就难以分清。只有叶天士心灵手巧，才思敏捷，在病案中对这几种病的分析十分细致，有条不紊，可以说汇集了各家的长处，并有所超越，只可惜当时的医者未能学习并掌握叶氏的学术思想。不过叶氏的医法零散地分布于他的医案之中，没有进行系统的归纳整理，初学者不能掌握其中要领，只能望洋兴叹，也难怪后人没有可循的规律来提高自己的医术。本书将叶氏的方法要点进行整理，形成较为完整的理论体系，以便后世学者有章可循。然而本书不能将叶氏医案中的精妙理论收录的十分完备，所以学者还需参考其他名家的理论，仔细研读叶氏医案，才能有深的造诣。

三六、长夏受暑，过夏而发者，名曰伏暑。霜未降而发者少轻，霜既降而发者则重，冬日发者尤重，子、午、丑、未之年为多也。

长夏盛暑，气壮者不受也；稍弱者但头晕片刻，或半日而已；次则即病；其不即病而内舍于骨髓，外舍于分肉之间，气虚者也。盖气虚不能传送暑邪外出，必待秋凉金气相搏而后出也，金气本所以退烦暑，金欲退之，而暑无所藏，故伏暑病发也。其有气虚甚者，虽金风亦不能击之使出，必待深秋大凉、初冬微寒相逼而出，故尤为重也。子、午、丑、未之年为独多者，子、午君火司天，暑本于火也；丑、未湿土司天，暑得湿则留也。

三十六、长夏季节受暑邪侵袭，过了夏季才发病的称为伏暑。霜降前发病的病情较轻，霜降后发病的病情较重，冬天才发病的病情则更重。伏暑病在子、午、丑、未的年份里较为多见。

长夏季节暑邪旺盛，体质壮实者不会感受暑邪；体质稍弱的受暑邪侵袭会出现短暂头晕，半日便可自愈。体质再差一些的感受暑邪会立即发病，若未立即发病，病邪便藏于骨髓、分肉之间，这是气虚造成的。因为正气虚弱，不能将暑邪从体内传出体外，只有等到秋凉时邪气与金气相搏才能出来。秋天气候凉爽，金气可制约并抵消暑热。金气想要抵消暑热，暑邪便无处可藏，就发展成了伏暑病。气虚较为严重者，即使到了初秋，秋凉之气也不能将邪气驱出体外，必须等到深秋气候大凉，甚至初冬微寒时，寒凉之气才能将暑邪逼迫出来，这种情况下，病情会尤为严重。伏暑病多出现在子、午、丑、未年，是因为子、午属君火司天，而暑以火为本，丑、未属湿土司天，暑气与湿气结合则留而不去。

三七、头痛微恶寒，面赤烦渴，舌白，脉濡而数者，虽在冬月，犹为太阴伏暑也。

头痛恶寒，与伤寒无异；面赤烦渴，则非伤寒矣，然犹似伤寒阳明证；若脉濡而数，则断断非伤寒矣。盖寒脉紧，风脉缓，暑脉弱，濡则弱之象，弱即濡之体也。濡即离中虚，火之象也；紧即坎中满，水之象也。火之性热，水之性寒，象各不同，性则迥异，何世人悉以伏暑作伤寒治，而用足六经羌、葛、柴、芩每每杀人哉！象各不同，性则迥异，故曰虽在冬月，定其非伤寒而为伏暑也。冬月犹为伏暑，秋日可知。伏暑之与伤寒，犹男女之别，一则外实中虚，一则外虚中实，岂可混哉。

释义

三十七、患者头痛，略微怕冷，面色红赤，心烦口渴，舌苔泛白，脉濡而数，虽然在冬季发病，却仍是太阴伏暑病。

患者头痛，轻微怕冷，这些症状与伤寒病没有不同，而面色红赤、心烦口渴，就不是伤寒病的症状了，反而像伤寒阳明病的症状。若见脉濡而数，就绝不是伤寒病了。因为伤寒见脉紧，中风见脉缓，暑病见脉弱，濡脉属于弱脉类，弱脉是濡脉的本体。根据八卦理论，濡脉表示心阴不足，是离中虚的表现，属火象；紧脉表示肾中寒盛，是坎中满的表现，属水象。火的性质属热，

水的性质属寒，两者卦象不同，性质也有很大差异。奈何世上的医者大多将伏暑病当作伤寒病来治疗，采用羌活、葛根、柴胡、黄芩等足经药物治疗，以致常常害人性命。卦象不同，性质就有很大差别，即使发病在冬季，也不能将伏暑病误认作伤寒病。冬季尚有伏暑病发生，秋季发生伏暑病也就不奇怪了。伏暑与伤寒，就像是男性和女性一样，性质完全不同，伏暑是外表邪实而正气不足，伤寒是外有虚象而正气尚实，两者截然不同，怎么能混淆呢？

原文

三八、太阴伏暑，舌白口渴，无汗者，银翘散去牛蒡、玄参加杏仁、滑石主之。

此邪在气分而表实之证也。

释义

三十八、有手太阴伏暑的证候，且舌苔白，口渴，无汗的，应该用银翘散去牛蒡子、玄参加杏仁、滑石治疗。

这是伏暑暑邪在气分，兼有表实无汗的治疗方法。

原文

三九、太阴伏暑，舌赤口渴，无汗者，银翘散加生地、丹皮、赤芍、麦冬主之。

此邪在血分而表实之证也。

释义

三十九、有手太阴伏暑的证候，且舌质红赤，口渴，无汗的，用银翘散加生地黄、牡丹皮、赤芍、麦冬治疗。

这是一条论述伏暑暑邪在血分，兼有表实无汗的治疗方法。

原文

四十、太阴伏暑、舌白口渴，有汗，或大汗不止者，银翘散去牛蒡子、玄参、芥穗，加杏仁、石膏、黄芩主之；脉洪大，渴甚汗多者，仍用白虎法；脉虚大而芤者，仍用人参白虎法。

此邪在气分而表虚之证也。

四十、有手太阴伏暑的证候，且舌苔白，口渴，有汗或大汗不止的，用银翘散去牛蒡子、玄参、芥穗，加杏仁、石膏、黄芩治疗。脉象洪大有力，口渴明显且汗多的，仍用白虎汤治疗；脉象虚大呈芤脉的，用白虎加人参汤治疗。

此条论述伏暑暑邪在气分，兼表虚有汗的治疗方法。

原文

四一、太阴伏暑，舌赤口渴汗多，加减生脉散主之。

此邪在血分而表虚之证也。

释义

四十一、有手太阴伏暑的证候，且舌质红赤，口渴，汗出不止的，用加减生脉散治疗。

此条论述伏暑暑邪在血分，兼表虚有汗的治疗方法。

加减生脉散方（酸甘化阴）

沙参三钱　麦冬二钱　五味子一钱　丹皮二钱　细生地三钱

水五杯，煮二杯，分温再服。

组成用法

加减生脉散方（酸甘化阴）

| 沙参三钱 | 麦冬二钱 | 五味子一钱 | 丹皮二钱 | 细生地三钱 |

所有药物，加入五杯水，煎煮为两杯药汁，分两次温服。

原文

四二、伏暑、暑温、湿温，证本一源，前后互参，不可偏执。

释义

四十二、伏暑、暑温、湿温这三种病的病因有相同之处，因此对这三种病的诊治可以互相参考辨治方法，不必偏执其中的一种。

湿温　寒湿

原文

四三、头痛恶寒，身重疼痛，舌白不渴，脉弦细而濡，面色淡黄，胸闷不饥，午后身热，状若阴虚，病难速已，名曰湿温。汗之则神昏耳聋，甚则目瞑不欲言，下之则洞泄，润之则病深不解，长夏深秋冬日同法，三仁汤主之。

头痛恶寒，身重疼痛，有似伤寒，脉弦濡，则非伤寒矣。舌白不渴，面色淡黄，则非伤暑之偏于火者矣。胸闷不饥，湿闭清阳道路也。午后身热，状若阴虚者，湿为阴邪，阴邪自旺于阴分，故与阴虚同一午后身热也。湿为阴邪，自长夏而来，其来有渐，且其性氤氲黏腻，非若寒邪之一汗而解，温热之一凉则退，故难速已。世医不知其为湿温。见其头痛恶寒身重疼痛也，以为伤寒而汗之，汗伤心阳，湿随辛温发表之药蒸腾上逆，内蒙心窍则神昏，上蒙清窍则耳聋目瞑不言。见其中满不饥，以为停滞而大下之，误下伤阴，而重抑脾阳之升，脾气转陷，湿邪乘势内溃，故洞泄。见其午后身热，以为阴虚而用柔药润之，湿为胶滞阴邪，再加柔润阴药，二阴相合，同气相求，遂有锢如而不可解之势。惟以三仁汤轻开上焦肺气，盖肺主一身之气，气化则湿亦化也。湿气弥漫，本无形质，以重浊滋味之药治之，愈治愈坏。伏暑湿温，吾乡俗名秋呆子，悉以陶氏《六书》法治之，不知从何处学来，医者呆，反名病呆，不亦诬乎！再按：湿温较诸温，病势虽缓而实重，上焦最少，病势不甚显张，中焦病最多，详见中焦篇，以湿为阴邪故也，当于中焦求之。

释义

四十三、患者头痛、恶寒，身体沉重疼痛，舌苔白腻，口渴不明显，脉象弦细而濡，面色淡黄，胸闷不适，没有食欲，午后发热，且和阴虚发热的症状相似，这种病短期内难以治愈，称为湿温病。湿温病若误用辛温发汗法治疗，则会导致神志昏蒙，听力下降，甚至双目紧闭，不愿意讲话；如果误用苦寒攻下法治疗湿温病，则会导致大便泄泻；如果误用滋阴的药物治疗，则会使邪气深入，难以治疗。本病不论发生在长夏、深秋还是寒冬，都采用相同的治法，均用三仁汤治疗。

头痛、恶寒，身体沉重疼痛，与伤寒病症相似，但脉象弦濡，说明不是伤寒。舌苔白腻，口不渴，面色淡黄，表明不是感受暑邪后火热亢盛的症状。胸闷不适，无饥饿感，是湿邪阻闭气机，清阳不升的表现。午后身体发热，和阴虚发热的症状相似，这是因为湿属阴邪，阴邪比阴分旺盛，所以表现为和阴虚发热相似的症状。湿为阴邪，多出现在长夏季节，并逐渐

41

加重，湿邪的性质像烟雾一样弥漫且黏腻难除，不像寒邪那样一经发汗就能消退，也不像温热之邪，使用寒凉的药物便可清除，所以湿邪很难迅速消散。一般医生不知道这是湿温病，见到头疼，恶寒，身重且痛的，就以为是伤寒，误用辛温发汗的方法治疗，发汗损伤心阳，湿邪还会随着辛温发汗的药物蒸腾上逆，蒙蔽心包，导致神志昏迷，上蒙清窍，则会出现耳聋、双目紧闭，不想说话的表现。有的医生见到患者胃脘胀满，无饥饿感，便以为是宿食停滞，用苦寒攻下法治疗，不仅会损耗阴液，而且会抑阻脾阳的升发，使脾气下陷，湿邪乘势内侵，导致大便泄泻。也有的医生见到午后发热的患者，便误以为是阴虚发热，用阴柔滋润的药物来治疗，湿本就是胶滞黏腻的邪气，再加上柔润滋腻的阴性药物，两种阴性之物相结合，同气相求，就会形成锢结难解的局势。对这种病症只有用三仁汤来清开上焦肺气才有效果，因为肺主一身之气，肺气宣开则湿邪也随之化解。湿邪弥漫于体内，没有固定的形态和质地，如果使用重浊滋味的药物来治疗，就会越治越严重。伏暑、湿温这类病，在我们家乡被俗称为秋呆子，医生大多使用陶节庵《伤寒六书》中的方法治疗，不知道是从哪里学来的，医生呆笨，反而把病称为"呆"，这不是太冤枉了吗？此外，湿温与其他温病相比，病势虽然缓和，但病情却很严重。湿温病在上焦的最为少见，病势也不明显，在中焦的最为多见，详细内容将在中焦篇论述，因为湿为阴邪，所以应该从中焦病变中找治疗方法。

方剂原文

三仁汤方

杏仁五钱　　飞滑石六钱　　白通草二钱　　白蔻仁二钱　　竹叶二钱　　厚朴二钱　　生薏仁六钱　　半夏五钱

甘澜水八碗，煮取三碗，每服一碗，日三服。

组成用法

三仁汤方

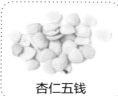
杏仁五钱

飞滑石六钱

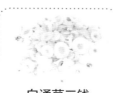
白通草二钱

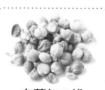
白蔻仁二钱

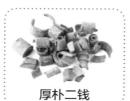
竹叶二钱

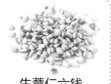
厚朴二钱

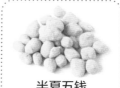
生薏仁六钱

半夏五钱

所有药物，加入甘澜水八碗，煎煮为三碗药汁，每次服一碗，每日分三次服用。

原文

四四、湿温邪入心包，神昏肢逆，清宫汤去莲心、麦冬，加银花、赤小豆皮，煎送至宝丹，或紫雪丹亦可。

湿温着于经络，多身痛身热之候，医者误以为伤寒而汗之，遂成是证。仲景谓湿家忌发汗，发汗则病痉。湿热相搏，循经入络，故以清宫汤清包中之热邪，加银花、赤豆以清湿中之热，而又能直入手厥阴也。至宝丹去秽浊复神明，若无至宝，即以紫雪代之。

释义

四十四、湿温病，邪气侵入心包，则会出现神志不清，手足发冷的症状，使用清宫汤去掉莲心、麦冬，加入金银花、赤小豆皮，煎汤送服至宝丹或者紫雪丹治疗。

湿温的邪气停滞在肌表经络之中，因此会出现全身疼痛、发热的症状。医生误以为是伤寒病，而用辛温发汗的方法治疗，就出现了本条所说的病症。张仲景说治疗湿病忌用发汗法，发汗则会形成痉病。湿热相搏，病邪就会循着经脉进入心包络，因此用清宫汤清解心包络中的热邪，加入金银花、赤小豆皮可以清除夹杂在湿邪中的热邪，这两味药还能直接进入手厥阴心包经。至宝丹的芳香能祛除秽浊之气，使神志清明，如果没有至宝丹可以用紫雪丹代替。

◎ 方剂"至宝丹"见26页，"紫雪丹"见26页。

原文

四五、湿温喉阻咽痛，银翘马勃散主之。

肺主气，湿温者，肺气不化，郁极而一阴一阳（谓心与胆也）之火俱结也。盖金病不能平木，木反挟心火来刑肺金。喉即肺系，其闭在气分者即阻，闭在血分者即痛也，故以轻药开之。

释义

四十五、湿温病出现喉咙阻塞疼痛的症状，应该用银翘马勃散治疗。

肺主全身之气，湿温病因湿邪阻遏导致肺气不能宣化，郁滞严重则会使少阴少阳之火俱结。这是因为肺金有病则不能平抑胆木，胆木又反挟心火上灼肺金。喉属于肺系，肺气闭结则使咽喉阻塞，肺之血络闭结则会使喉咙疼痛，因此要选用轻清开肺的药物治疗。

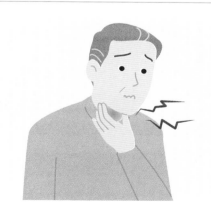

银翘马勃散方（辛凉微苦法）

连翘一两　牛蒡子六钱　银花五钱　射干三钱　马勃二钱

上杵为散，服如银翘散法。不痛但阻甚者，加滑石六钱，桔梗五钱，苇根五钱。

组成用法

银翘马勃散方（辛凉微苦法）

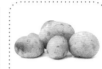

| 连翘一两 | 牛蒡子六钱 | 银花五钱 | 射干三钱 | 马勃二钱 |

所有药物，捣成粗末，服用方法和银翘散相同，如果喉咙不痛，但阻塞较为严重，则加入滑石六钱、桔梗五钱，苇根五钱。

原文

四六、太阴湿温，气分痹郁而哕者（俗名为呃），宣痹汤主之。

上焦清阳膹郁，亦能致哕，治法故以轻宣肺痹为主。

释义

四十六、湿温病手太阴肺经病变，湿浊之邪郁阻气分，会出现呃证，应使用宣痹汤治疗。

上焦清阳之气壅滞，也可能导致呃证，所以要采用清宣肺气的治疗方法。

宣痹汤（苦辛通法）

枇杷叶二钱　郁金一钱五分　射干一钱　白通草一钱　香豆豉一钱五分

水五杯，煮取二杯，分二次服。

组成用法

宣痹汤（苦辛通法）

枇杷叶二钱

郁金一钱五分

射干一钱

白通草一钱

香豆豉一钱五分

所有药物，加入五杯水，煎煮为两杯药汁，分为两次服用。

原文

四七、太阴湿温喘促者，千金苇茎汤加杏仁、滑石主之。

《金匮》谓喘在上焦，其息促。太阴湿蒸为痰，喘息不宁，故以苇茎汤轻宣肺气，加杏仁、滑石利窍而逐热饮。若寒饮喘咳者，治属饮家，不在此例。

释义

四十七、湿温手太阴肺经病变，呼吸急促而喘的，用千金苇茎汤加入杏仁、滑石来治疗。

《金匮要略》中说喘证的病位在上焦，表现为呼吸短促。太阴脾湿郁蒸形成痰，阻塞肺气导致喘息不宁，故用千金苇茎汤轻宣肺气，加杏仁、滑石宣降肺气、通利小便。若是寒饮引起的喘咳，就按照寒饮治疗，不在本条论述。

方剂原文

千金苇茎汤加滑石杏仁汤（辛淡法）

苇茎五钱　薏苡仁五钱　桃仁二钱　冬瓜仁二钱　滑石三钱　杏仁三钱

水八杯，煮取三杯，分三次服。

组成用法

千金苇茎汤加滑石杏仁汤（辛淡法）

苇茎五钱

薏苡仁五钱

桃仁二钱

冬瓜仁二钱

滑石三钱

杏仁三钱

所有药物，加入八杯水，煎煮为三杯药汁，分三次服用。

四八、《金匮》谓太阳中，身热疼痛而脉微弱，此以夏月伤冷水，水行皮中所致也，一物瓜蒂汤主之。

此热少湿多，阳郁致病之方法也。瓜蒂涌吐其邪，暑湿俱解，而清阳复辟矣。

释义

四十八、《金匮要略》中说，太阳中暍表现为身体发热，浑身疼痛，脉象微弱，这是因为夏季受暑邪侵袭，且接触冷水较多，寒湿之邪停滞于皮肤肌肉之间所导致，应使用一物瓜蒂汤治疗。

本条论述的是暑热病邪较清，湿邪较重，阳气郁阻所致病症的治疗方法。瓜蒂涌吐邪气，暑湿之邪气都被解除，清阳之气自然得到舒展。

一物瓜蒂汤方

瓜蒂二十个

上捣碎，以逆流水八杯，煮取三杯，先服一杯，不吐再服，吐停后服。虚者加参芦三钱。

组成用法

一物瓜蒂汤方

瓜蒂二十个

将瓜蒂捣碎，用逆流水八杯，煮取三杯药汁，先服用一杯，服药后没有呕吐，再服用第二杯，若服药后呕吐则停止服药。体质虚弱的，加入人参芦三钱。

四九、寒湿伤阳，形寒脉缓，舌淡，或白滑不渴，经络拘束，桂枝姜附汤主之。

载寒湿，所以互证湿温也。按 寒湿伤表阳中经络之证，《金匮》论之甚详，兹不备录。独采叶案一条，以见湿寒、湿温不可混也。形寒脉缓，舌白不渴，而经络拘束，全系寒证，故以姜附温中，白术燥温，桂枝通行表阳也。

释义

四十九、寒湿之邪会损伤阳气，若有身体怕冷，脉象迟缓，舌淡或舌苔白滑，口不渴，全身经脉拘急不舒，应当使用桂枝姜附汤治疗。

本文记载寒湿的内容是为了与湿温相互参照，关于寒湿之邪损伤肌表的阳气、阻滞经络的病症在《金匮要略》里已经论述的很详细了，所以不在这里重复论述了。这里只是选取叶天士医案中的一条论述，说明寒邪和湿温是不可混淆的。怕冷，脉象迟缓，舌苔白而不口渴，经脉拘急，这都是寒证。所以用干姜、附子温中散寒，用白术燥湿健脾，用桂枝宣通肌表的阳气。

桂枝姜附汤（苦辛热法）

桂枝六钱　干姜三钱　白术三钱，生　熟附子三钱

水五杯，煮取二杯，渣再煮一杯服。

组成用法

桂枝姜附汤（苦辛热法）

桂枝六钱

干姜三钱

白术三钱，生

熟附子三钱

所有药物，加入五杯水，煎煮为两杯药汁，药渣再煮一杯，温服。

温疟

原文

五十、骨节疼烦，时呕，其脉如平，但热不寒，名曰温疟，白虎加桂枝汤主之。

阴气先伤，阳气独发，故但热不寒，令人消烁肌肉，与伏暑相似，亦温病之类也。彼此实足以相混，故附于此，可以参观而并见。治以白虎加桂枝汤者，以白虎保肺清金，峻泻阳明独胜之热，使不消烁肌肉，单以桂枝一味，领邪外出，作向导之官，得热因热用之妙。经云："奇治之不治，则偶治之，偶治之不治，则求其属以衰之"，是也，又谓之复方。

释义

五十、骨节疼痛，烦躁不安，经常呕吐，脉象平平和正常人一样，身体发热但不怕寒冷，这种病症被称为温疟，应该用白虎加桂枝汤治疗。

阴气受损，阳气独盛，故只发热不恶寒，且使人肌肉消瘦，这与伏暑相似，也属于温病的范畴。两者易混淆，故在此讨论，并和其他温病相互参照。用白虎加桂枝汤治疗，是因白虎汤可清肺热，存肺阴，且可清阳明胃热，使热邪不能消烁肌肉。单用桂枝，是为了引邪气外出，起向导作用，取热因热用之意。《内经》所说"用单一方法治疗若无效，就改用复合方法，若仍不见效，就用和病症性质相同的药物来衰减病势"即是此法，又被称为复方。

白虎加桂枝汤方（辛凉苦甘复辛温法）

知母六钱　生石膏一两六钱　粳米一合　桂枝木三钱　炙甘草二钱

水八碗，煮取三碗。先服一碗，得汗为知，不知再服，知后仍服一剂，中病即已。

组成用法

白虎加桂枝汤方（辛凉苦甘复辛温法）

知母六钱

生石膏一两六钱

粳米一合

桂枝木三钱

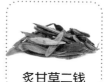
炙甘草二钱

所有药物，加入八碗水，煎煮成三碗，先服用一碗，如果服后出汗，则有效；如果没有出汗，可以再服用一次。即使服药后出汗，仍然有必要再服用一次，疾病不再发作就可以停止了。

原文

五一、但热不寒，或微寒多热，舌干口渴，此乃阴气先伤，阳气独发，名曰瘅疟，五汁饮主之。

仲景于瘅疟条下，谓以饮食消息之，并未出方，调如是重病而不用药，特出饮食二字，重胃气可知。阳明于脏象为阳土，于气运为燥金，病系阴伤阳独，法当救阴何疑。重胃气，法当救胃阴何疑。制阳土燥金之偏胜，配孤阳之独亢，非甘寒柔润而何！此喻氏甘寒之论，其超卓无比伦也。叶氏宗之，后世学人，咸当宗之矣。

释义

五十一、只发热但不恶寒，或轻微恶寒而热势较重，舌干燥而口渴，这是阴气损伤，阳气独盛的表现，称为瘅疟，应当用五汁饮治疗。

张仲景在瘅疟的条文中，只写了可以用饮食调养，并没有列出方剂。治疗如此重的病症，不使用药物，却提出饮食调养，可见对胃气的重视。足阳明胃经从脏腑属性来说属于阳土，从气运学上来说属于燥金，本病的病因在于阴液受损，而阳气独盛，治疗应该以救护阴液为主，这是毫无疑问的。重视胃气，应当以救胃阴为治疗方法，这也是没有疑问的。抑制阳土燥金的偏盛，平抑亢盛的阳气，不使用甘寒柔润的药物又用什么呢？这就是喻嘉言治用甘寒的论点，可谓是高超过人，无与伦比。叶

天士遵循了他的观点，后世学医的人也应该遵循。

○ 方剂"五汁饮"见20页。

原文

五二、舌白渴饮，咳嗽频仍，寒从背起，伏暑所致，名曰肺疟，杏仁汤主之。

肺疟，疟之至浅者。肺疟虽云易解，稍缓则深，最忌用治疟印板俗例之小柴胡汤，盖肺去少阳半表半里之界尚远，不得引邪深入也，故以杏仁汤轻宣肺气，无使邪聚则愈。

释义

五十二、舌苔白，口渴想要饮水，咳嗽频繁，恶寒从后背开始，这是伏暑导致的，称为肺疟，可用杏仁汤治疗。

肺疟是疟疾中病情最轻的，虽然容易治疗，但若治疗不及时，也会造成病邪深入，最忌讳用治疗疟疾的小柴胡汤来治疗。这是因为肺疟病位在肺，离少阳经的半表半里很远，若用小柴胡汤，反而会引病邪深入，故应用杏仁汤清宣肺气，防止邪气聚集，肺疟便会痊愈。

方剂原文

杏仁汤方（苦辛寒法）

杏仁三钱　黄芩一钱五分　连翘一钱五分　滑石三钱　桑叶一钱五分　茯苓块三钱　白蔻皮八分　梨皮二钱

水三杯，煮取二杯，日再服。

组成用法

杏仁汤方（苦辛寒法）

杏仁三钱；黄芩一钱五分；连翘一钱五分；滑石三钱；桑叶一钱五分；茯苓块三钱；白蔻皮八分；梨皮二钱。

杏仁

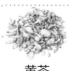
黄芩

连翘

滑石

所有药物，加入三杯水，煎煮为两杯药汁，每日分两次服用。

五三、热多昏狂，谵语烦渴，舌赤中黄，脉弱而数，名曰心疟，加减银翘散主之；兼秽，舌浊口气重者，安宫牛黄丸主之。

心疟者，心不受邪，受邪则死，疟邪始受在肺，逆传心包络。其受之浅者，以加减银翘散清肺与膈中之热，领邪出卫；其受之重其，邪闭心包之窍，则有闭脱之危，故以牛黄丸，清宫城而安君主也。

释义

五十三、发热严重，神志昏迷狂躁，语无伦次，心烦口渴，舌红，舌中心苔色黄，脉象弱而数，这种病症称为心疟，应该使用加减银翘散治疗。若兼有秽浊之气，舌苔浊腻，口气较重，应当用安宫牛黄丸治疗。

虽被称为心疟，但心是不能受邪的，心受邪则会死亡。疟邪最开始在肺，后由肺经逆传于心包络所致。病情轻浅的患者，用加减银翘散清泄肺与膈中邪热，引领邪气从卫分出去；病情严重的患者，病邪阻闭心包，有内闭外脱的危险，所以用安宫牛黄丸，清泄心包邪热，芳香开窍，使神明得以安定。

○ 方剂"安宫牛黄丸"见 25 页。

加减银翘散方（辛凉兼芳香法）

连翘十分　　银花八分　　玄参五分　　麦冬五分，不去心　　犀角五分
竹叶三分

共为粗末，每服五钱，煎成去渣，点荷叶汁二、三茶匙。日三服。

组成用法

加减银翘散方（辛凉兼芳香法）

| 连翘十分 | 银花八分 | 玄参五分 | 麦冬五分 | 犀角五分 | 竹叶三分 |

所有药物，研磨为粗末，每次取五钱，煎好后，去掉药渣，加入二三茶匙的鲜荷叶汁，每天服用三次。

秋燥

中医视频课

原文

五四、秋感燥气，右脉数大，伤手太阴气分者，桑杏汤主之。

前人有云：六气之中，惟燥不为病，似不尽然。盖以《内经》少秋感于燥一条，故有此议耳。如阳明司天之年，岂无燥金之病乎？大抵春秋二令，气候较夏冬之偏寒偏热为平和，其由于冬夏之伏气为病者多，其由于本气自病者少，其由于伏气而病者重，本气自病者轻耳。其由于本气自病之燥证，初起必在肺卫，故以桑杏汤清气分之燥也。

释义

五十四、秋季受燥邪侵袭而发的病，右手脉象数而盛大，这是燥邪侵袭手太阴肺经所造成的，应该使用桑杏汤治疗。

前人说：自然界的六气之中，只有燥气不会使人生病，这种说法也不完全正确，这是因为在《内经》中没有秋季伤于燥邪这一条，所以才有了这种说法。在阳明司天命之年，怎么会没有燥金的病变呢？一般来说，春、秋两季的气候相较于夏季的炎热，冬季的寒冷来说，是比较平和的。从疾病的病因来看，受冬季、夏季伏气侵袭而发病的较多，感受当令之气发病的较少；从病情来看，伏气致病的病情较重，当令之气致病的病情较轻。这种由于感受当令之气而发病的秋燥病，初期病邪在肺卫，所以使用桑杏汤清解气分的燥热。

方剂原文

桑杏汤方（辛凉法）

桑叶一钱　杏仁一钱五分　沙参二钱　象贝一钱　香豉一钱　栀皮一钱　梨皮一钱

水二杯，煮取一杯，顿服之，重者再作服（轻药不得重用，重用必过病所。再一次煮成三杯，其二、三次之气味必变，药之气味俱轻故也）。

组成用法

桑杏汤方（辛凉法）

桑叶一钱；杏仁一钱五分；沙参二钱；象贝一钱；香豉一钱；栀皮一钱；梨皮一钱。

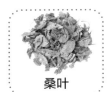
桑叶

杏仁

沙参

象贝

香豉

所有药物，加入两杯水，煎煮成一杯药汁，一次服下。若病情较为严重可以再服用一剂（轻清宣肺的药物，用量不能过大，药力过重，就会超过病所。若把一剂药煎煮成三杯药汁，则第二三杯药的气味必然会发生改变，这是因为药的气味已经轻清上浮了）。

原文

五五、感燥而咳者，桑菊饮主之。

亦救肺卫之轻剂也。

释义

五十五、感受燥邪，症见咳嗽的患者，用桑菊饮主治。

桑菊饮也是治疗邪在肺卫的轻剂。

○ 方剂"桑菊饮方"见 15 页。

原文

五六、燥伤肺胃阴分，或热或咳者，沙参麦冬汤主之。

此条较上二条，则病深一层矣，故以甘寒救其津液。

释义

五十六、燥邪灼伤肺胃阴津，症见身热或咳嗽的患者，用沙参麦冬汤主治。

本条相较于上面两条，病情更加严重一些，因此要用甘寒类的药物来挽救其津液。

方剂原文

沙参麦冬汤（甘寒法）

沙参三钱　玉竹二钱　生甘草一钱　冬桑叶一钱五分　麦冬三钱
生扁豆一钱五分　花粉一钱五分

水五杯，煮取二杯，日再服。久热久咳者，加地骨皮三钱。

组成用法

沙参麦冬汤（甘寒法）

沙参三钱；玉竹二钱；生甘草一钱；冬桑叶一钱五分；麦冬三钱；生扁豆一钱五分；天花粉一钱五分。

沙参

玉竹

生甘草

冬桑叶

麦冬

所有药物，加五杯水，煎煮至两杯，每日分两次服用。久热不退、久咳不止的患者，在方中加入地骨皮三钱。

原文

五七、燥气化火，清窍不利者，翘荷汤主之。

清窍不利，如耳鸣目赤，龈胀咽痛之类。翘荷汤者，亦清上焦气分之燥热也。

释义

五十七、燥邪化火，对清窍不利，应该用翘荷汤来治疗。

清窍不利会出现耳鸣、双目红赤、牙龈肿痛、咽喉红肿的表现，翘荷汤则可清解上焦气分的燥热邪气。

方剂原文

翘荷汤（辛凉法）

薄荷一钱五分　　连翘一钱五分　　生甘草一钱　　黑栀皮一钱五分
桔梗二钱　　绿豆皮二钱

水二杯，煮取一杯，顿服之。日服二剂，甚者日三。

加减法　耳鸣者，加羚羊角、苦丁茶；目赤者，加鲜菊叶、苦丁茶、夏枯草；咽痛者，加牛蒡子、黄芩。

组成用法

翘荷汤（辛凉法）

薄荷一钱五分；连翘一钱五分；生甘草一钱；黑栀皮一钱五分；桔梗二钱；绿豆皮二钱。

薄荷

连翘

生甘草

桔梗

所有药物，加入两杯水煎煮为一杯药汁，一次服完，每天服用两剂，病情严重的，每天可服用三剂。

加减法 翘荷汤在临床使用时，应根据具体情况进行加减，耳鸣较重的加入羚羊角、苦丁茶；双目红赤严重的，加入鲜菊叶、苦丁茶、夏枯草；咽喉疼痛的加入牛蒡子、黄芩。

原文

五八、诸气膹郁，诸痿喘呕之因于燥者，喻氏清燥救肺汤主之。

喻氏云：诸气膹郁之属于肺者，属于肺之燥也，而古今治气郁之方，用辛香行气，绝无一方治肺之燥者。诸痿喘呕之属于上者，亦属于肺之燥也，而古今治法以痿呕属阳明，以喘属肺，是则呕与痿属之中下，而惟喘属之上矣，所以千百方中亦无一方及于肺之燥也。即喘之属于肺者，非表即下，非行气即泻气，间有一、二用润剂者，又不得其肯綮 ❶。总之，《内经》六气，脱误秋伤于燥一气，指长夏之湿为秋之燥。后人不敢更端其说，置此一气于不理，即或明知理燥，而用药夹杂，如弋获飞虫 ❷，茫无定法示人也。今拟此方，命名清燥救肺汤，大约以胃气为主，胃土为肺金之母也。其天门冬虽能保肺，然味苦而气滞，恐反伤胃阻痰，故不用也；其知母能滋肾水清肺金，亦以苦而不用；至于苦寒降火正治之药，尤在所忌，盖肺金自至于燥，所存阴气不过一线耳，倘更以苦寒下其气，伤其胃，其人尚有生理乎？诚仿此增损以救肺燥变生诸证。如沃焦救焚，不厌其频，庶克有济耳。

词解

❶ **肯綮：** 比喻关键所在。　　❷ **弋获飞虫：** 比喻获取目标的可能性小。

释义

五十八、受燥邪侵袭所导致的胸部闷塞，呼吸急促，双足痿软，气喘，呕吐等证候，应该用喻嘉言的清燥救肺汤治疗。

喻嘉言说，《内经》中有"诸气膹郁，皆属于肺"的说法，认为各种气机郁阻所导致的疾病都属于肺的病变，是肺经燥热所致。但自古以来治疗气郁的方剂，都是使用辛香行气的药物，没有一张方剂是专治肺经燥热的。《内经》中还有"诸痿喘呕皆属于上"的说法，这也是肺经燥热所致。但是从古至今，医家都认为下肢痿软无力、呕吐属于阳明胃经的病变，喘属于肺经病变，也就是说，下肢痿软、呕吐属于中下焦病，喘属于上焦病。所以在治疗下肢微弱无力和呕吐时，千百个方剂中，没有一个是治疗肺燥的。即使喘证归属于上焦肺的病变，但其治疗方法，不是解表就是泻下，不是行气就是泄气，偶尔有一两个方剂是以润肺法治疗，却又不得要领。总之，《内经》中关于六气为病的论述，缺失了秋天伤于燥邪的说法，把长夏的湿邪误认为是秋季伤于燥邪。后人不敢更正这一说法，把秋燥一气置之不理。或者即使有人知道其理在于秋燥，但是用药太过杂乱，如同用箭去射空中的飞禽一样，纯属偶然所得，但无法形成固定的理论来启示后人。现在拟定此方，命名为清燥救肺汤，此方以扶助胃气为主，因为胃土是肺金之母。天门冬虽然能滋阴保肺，但性味苦，容易导致气机郁滞，又担心天门冬会损伤胃气使痰湿阻滞，所以不用。知母能清肾水，滋润肺金，但其性味苦寒，因此也不用。

至于其他苦寒清火的药物更是禁用。这是因为，肺金燥热本来就很严重了，所存的阴液不足，若再以苦寒的药物来清泻火热，不仅会损伤胃气，还会使患者有生命危险。如果效仿清燥救肺汤的方法，保养胃气，适时增减药物，来救治肺经燥热所导致的各种病症，就好像用水来救火，要不厌其烦的反复使用，才能起到良好的效果。

中医视频课

 方剂原文

清燥救肺汤方（辛凉甘润法）

石膏二钱五分　甘草一钱　霜桑叶三钱　人参七分　杏仁七分，捣成泥　胡麻仁一钱，炒研　阿胶八分　麦冬二钱，不去心　枇杷叶六分，去净毛，炙

水一碗，煮六分，频频二、三次温服。痰多加贝母、栝楼；血枯加生地黄；热甚加犀角、羚羊角，或加牛黄。

组成用法

清燥救肺汤方（辛凉甘润法）

石膏二钱五分；甘草一钱；霜桑叶三钱；人参七分；杏仁七分，捣成泥；胡麻仁一钱，炒研；阿胶八分；麦冬二钱，不去心；枇杷叶六分，去净毛，炙。

 石膏

 甘草

 霜桑叶

 人参

 杏仁

 胡麻仁

 阿胶

所有药物，加入一杯水，煎煮到六成的药汁，分两到三次，连续温服，如果患者咳痰较多，则加入贝母、瓜蒌；如果阴血亏虚严重，则可以加入生地黄；如果邪热较重，则加入犀角、羚羊角或者牛黄。

55

补秋燥胜气论

一、秋燥之气，轻则为燥，重则为寒，化气为湿，复气为火。

揭燥气之大纲，兼叙其子母之气、胜复之气，而燥气自明。重则为寒者，寒水为燥金之子也；化气为湿者，土生金，湿土其母气也。《至真要大论》曰：阳明厥阴，不从标本，从乎中也。又曰：从本者，化生于本；从标本者，有标本之化；从中者，以中气为化也。按 阳明之上，燥气治之，中见太阴。故本论初未著燥金本气方论，而于疟疝等证，附见于寒湿条下。叶氏医案谓伏暑内发，新凉外加，多见于伏暑类中；仲景《金匮》，多见于腹痛疟疝门中。

释义

一、感受秋燥之气而发的病，轻的为燥，重的为寒，从燥金母气而化为湿，从燥金复气而化为火。

本条揭示了燥气致病的纲领，同时叙述其子母之气、胜复之气的变化，这样就容易明白燥气致病的机制了。燥气较重的为寒，因为寒是燥金之子，深秋的燥气，从寒而化。从母气而化为湿，是因为土生金，湿土是燥金的母气。《至真要大论》中说，"阳明厥阴，不从标本，从乎中也"，又说"从本者，化生于本；从标本者，有标本之化；从中者，以中气为化也"。阳明之上，由燥气统治，而阳明的中间之气是太阴。所以本书在开始的时候没有提到燥金本气致病的治疗方法，而是把燥气致病附在疟疾、疝气等疾病中，列在寒湿的条文下。叶天士的医案中说，这类疾病大多是由内伏的暑气外发所致，多列在伏暑病内。张仲景的《金匮要略》中则大多列在腹痛、疟疾、疝气等门类中。

二、燥伤本脏，头微痛，恶寒，咳嗽稀痰，鼻塞，嗌塞，脉弦，无汗，杏苏散主之。

本脏者，肺胃也。经有嗌塞而咳之明文，故上焦之病自此始。燥伤皮毛，故头微痛恶寒也，微痛者，不似伤寒之痛甚也。阳明之脉，上行头角，故头亦痛也。咳嗽稀痰者，肺恶寒，古人谓燥为小寒也；肺为燥气所搏，不能通调水道，故寒饮停而咳也。鼻塞者，鼻为肺窍。嗌寒者，嗌为肺系也。脉弦者，寒兼饮也。无汗者，凉搏皮毛也。

释义

二、燥邪侵袭肺胃本脏,表现为头微痛,怕冷,咳嗽且咳痰清稀,鼻塞,咽喉阻塞,脉象弦,无汗,应当用杏苏散治疗。

"本脏"是指肺胃二脏。《内经》中有"咽喉阻塞而咳"的明文记载,故燥气侵袭上焦都从肺经开始。燥邪侵袭人体,首先会损伤皮毛肌表,表现为轻微头痛,怕冷。头略微疼痛,但不像伤寒那么严重。阳明经脉上行至头角部,故燥邪损伤阳明本脏后会引起头痛。咳嗽且咳痰清稀,是因为肺恶寒,正如古人所说,燥为小寒。燥气侵袭肺脏,使肺窍闭塞,不能通调水道,因而寒饮内停导致咳嗽、吐痰清稀。因鼻为肺窍,故鼻塞不通。咽喉阻塞,是因为咽喉是肺气出入的通道。脉象弦是寒邪和内生痰饮的表现。无汗是由凉燥之气损伤肌表所致。

方剂原文

杏苏散方

苏叶　半夏　茯苓　前胡　苦桔梗　枳壳　甘草　生姜　大枣,去核　橘皮　杏仁

加减法 无汗,脉弦甚或紧,加羌活,微透汗。汗后咳不止,去苏叶、羌活,加苏梗。兼泄泻腹满者,加苍术、厚朴。头痛兼眉棱骨痛者,加白芷。热甚加黄芩,泄泻腹满者不用。

组成用法

杏苏散方

苏叶;半夏;茯苓;前胡;苦桔梗;枳壳;甘草;生姜;大枣,去核;橘皮;杏仁。

苏叶　半夏　茯苓

加减法 没有出汗,脉象弦或紧,加入羌活,微微发些汗;出汗后,仍咳嗽不止的,去掉苏叶、羌活,加入苏梗;兼有泄泻、腹胀表现的,加入苍术、厚朴;头疼兼眉棱骨疼的,加入白芷;发热严重的加入黄芩,但若有泄泻、腹满表现的,则不用黄芩。

原文

三、伤燥,如伤寒太阳证,有汗,不咳,不呕,不痛者,桂枝汤小和之。

如伤寒太阳证者,指头痛、身痛、恶风寒而言也。有汗不得再发其汗,亦如伤寒例,但燥较寒为轻,故少与桂枝小和之也。

三、感受秋天凉燥之气，会出现和伤寒太阳证相似的症状，但身上有汗，不咳嗽，不呕吐，身体不痛，可以用桂枝汤来调和。

这里所说的类似伤寒的太阳证，是对于头痛、身痛、恶寒、怕冷的症状而言，但身上有汗，就不用再发汗了，这和伤寒表证的治法一样。燥邪的寒凉之性比寒邪轻，所以用桂枝汤来调和卫营。

○ **方剂"桂枝汤"见 12 页。**

原文

　　四、燥金司令，头痛，身寒热，胸胁痛，其则疝瘕痛者，桂枝柴胡各半汤加吴萸楝子茴香木香汤主之。

　　此金胜克木也。本病与金病并见，表里齐病，故以柴胡达少阳之气，即所以达肝木之气，合桂枝而外出太阳，加芳香定痛，苦温通降也。湿燥寒同为阴邪，故仍从足经例。

四、当秋季燥金之气主令，受凉燥之气侵袭，会出现头痛、发热、恶寒，胸胁疼痛，甚至出现腹部有包块，聚散不定而疼痛。应该用桂枝柴胡各半汤加吴萸楝子茴香木香汤治疗。

这是肺金邪盛克伐肝木的表现，肝木病和肺金病同时出现，表里同病，故用柴胡宣达少阳之气，使肝气通达，搭配桂枝解太阳肌表之邪，再加芳香止痛、苦温通降之药。湿、燥、寒三邪都属阴邪，故仍从足经入手治疗。

原文

　　五、燥淫传入中焦，脉短而涩，无表证，无下证，胸痛，腹胁胀痛，或呕，或泄，苦温甘辛以和之。

　　燥虽传入中焦，既无表里证，不得误汗、误下，但以苦温甘辛和之足矣。脉短而涩者，长为木，短为金，滑为润，涩为燥也。胸痛者，肝脉络胸也。腹痛者，金气克木，木病克土也。胁痛者，肝木之本位也。呕者，亦金克木病也。泄者，阳明之上，燥气治之，中见太阴也。或者，不定之辞；有痛而兼呕与泄者，有不呕而但泄者，有不泄而但呕者，有不兼呕与泄而但痛者。病情有定，病势无定，故但出法而不立方，学者随证化裁可也。药用苦温甘辛者，经谓燥淫所胜，治以苦温，佐以甘辛，以苦下之。盖苦温从火化以克金，甘辛从阳化以胜阴也。以苦下之者，金性坚刚，介然成块，病深坚结。非下不可。下文即言下之证。

释义

五、凉燥之气传入中焦，脉象短而涩，没有发热怕冷的表证，也没有阳明里实的下证，而是出现胸痛、腹胁部胀痛，或呕吐，或泄泻的症状，可以用苦温甘辛的药物来调和治疗。

凉燥之气虽然已经传入中焦，但没有表证也没有里实证，因此不能误用发汗法及攻下法，只用苦温甘辛的方法调和治疗就足够了。脉短而涩，脉长为肝木，脉短为肺金，滑脉属润象，涩脉属燥象，脉短而涩的则属秋燥本脉。胸痛的，是由于肝脉循行于胸胁部，肝气不舒所致。腹痛的，是因为肺金克伐肝木，而肝木克伐脾土的缘故。胁痛的，是肝木本身病变的表现。呕吐是因为肺金克伐肝木。腹泻是由于阳明之上，燥气治之，中见太阴湿土。"或"字说明这些症状可能有也可能没有。有的患者胸部、腹部、胁部疼痛，并兼呕吐、泄泻的症状，有的不呕吐但泄泻，有的不泄泻但呕吐，还有的胸部、腹部、胁部疼痛但不呕吐、泄泻。以上病情都是燥邪传入中焦所致，但病症的表现各不相同，因此本条中只列出治法，而没有立方剂，医者可根据病情的不同，灵活变化。选用苦温甘辛的药物，是遵循了《内经》中所说的"燥淫所胜，治以苦温，佐以甘辛，以苦下之"的原则。这是因为，苦温从火化能够克伐燥金，甘辛从阳化可胜阴寒之气。使用苦味的药攻下，是因为肺金性刚强，可结成硬块，病深，难解，不使用攻下的方法就不能祛除。下一条就是讨论燥病用攻下治疗的方法。

原文

六、阳明燥证，里实而坚，未从热化，下之以苦温；已从热化，下之以苦寒。

燥证阳明里实而坚满，经统言以苦下之，以苦泄之。今人用下法，多以苦寒。不知此证当别已化未化，用温下寒下两法，随证施治，方为的确。未从热化之脉，必仍短涩，涩即兼紧也，面必青黄。苦温下法，如《金匮》大黄附子细辛汤，新方天台乌药散（见下焦篇寒湿门）加巴豆霜之类。已从热化之脉，必数而坚，面必赤，舌必黄，再以他证参之。苦寒下法，如三承气之类，而小承气无芒硝，轻用大黄或酒炒，重用枳、朴，则微兼温矣。

释义

六、燥邪侵入阳明，形成里实证，大便坚硬难解，若燥气尚未热化，则用苦温攻下法治疗，若燥邪已热化，则用苦寒攻下法治疗。

燥邪传入阳明，而形成里实之证，《内经》中笼统的认为应遵循"以苦下之，以苦泄之"的原则来治疗。现在的医家使用攻下法，大多以苦寒攻下为主，但不知道这种病症有已化热和未化热之别，应根据不同的症状表现，采用寒下或温下的方法治疗，才能取得疗效。如果燥邪未化热，脉象仍然短涩，涩中兼有紧，面色青黄，治疗应当使用苦温法，比如《金匮要略》中的大黄附子细辛汤，以及后世的天台乌药散加巴豆霜都属于这类方剂。若燥邪已化热，脉象数而坚实，面色红赤，舌苔发黄，再参考其他证候的表现，用苦寒攻下法治疗，如《伤寒论》中的大承气汤、小承气汤、调胃承气汤等，其中小承气汤中没有芒硝，大黄的用量少，或用酒炒大黄，重用枳实、厚朴，使整张方剂由苦寒转为微温。

原文

七、燥气延入下焦，搏于血分，而成癥者，无论男妇，化癥回生丹主之。

大邪中表之燥证，感而即发者，诚如目南先生所云，与伤寒同法，学人衡其轻重可耳。前所补数条，除减伤寒法等差二条，胸胁腹痛一条，与伤寒微有不同，余俱兼疝瘕者，以经有燥淫所胜，男子癞疝，女子少腹痛之明文。疝瘕已多见寒湿门中，疟证、泄泻、呕吐已多见于寒湿、湿温门中，此特补小邪中里，深入下焦血分，坚结不散之痼疾。若不知络病宜缓通治法，或妄用急攻，必犯瘕散为蛊之戒。此蛊乃血蛊也，在妇人更多，为极重难治之证，学者不可不预防之也。化癥回生丹法，系燥淫于内，治以苦温，佐以甘辛，以苦下之也。方从《金匮》鳖甲煎丸与回生丹脱化而出。此方以参、桂、椒、姜通补阳气，白芍、熟地，守补阴液，益母膏通补阴气，而消水气，鳖甲胶通补肝气，而消癥瘕，余俱芳香入络而化浊。且以食血之虫，飞者走络中气分，走者走络中血分，可谓无微不入，无坚不破。又以醋熬大黄三次，约入病所，不伤他脏，久病坚结不散者，非此不可。或者病其药味太多，不知用药之道，少用独用，则力大而急；多用众用，则功分而缓。古人缓化之方皆然，所谓有制之师不畏多，无制之师少亦乱也。此方合醋与蜜共三十六味，得四九之数，金气生成之数也。

释义

七、燥邪侵入下焦，和血分搏结，最终形成癥病，不论男女，都用化癥回生丹治疗。

受燥邪侵袭立即发病的，称为大邪中表的燥证，正如沈目南先生所讲的，和伤寒的治疗方法相同，医生在治疗时应根据病情的轻重采用相应的治疗方法。前面补充的关于秋燥的条文，除了比伤寒轻一等的两条，胸胁腹痛的一条，与伤寒治法略有不同，其余治法都兼有疝瘕，因为《内经》中有"燥淫所胜，男子癞疝，

女子少腹痛"的记载。疝瘕大多出现在寒湿门中，疟疾、腹泻、呕吐等病症多见于寒湿、湿温门中，此处特别补充邪气中里，深入下焦血分，而形成坚结不散的痼疾。如果不知道血瘀络阻的病症应该缓缓疏通的道理，只是妄用急攻的治法，必然会使癥瘕扩散变成蛊胀。这里所说的蛊是血蛊，在妇女中较为多见，病情严重且难以治愈，医生不能不提早预防。化癥回生丹法是遵从《内经》中"燥淫于内，治以苦温，佐以甘辛，以苦下之"的治疗原则，该方剂是从《金匮要略》

中的鳖甲煎丸和回生丹衍化而来。方中人参、肉桂、花椒、姜黄通补阳气，白芍、熟地黄守补阴液，益母膏通补阴气、消除水汽，鳖甲胶通补肝气、消除癥瘕，其余都是芳香类药物，能够进入血络，清解秽浊之气。而且方中有入血分的虫类药物，善飞行的行络中气分，善走窜的行络中血分，没有什么细微的血络是这些药进不去的，也没有什么坚硬的结块是这些药物不能消散的。方中用醋熬大黄三次，可引导药物进入病变部位，而不损伤其他脏腑。凡是

因久病形成的坚硬结块不能消散的，就非用这个方法不可。有人顾虑方剂中药物太多，这是因为他们不明白其中用药的道理，若药物少用，专用，则药力会过大过快，若药物多用，则功力分散，药力缓和。古人所制的缓化方剂都是如此，所以说有节制的军队不担心多，没有节制的军队即使少也会混乱。本方中包括醋、蜜在内一共三十六味药，恰好是四和九相乘得到的数字，四和九是金气生成之数，因此可用来治疗燥金病变。

中医视频课

方剂原文

化癥回生丹方

人参六两　安南桂二两　两头尖二两　麝香二两　片子姜黄二两　公丁香三两　川椒炭二两　䗪虫二两　京三棱二两　蒲黄炭一两　藏红花二两　苏木三两　桃仁三两　苏子霜二两　五灵脂二两　降真香二两　干漆二两　当归尾四两　没药二两　白芍四两　杏仁三两　香附米二两　吴茱萸二两　元胡索二两　水蛭二两　阿魏二两　小茴香炭三两　川芎二两　乳香二两　良姜二两　艾炭二两　益母膏八两　熟地黄四两　鳖甲胶一斤　大黄八两，共为细末，以高米醋一斤半，熬浓，晒干为末，再加醋熬，如是三次，晒干，末之

共为细末，以鳖甲、益母、大黄三胶和匀，再加炼蜜为丸，重一钱五分，蜡皮封护。同时温开水和，空心服；瘀甚之证，黄酒下。

组成用法

化癥回生丹方

人参六两；安南桂二两；两头尖二两；麝香二两；片子姜黄二两；公丁香三两；川椒炭二两；䗪虫二两；京三棱二两；蒲黄炭一两；藏红花二两；苏木三两；桃仁三两；苏子霜二两；五灵脂二两；降真香二两；干漆二两；当归尾四两；没药二两；白芍四两；杏仁三两；香附米二两；吴茱萸二两；元胡索二两；水蛭二两；阿魏二两；小茴香炭三两；川芎二两；乳香二两；良姜二两；艾炭二两；益母膏八两；熟地黄四两；鳖甲胶一斤；大黄八两，研磨成细末，加入一斤半高米醋，熬浓，晒干为粉末，再加入醋熬，反复三次后，晒干为粉末。

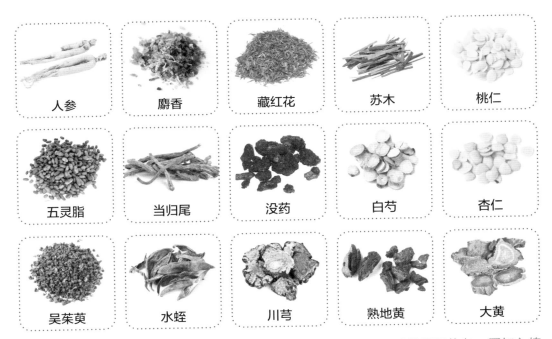

人参	麝香	藏红花	苏木	桃仁
五灵脂	当归尾	没药	白芍	杏仁
吴茱萸	水蛭	川芎	熟地黄	大黄

所有药物，研磨成细末，加入鳖甲胶、益母膏、大黄膏，三种胶调和均匀，再加入炼蜜做成丸，每个药丸重一钱五分，用蜡皮在外封护。使用时，用温水调和，空腹服用，若瘀血结块较严重的，可以用黄酒送服。

原文

八、燥气久伏下焦，不与血搏，老年八脉空虚，不可与化癥回生丹，复亨丹主之。

金性沉著，久而不散，自非温通络脉不可。既不与血搏成坚硬之块，发时痛胀有形，痛止无形，自不得伤无过之营血，而用化癥矣。复亨大义，谓剥极而复，复则能亨也。其方以温养温燥兼用，盖温燥之方，可暂不可久，况久病虽曰阳虚，阴亦不能独足，至老年八脉空虚，更当预护其阴。故以石硫黄补下焦真阳，而不伤阴之品为君，佐以鹿茸、枸杞、人参、茯苓、苁蓉补正，而但以归、茴、椒、桂、丁香、萆薢，通冲任与肝肾之邪也。

释义

八、燥气长时间的伏留在下焦，没有与血分相搏，若老年人奇经八脉空虚且有结块，就不能使用化癥回生丹，而应该用复亨丹来治疗。

燥金性质沉着，时间长则难以消散，只有用温通脉络的方法才行。既然不是与血分相搏形成的硬块，只在发作疼痛时有形，不疼痛时则无形，说明不是有形的营血瘀滞。治疗时不能损伤没有过失的营血，而妄用化癥法。复亨丹的含义是事物的盛衰消长到达极限时，就可以转化为通达顺利。本方中温养和温燥的药物兼用，这是因为温燥的药物只能暂时使用而不能久用，何况久病之后，不仅阳气虚弱，阴液也不足。老年人的奇经八脉空虚，更应该顾护阴液。因此用石硫黄补益下焦的真阳而不损伤阴液，为君药。用鹿茸、枸杞子、人参、茯苓、苁蓉为佐药，补助正气。用当归、小茴香、花椒、肉桂、丁香、萆薢，疏通冲任二脉，祛除肝肾的病邪。

复亨丹方（苦温甘辛法）

方剂原文

倭硫黄十分　鹿茸八分，酒炙　枸杞子六分　人参四分　云茯苓八分　淡苁蓉八分　安南桂四分　全当归六分，酒浸　茴香六分，酒浸与当归同炒黑　川椒炭三分　萆薢六分　炙龟板四分

益母膏和为丸，小梧桐子大。每服二钱，日再服；冬日渐加至三钱，开水下。

组成用法

复亨丹方（苦温甘辛法）

倭硫黄十分；鹿茸八分，酒炙；枸杞子六分；人参四分；云茯苓八分；淡苁蓉八分；安南桂四分；全当归六分，酒浸；小茴香六分，酒浸与当归同炒黑；川椒炭三分；萆薢六分；炙龟板四分。

倭硫黄

鹿茸

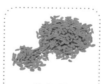

枸杞子

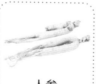

人参

云茯苓

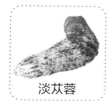

淡苁蓉

全当归

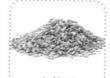

小茴香

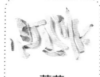

萆薢

炙龟板

所有药物，研磨成细末，用益母膏调和成丸，和梧桐子一般大小，每次服用二钱，每天服用两次，到了冬天，可每天服用三次，开水送服。

卷二 中焦篇

风温 温热 温疫 温毒 冬温

原文

一、面目俱赤，语声重浊，呼吸俱粗，大便闭，小便涩，舌苔老黄，甚则黑有芒刺，但恶热，不恶寒，日晡益甚者，传至中焦，阳明温病也。脉浮洪躁甚者，白虎汤主之；脉沉数有力，甚则脉体反小而实者，大承气汤主之。暑温、湿温、温疟，不在此例。

阳明之脉荣于面，《伤寒论》谓阳明病面缘缘正赤，火盛必克金，故目白睛亦赤也。语声重浊，金受火刑而音不清也。呼吸俱粗，谓鼻息来去俱粗，其粗也平等，方是实证；若来粗去不粗，去粗来不粗，或竟不粗，则非阳明实证，当细辨之，粗则喘之渐也。大便闭，阳明实也。小便涩，火腑不通，而阴气不化也。口燥渴，火烁津也。舌苔老黄，肺受胃浊，气不化津也。甚则黑者，黑，水色也，火极而似水也，又水胜火，大凡五行之极盛，必兼胜己之形。芒刺，苔久不化，热极而起坚硬之刺也；倘刺软者，非实证也。不恶寒，但恶热者，传至中焦，已无肺证，阳明者，两阳合明也，温邪之热，与阳明之热相搏，故但恶热也。或用白虎，或用承气者，证同而脉异也，浮洪躁甚，邪气近表，脉浮者不可下，凡逐邪者，随其所在，就近而逐之，脉浮则出表为顺，故以白虎之金飙以退烦热。若沉小有力，病纯在里，则非下夺不可矣，故主以大承气。按 吴又可《温疫论》中云：舌苔边白但见中微黄者，即加大黄，甚不可从。虽云伤寒重在误下，温病重在误汗，即误下不似伤寒之逆之甚，究竟承气非可轻尝之品，故云舌苔老黄，甚则黑有芒刺，脉体沉实，的系燥结痞满，方可用之。

或问：子言温病以手经主治，力辟用足经药之非，今亦云阳明证者何？阳明特非足经乎？曰：阳明如市，胃为十二经之海，土者万物之所归也，诸病未有不过此者。前人云伤寒传足不传手，误也，一人不能分为两截。总之伤寒由毛窍而溪，溪、肉之分理之小者；由溪而谷，谷、肉之分理之大者；由谷而孙络，孙络、络之至细者；由孙络而大络，由大络而经，此经即太阳经也。始太阳，终厥阴，伤寒以足经为主，未始不关手经也。温病由口鼻而入，鼻气通于肺，口气通于胃。肺病逆传则为心包，上焦病不治，则传中焦，胃与脾也，中焦病不治，即传下焦，肝与肾也。始上焦，终下焦，温病以手经为主，未始不关足经也，但初受之时，断不可以辛温发其阳耳。盖伤寒伤人身之阳，故喜辛温甘温苦热，以救其阳；温病伤人身之阴，故喜辛凉甘寒甘咸，以救其阴。彼此对勘，自可了然于心目中矣。

释义

一、风温、温热、温疫、温毒、冬温等温病，患者出现面部和眼睛发红，说话声音重浊，呼吸粗重，大便秘结，小便不畅，舌苔颜色老黄，甚至舌苔颜色焦黑而粗糙起刺，怕热而不怕冷，到了下午傍晚时，热势更加严重，这些症状表明，病邪已传入中焦，被称作阳明温病。如果脉象浮洪躁急明显的，使用白虎汤治疗。如果脉象沉数有力，甚至脉体细小而实，应当用大承气汤治疗。暑温、湿温、温疟不在本条的论述范围内。

足阳明胃经循行于面部，《伤寒论》中说，阳明病变则满面红赤。火邪旺盛必会克伐肺金，故眼白也会发红。说话声音重浊，是因肺金被火邪灼烧而发音不清。呼气和吸气都粗重，且气息程度相同，才是实证。若呼气粗大，吸气不粗，吸气粗大，呼气不粗，或呼吸都不粗大，都不算阳明实证，应仔细辨别，气息粗大和气喘不同，喘是由气息粗大发展而成。大便秘结，是阳明经邪热燥实的表现。小便短赤，是因热迫小肠，壅阻不通，阴津不能疏布所致。口干舌燥而渴，是火热灼伤津液所致。舌苔老黄，是因为肺受胃中浊气熏蒸，肺气不能正常输布津液。严重的甚至出现黑苔，黑色属水，火热到达极点而舌苔反见水色。水能胜火，五行中的某一行若亢盛到极点，就会呈现出能够克制该行的症状。芒刺是舌苔长时间不消退，邪热极盛而在舌面上形成的硬刺。若芒刺柔软，就不是实证。患者不怕冷，只怕热，说明病邪已传入中焦，已无肺卫表证。阳明温病是手阳明

大肠经和足阳明胃经同病，温热之邪与阳明之热相搏结，热势更严重，故怕热。治疗阳明证，或用白虎汤，或用承气汤，这是因为虽证候相同但脉象有别。脉象浮洪急躁则脉位接近于表，若浮脉则不可用攻下法。凡祛除病邪的，都应据病邪部位，找出最近的途径，驱逐病邪。脉象浮则病位接近于表，若能从肌表祛除最为便捷，故用白虎汤来消退烦热。若脉象沉小有力说明病邪在里，必须用攻下法，所以用大承气汤治疗。吴又可在《温疫论》中说，舌苔四周色白，中间微黄的，就加大黄，此说法不能盲从。虽说治疗伤寒应注意不能误用下法，治疗温病应避免误用汗法，即使温病误用下法，也没有伤寒误用下法后果严重。但承气汤这种攻下的方剂不能轻易用。所以只有舌苔老黄，甚至色黑且有芒刺，脉象沉实，确属燥结痞满具备的阳明腑实证，才能使用。

有人问：你说治疗温病应以手经为主，极力反对用足经的药物，如今怎么也讨论足阳明证？难道足阳明胃经不是足经？我的回答是：阳明胃属土，胃是全身十二经脉汇集之处，被称作十二经脉之海，就像土是自然万物所归聚之处，所有疾病都会影响胃。前人说，伤寒只传足经不传手经，这是错误的，人是一个整体，不能将手经、足经分为两部分。总之，伤寒所受邪气从肌表毛孔入皮下腠理浅而细小之处，称为溪。从溪入皮下腠理缝隙较大之处，称为谷。从谷入脉络中最细的孙络，再由孙络入较粗的大络，由大络传入经脉，这条经就是太阳经。

病变始于太阳经，终于厥阴经，伤寒的传变以足经为主，但并非与手经无关。温病的病邪从口鼻入，鼻气与肺相通，口气与胃相通。肺经病变发生逆转，则引起心包病变，上焦病变未及时控制，就会传到中焦，引发脾、胃病变；中焦的病得不到控制，就会传入下焦，引发肝、肾病变。温病的传变始于上焦，终于下焦。虽以手经为主，但并非与足经完全无关。在温病初期，决不能用辛温药物发散人体阳气。这是因为伤寒损伤人体阳气，故要用辛温、甘温、苦热类药物救护人体阳气。温病损伤人体阴液，故要用辛凉、甘寒、甘咸药物救护人体阴液。比较伤寒和温病的病症性质、临床特点，就能明白了。

◎ 方剂"白虎汤"见 16 页。

大承气汤方

大黄六钱　芒硝三钱　厚朴三钱　枳实三钱

水八杯，先煮枳、朴，后纳大黄、芒硝，煮取三杯。先服一杯，约二时许，得利止后服，不知，再服一杯，再不知，再服。

组成用法

大承气汤方

大黄六钱

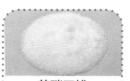
芒硝三钱

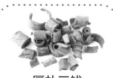
厚朴三钱

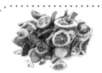
枳实三钱

加入八杯水，先煎枳实、厚朴，再加大黄、芒硝，煎成三杯。先服一杯，四小时后，若大便通畅就不用再服，若未解大便，就再服一杯，之后仍不解大便，就再服一杯。

原文

二、阳明温病，脉浮而促者，减味竹叶石膏汤主之。

脉促，谓数而时止，如趋者遇急，忽一蹶然，其势甚急，故以辛凉透表重剂，逐邪外出则愈。

释义

二、阳明温病，脉象浮而急促的，用减味竹叶石膏汤治疗。

脉促，是指脉数而有间歇，就像是走路很快的人，因走得过快而跌倒一样，病势非常的危急，所以用辛凉清热透邪的重剂，将病邪驱逐于体外，就能痊愈了。

减味竹叶石膏汤方（辛凉合甘寒法）

竹叶五钱　石膏八钱　麦冬六钱　甘草三钱

水八杯，煮取三杯，一时服一杯，约三时令尽。

组成用法

减味竹叶石膏汤方（辛凉合甘寒法）

竹叶五钱

石膏八钱

麦冬六钱

甘草三钱

所有药物，加入八杯水，煎煮成三杯药汁，每两小时服用一杯，大约六小时服完。

原文

三、阳明温病，诸证悉有而微，脉不浮者，小承气汤微和之。

以阳明温病发端者，指首条所列阳明证而言也，后凡言阳明温病者仿此。诸证悉有，以非下不可，微则未至十分亢害，但以小承气通和胃气则愈，无庸芒硝之软坚也。

释义

三、阳明温病，各种症状都具备，但比较轻微，脉象不浮，用小承气汤轻微调和治疗。

凡是以阳明温病作为句首的，都具有第一条所列的阳明病症，以下凡是称为阳明温病的都不例外。本条具备阳明温病的各种病症，必须使用攻下法治疗。但本条症状轻微，还没达到亢盛的程度，所以只用小承气汤疏通、调和胃气就可以痊愈，不需要用芒硝来软坚润燥。

原文

四、阳明温病，汗多谵语，舌苔老黄而干者，宜小承气汤。

汗多，津液散而大便结，苔见干黄，谵语因结粪而然，故宜承气。

释义

四、阳明温病，若出汗过多，胡言乱语，舌苔老黄而干燥，宜用小承气汤治疗。

出汗过多，津液耗散而大便干结，舌苔老黄干燥，胡言乱语，这都是由于热结肠腑，大便干燥所致，应该使用小承气汤治疗。

　　五、阳明温病，无汗，小便不利，谵语者，先与牛黄丸；不大便，再与调胃承气汤。

　　无汗而小便不利，则大便未定成硬，谵语之不因燥屎可知。不因燥屎而谵语者，犹系心包络证也，故先与牛黄丸，以开内窍，服牛黄丸，内窍开，大便当下，盖牛黄丸亦有下大便之功能。其仍然不下者，无汗则外不通；大小便俱闭则内不通，邪之深结于阴可知。故取芒硝之咸寒，大黄、甘草之甘苦寒，不取枳、朴之辛燥也。伤寒之谵语，舍燥屎无他证，一则寒邪不兼秽浊，二则由太阳而阳明；温病谵语，有因燥屎，有因邪陷心包，一则温多兼秽，二则自上焦心肺而来，学者常须察识，不可歧路亡羊也。

释义

　　五、阳明温病，不出汗，小便排泄不畅，说胡话，应先服用安宫牛黄丸；服药后，仍不大便的，再用调胃承气汤。

　　不出汗且小便排泄不畅，则大便不一定形成燥屎干结，此时若说胡话，则说明不是因为燥屎所致，应考虑是邪热传入心包络所引起的，所以先服用安宫牛黄丸，清心开窍。服用牛黄丸后，神志清醒，大便畅通，因为牛黄丸性质寒凉，有通便的作用。如果服药后，大便仍然不畅通，无汗则表明卫气不通，大、小便都不通是因为体内气机郁滞不畅，可知病邪深结于里。所以要用咸寒的芒硝，甘苦寒的大黄、甘草，而不用辛燥的枳实、厚朴等药。伤寒只出现说胡话的表现，而无其他症状，大多是肠中燥屎所致，一方面是寒邪不兼秽浊之气，另一方面是病邪从太阳经传入阳明经。而温病出现说胡话的症状，有的是因为燥屎内结，有的是因为邪热内陷心包，一方面温邪多兼秽浊之气，另一方面是温邪侵犯上焦心肺。学医的人要明察识别，以免因辨察不清而引起治疗失误。

　　六、阳明温病，面目俱赤，肢厥，甚则通体皆厥，不瘛疭，但神昏，不大便，七、八日以外，小便赤，脉沉伏，或并脉亦厥，胸腹满坚，甚则拒按，喜凉饮者，大承气汤主之。

　　此一条须细辨其的是火极似水、热极而厥之证，方可用之，全在目赤、小便赤、腹满坚、喜凉饮定之。

释义

六、阳明温病，面部和眼睛都发红，四肢冰凉，甚至全身冰冷，四肢不抽搐，但神志不清，解不出大便已有七八日以上，小便红赤，脉象沉伏，重按也不易触及脉厥，胸腹部胀满坚硬，甚至拒按，喜欢喝冷饮，用大承气汤治疗。

本条必须仔细辨别确实属于火极似水，热极而厥的病症，才能用大承气汤。辨证的关键在于眼睛发红，小便红赤，腹部胀满坚硬，喜喝冷饮等症状。

○ 方剂"**大承气汤**"见 72 页。

原文

七、阳明温病，纯利稀水无粪者，谓之热结旁流，调胃承气汤主之。

热结旁流，非气之不通，不用枳、朴，独取芒硝入阴以解热结，反以甘草缓芒硝急趋之性，使之留中解结，不然，结不下而水独行，徒使药性伤人也。吴又可用大承气汤者非是。

释义

七、阳明温病，大便泻出全是稀水而无粪便的，称为热结旁流，可用调胃承气汤治疗。

热结旁流不是气机不通，不用枳实、厚朴，只用芒硝入阴分除热邪凝结，用甘草缓和芒硝泻下之性，使芒硝留在肠道中软化燥结。不然热结不下，仅水液下行，反而使药物损伤人体正气。吴又可用大承气汤治疗本证是不对的。

○ 方剂"**调胃承气汤**"由大黄三钱、芒硝五钱、生甘草二钱组成。

原文

八、阳明温病，实热壅塞为哕者下之。连声哕者，中焦；声断续，时微时其者，属下焦。

《金匮》谓哕而腹满，视其前后，知何部不利，利之即愈。阳明实热之哕，下之里气得通则止，但其兼证之轻重，难以预料，故但云下之而不定方，以俟临证者自为采取耳。再按：中焦实证之哕，哕必连声紧促者，胃气大实，逼迫肺气不得下降，两相攻击而然。若或断或续，乃下焦冲虚之哕，其哕之来路也远，故其声断续也，治属下焦。

释义

八、阳明温病，由于实热壅塞阻滞于胃，而发生呃逆，应使用攻下法治疗。若是连声呃逆，则病位在中焦；若是呃逆声时断时续、时轻时重，则病位在下焦。

《金匮要略》中说，呃逆伴有腹满的，应

该观察大小便的情况，辨识何处不通利，使用通利的药物即可痊愈。阳明实热的呃逆，用攻下法使壅滞之气得以疏通，呃逆便会停止。但本病伴有的症状轻重不同，难以预料，所以只提出用攻下的方法治疗，而没有规定具体的方剂，在临床治疗时，医生可根据病情，灵活的选用方药。此外，中焦实证所引起的呃逆，接连不断且声音紧促，是由于胃气壅实，逼迫肺气不能下降，两者相互冲击所造成的。如果呃逆声断断续续，则是下焦冲脉亏虚导致的哕逆，这种呃逆的上冲之气来路较远，所以声音时断时续，应该按照下焦病来治疗。

原文

九、阳明温病，下利谵语，阳明脉实，或滑疾者，小承气汤主之；脉不实者，牛黄丸主之，紫雪丹亦主之。

下利谵语，柯氏谓肠虚胃实，故取大黄之濡胃，无庸芒硝之润肠。本论有脉实、脉滑疾、脉不实之辨，恐心包络之谵语而误以承气下之也，仍主芳香开窍法。

释义

九、阳明温病，出现腹泻、说胡话等症状，右关部脉象实或滑疾有力，可以用小承气汤治疗；若脉象不实，用安宫牛黄丸或紫雪丹治疗。

出现腹泻、说胡话的症状，柯韵伯说是肠虚胃实，所以使用大黄疏通胃气，而不需要用芒硝软坚润燥。本条中强调要分辨脉实、脉滑疾有力、脉不实的不同，以免把邪热入心包络所导致的说胡话，误认为是承气汤的下证，而使用攻下法，这时仍然应该使用芳香开窍的方法治疗。

● 方剂"牛黄丸"见25页，"紫雪丹"见26页。

方剂原文

小承气汤（苦辛通法重剂）

大黄五钱　厚朴二钱　枳实一钱

水八杯，煮取三杯，先服一杯，得宿粪，止后服，不知再服。

组成用法

小承气汤（苦辛通法重剂）

大黄五钱

厚朴二钱

枳实一钱

所有药物，加入八杯水，煎煮成三杯药汁，先服用一杯，如果肠中的宿便得以排出，则不用再服，如果服药后仍不解大便，可再服一次。

原文

十、温病三焦俱急，大热大渴，舌燥。脉不浮而燥甚，舌色金黄，痰涎壅甚，不可单行承气者，承气合小陷胸汤主之。

三焦俱急，谓上焦未清，已入中焦阳明，大热大渴，脉躁苔焦，阳土燥烈，煎熬肾水，不下则阴液立见消亡，下则引上焦余邪陷入，恐成结胸之证。故以小陷胸合承气汤，涤三焦之邪，一齐俱出，此因病急，故方亦急也，然非审定是证，不可用是方也。

释义

十、温病，上、中、下三焦的症状都很严重，出现高热口渴，舌苔干燥，脉象不浮而躁急，舌苔呈金黄色，喉中痰涎壅滞，不能单用承气汤治疗，应该使用承气汤合小陷胸汤治疗。

这里所说的三焦俱急，是指上焦邪热未清，又传入中焦阳明，出现高热、口渴、脉躁动，舌苔焦黄等症状。胃热炽盛，煎熬肾水，如果不使用攻下法，则人体内的阴液会很快消亡，如果使用攻下法又会使上焦余邪乘虚内陷，恐怕会形成结胸证。所以使用小陷胸汤配合承气汤，来荡涤三焦邪气，清热化痰，攻下腑实，两者一起使用，会使三焦邪气一齐外出。由于病情紧急，所以方药峻猛，如果没有审查确定是这种病症，就不能使用本方。

承气合小陷胸汤方（苦辛寒法）

生大黄五钱　厚朴二钱　枳实二钱　半夏三钱　栝楼三钱　黄连二钱

水八杯，煮取三杯，先服一杯，不下，再服一杯，得快利，止后服，不便再服。

组成用法

承气合小陷胸汤方（苦辛寒法）

生大黄五钱 厚朴二钱 枳实二钱 半夏三钱 栝楼三钱 黄连二钱

所有药物，加入八杯水，煮取三杯药汁，先服一杯，如果服药后大便不解，再服一杯，如果服药后大便通畅，就停止服用，如果服药后仍不大便，则再服。

原文

十一、阳明温病，无上焦证，数日不大便，当下之，若其人阴素虚，不可行承气者，增液汤主之。服增液汤已。周十二时观之，若大便不下者，合调胃承气汤微和之。

此方所以代吴又可承气养荣汤法也。妙在寓泻于补，以补药之体，作泻药之用，既可攻实，又可防虚。余治体虚之温病，与前医误伤津液、不大便、半虚半实之证，专以此法救之，无不应手而效。

释义

十一、阳明温病，没有上焦病变的症状，几天不大便，应当使用攻下法治疗。如果患者的身体阴液亏虚，不能用承气汤，应使用增液汤治疗。服用增液汤后，观察二十四小时，若大便仍不畅通，可配合调胃承气汤治疗。

这个方剂可用来代替吴又可的承气养荣汤，其妙处在于寓泻法于补法之中，用补药来起到泻药的作用，既可以攻逐实邪，又可以防止阴液亏虚。我治疗身体亏虚的患者时，或对于以前医生用药不当损伤津液，不大便，半虚半实的病症，专门用这个方法治疗，没有不立刻见效的。

方剂原文

增液汤方（咸寒苦甘法）

玄参一两　麦冬八钱，连心　细生地八钱

水八杯，煮取三杯，口干则与饮，令尽，不便，再作服。

组成用法

增液汤方（咸寒苦甘法）

玄参一两

麦冬八钱

细生地八钱

所有药物，加入八杯水，煎煮成三杯药汁，口渴时就饮用，直到饮完。服药后，若大便不解，则再服用一剂。

原文

十二、阳明温病，下后汗出，当复其阴，益胃汤主之。

温热本伤阴之病，下后邪解汗出，汗亦津液之化，阴液受伤，不待言矣，故云当复其阴。

此阴指胃阴而言，盖十二经皆禀气于胃，胃阴复而气降得食，则十二经之阴皆可复矣。欲复其阴，非甘凉不可。汤名益胃者，胃体阳而用阴，取益胃用之义也。下后急议复阴者，恐将来液亏燥起，而成干咳身热之怯证也。

释义

十二、阳明温病，使用攻下法后出汗的，应该补益阴液，用益胃汤治疗。

温热性质的疾病本是伤阴的病症，使用攻下法后，病邪随着出汗而外解，汗液是由津液化生而来，大量出汗会导致阴液受损，这是不用多说的，所以应当补益阴液。

此处所说的阴是指胃阴，因为人体的十二经脉之气都来源于胃，胃阴恢复则胃气和降，患者就能正常饮食，十二经的阴液也可恢复。想要恢复胃阴，必须使用甘凉濡润的药物。本方称作益胃汤，是因为胃为阳腑，却起着化生阴液的作用，益胃就是补益胃阴的意思。使用攻下法后，要立即补益阴液，以免阴液匮乏出现燥证，形成干咳、发热的虚损病症。

方剂原文

益胃汤方（甘凉法）

沙参三钱　麦冬五钱　冰糖一钱　细生地五钱　玉竹一钱五分，炒香

水五杯，煮取二杯，分二次服，渣再煮一杯服。

组成用法

益胃汤方（甘凉法）

沙参三钱；麦冬五钱；冰糖一钱；细生地五钱；玉竹一钱五分，炒香。

沙参三钱

麦冬五钱

冰糖一钱

细生地五钱

所有药物，加入五杯水，煎煮成两杯，分两次服用，药渣可再煮一杯服用。

原文

十三、下后无汗脉浮者，银翘汤主之；脉浮洪者，白虎汤主之；脉洪而芤者，白虎加人参汤主之。

此下后邪气还表之证也。温病之邪，上行极而下，下行极而上，下后里气得通，欲作汗而未能，以脉浮验之，知不在里而在表，逐邪者随其性而宣泄之，就其近而引导之，故主以银翘汤，增液为作汗之具，仍以银花、连翘解毒而轻宣表气，盖亦辛凉合甘寒轻剂法也。若浮而且洪，热气炽甚，津液立见销亡，则非白虎不可。若洪而且芤，金受火克。元气不支，则非加人参不可矣。

释义

十三、使用攻下法后，无汗而脉象浮的，使用银翘汤治疗；脉象浮洪的，使用白虎汤治疗；脉象洪大而芤的，用白虎加人参汤治疗。

本条所说的是用攻下法治疗温病后，余邪外浮于肌表的病症。温病的病邪在人体内，向上发展到极点，就会向下发展；向下发展到极点，就会向上发展，使用攻下法后，体内气机畅通，出现想出汗而出不来的情况，从脉象浮可知，病邪不在里而在表。驱逐病邪是要根据病邪的性质来宣通外泄，使邪气从最近的地方排出体外，所以用银翘汤治疗。方中用滋阴增液的药物使汗源充盈，银花、连翘清热解毒，轻宣肌表之邪。因此该方被称为辛凉合甘寒法的轻剂。如果脉象浮且洪，表明热邪炽盛，津液很快会耗尽，必须用白虎汤治疗。如果脉象洪大而芤，表明肺的阴气被火热损伤，元气大伤，必须加入人参治疗。

● 方剂"白虎汤"见 16 页，"白虎加人参汤"见 17 页。

银翘汤方（辛凉合甘寒法）

银花五钱　　连翘三钱　　竹叶二钱　　生甘草一钱　　麦冬四钱　　细生地四钱

组成用法

银翘汤方（辛凉合甘寒法）

| 金银花五钱 | 连翘三钱 | 竹叶二钱 | 生甘草一钱 | 麦冬四钱 | 细生地四钱 |

原文

十四、下后无汗，脉不浮而数，清燥汤主之。

无汗而脉数，邪之未解可知，但不浮，无领邪外出之路，既下之后，又无连下之理，故以清燥法，增水敌火，使不致为灾，一半日后相机易法，即吴又可下后间服缓剂之法也。但又可清燥汤中用陈皮之燥，柴胡之升，当归之辛窜，津液何堪！以燥清燥，有是理乎？此条乃用其法而不用其方。

释义

十四、使用攻下法后，身上无汗，脉象不浮而数的，用清燥汤主治。

无汗而脉象数表明病邪未完全祛除，脉象不浮说明病邪不在肌表，不能用解表法驱邪外出。本证出现在攻下法后，故不能连续使用攻下法。此时要用清燥养阴法，滋补阴液来抑制火邪，避免病情恶化。一天或半天后，根据病情变化改用其他方法治疗，这就是吴又可所说的使用攻下法后，间断服用缓剂的治法。但吴又可在清燥汤中使用温燥的陈皮、升散的柴胡和辛香走窜的当归，本就受损的津液怎么招架的住呢？以温燥的药物治疗燥证，有这样的道理么？故本条只用吴又可的治法，而不用其方剂。

方剂原文

清燥汤方（甘凉法）

麦冬五钱　知母二钱　人中黄一钱五分　细生地五钱　玄参三钱

水八杯，煮取三杯。分三次服。

加减法　咳嗽胶痰，加沙参三钱，桑叶一钱五分，梨汁半酒杯，牡蛎三钱，牛蒡子三钱。

组成用法

清燥汤方（甘凉法）

麦冬五钱

知母二钱

人中黄一钱五分

细生地五钱

玄参三钱

所有药物，加入八杯水，煎煮成三杯药汁，分三次服用。

加减法　咳嗽痰黏的，加沙参三钱，桑叶一钱五分，梨汁半酒杯，牡蛎三钱，牛蒡子三钱。

原文

十五、下后数日，热不退，或退不尽，口燥咽干，舌苔干黑，或金黄色，脉沉而有力者，护胃承气汤微和之；脉沉而弱者，增液汤主之。

温病下后，邪气已净，必然脉静身凉，邪气不净，有延至数日邪气复聚于胃，须再通其里者，甚至屡下而后净者，诚有如吴又可所云。但正气日虚一日，阴津日耗一日，须加意防护其阴，不可稍有卤莽，是在任其责者临时斟酌尽善耳。吴又可于邪气复聚之证，但主以小承气，本论于此处分别立法。

十五、使用攻下法几日后，发热仍未消退，或者热势虽然减退但没有褪尽，同时伴有口燥咽干，舌苔干燥呈现黑色，或呈现金黄色，如果脉象沉而有力，用护胃承气汤调和胃气，如果脉象沉弱，用增液汤治疗。

温病使用攻下法后如果病邪已经祛除干净，必然会脉象平和且不发热，如果邪气没有祛除干净，几天后邪气会重新聚结在肠胃，必须再次使用攻下法畅通其里，甚至要连续几次用攻下法才能将病邪祛除干净，的确像吴又可说的那样。但是正气一天比一天虚弱，阴液一天比一天损伤，此时，必须特别注意顾护阴液，不能鲁莽，在临床治疗时，医生要仔细斟酌病情，尽可能选用完善且正确的治法。吴又可对于邪气重新聚集形成的病症，主要用小承气汤治疗，而本条提出对这种病症应该根据病情分别立法制方。

○ 方剂"增液汤"见 78 页。

护胃承气汤方（苦甘法）

生大黄三钱　玄参三钱　细生地三钱　丹皮二钱　知母二钱　麦冬三钱，连心

水五杯，煮取二杯，先服一杯，得结粪，止后服，不便，再服。

护胃承气汤方（苦甘法）

生大黄三钱；玄参三钱；细生地三钱；丹皮二钱；知母二钱；麦冬三钱，连心。

生大黄

玄参

细生地

知母

所有药物，加入五杯水，煎煮成两杯药汁，先服用一杯，排出大便后就停止服用，若大便不通，就再服用一剂。

原文

十六、阳明温病，下后二、三日，下证复现，脉下甚沉，或沉而无力，止可与增液，不可与承气。

此恐犯数下之禁也。

释义

十六、阳明温病，使用攻下法后两三日，下法的证候再次出现，脉象不是很沉，或者脉象虽沉，但按之无力，只能用增液汤治疗，不
能用承气汤治疗。

只用增液汤，而不用承气汤治疗，是怕犯屡次攻下的错误。

原文

十七、阳明温病，下之不通，其证有五：应下失下，正虚不能运药，不运药者死，新加黄龙汤主之。喘促不宁，痰涎壅滞，右寸实大，肺气不降者，宣白承气汤主之。左尺牢坚，小便赤痛，时烦渴甚，导赤承气汤主之。邪闭心包，神昏舌短，内窍不通，饮不解渴者，牛黄承气汤主之。津液不足，无水舟停者，间服增液，再不下者，增液承气汤主之。

经谓下不通者死，盖下而至于不通，其为危险可知，不忍因其危险难治而遂弃之。兹按温病中下之不通者共有五因：其因正虚不运药者，正气既虚，邪气复实，勉拟黄龙法，以人参补正，以大黄逐邪，以冬、地增液，邪退正存一线，即可以大队补阴而生，此邪正合治法也。其因肺气不降，而里证又实者，必喘促寸实，则以杏仁、石膏宣肺气之痹，以大黄逐肠胃之结，此脏腑合治法也。其因火腑不通，左尺必现牢坚之脉（左尺，小肠脉也，俗候于左寸者非，细考《内经》自知），小肠热盛，下注膀胱、小便必涓滴赤且痛也，则以导赤去淡通之阳药，加连、柏之苦通火腑，大黄、芒硝承胃气而通大肠，此二肠同治法也。其因邪闭心包，内窍不通者，前第五条已有先与牛黄丸，再与承气之法，此条系已下而不通，舌短神昏，闭已甚矣，饮不解渴，消亦甚矣，较前条仅仅谵语，则更急而又急，立刻有闭脱之虞，阳明大实不通，有消亡肾液之虞，其势不可少缓须臾，则以牛黄丸开手少阴之闭，以承气急泻阳明，救足少阴之消，此两少阴合治法也。再此条亦系三焦俱急，当与前第九条用承气、陷胸合法者参看。其因阳明太热，津液枯燥，水不足以行舟，而结粪不下者，非增液不可。服增液两剂，法当自下，其或脏燥太甚之人，竟有不下者，则以增液合调胃承气汤，缓缓与服，约二时服半杯沃之，此一腑中气血合治法也。

释义

十七、阳明温病，使用攻下法后，大便仍不畅通的，这类病症有以下五种：第一，本该使用攻下法的病症，没有及时使用，导致人体正气虚损，不能运化和吸收药物，这种情况可导致患者死亡，应使用新加黄龙汤治疗。第二，

出现呼吸急促，坐卧不安，痰涎壅盛阻塞，脉象右寸实大，肺气不能肃降的，使用宣白承气汤治疗。第三，左手尺部的脉象实大、弦长而硬，伴有小便黄赤、涩痛，常感到心烦口渴，用导赤承气汤治疗。第四，热邪内闭心包导致神志昏迷，舌头短缩，饮水而不解渴，应当用牛黄承气汤治疗。第五，肠道津液不足，这就如同没有水，船舶不能行驶一样，可以先服用增液汤，服用后大便仍不通的，用增液承气汤治疗。

《内经》中说，用攻下法后大便仍不畅通的会导致死亡。这是因为用攻下法后大便大多都能通利，仍不畅通的，其危险可想而知，但也不能因为病症危险难以救治就放弃治疗。温病用攻下法而大便不通的原因有五种：第一种是正气亏虚，不能运化药物，一方面正气虚弱，另一方面邪气壮实，勉强拟定黄龙汤法，方中人参补益正气，大黄涤除邪气，麦冬、生地黄滋阴增液，击退邪气而保存一丝正气，此时再用大量滋补阴液的药物，这是扶正和祛邪并用之法。第二，由于肺气不得肃降，肠腑热结不通，出现喘息急促，右寸脉实大，可用杏仁、生石膏开宣肺气，用大黄攻逐肠胃热结，这是肺与大肠合治之法。第三，因为小肠火腑不通，出现左手尺脉劳坚的脉象（左尺部属小肠，现在有些人以左寸部候小肠，这是不对的，仔细考证《内经》就会明白了）。小肠热邪亢盛，邪热下注膀胱，导致小便短赤涩痛，用导赤散去掉其中淡渗通阳的药物，加黄连、黄柏之类的苦寒药物，以通泄小肠的火邪郁结，再加大黄、

芒硝顺承胃气而通利大肠，此法称为二肠同治法。第四，热邪内闭心包，机窍阻塞不通而引起的病症，本篇第五条中，已有先用安宫牛黄丸，再用承气汤的治法。本条讨论的是已用攻下法但大便仍不通，并出现舌短缩、神志昏迷的症状，这表明心窍闭阻已很严重，同时又出现口渴但饮水不能解渴的现象，表明津液耗损已相当严重，比前一条仅有谵语的情况更加危急，立刻会有内闭外脱的危险。阳明热结、腑实不通，有肾中阴液耗竭的危险，病势危急，必须果断处理，不能有丝毫犹豫，用安宫牛黄丸开手少阴心包窍闭，用承气汤清泄肠胃燥热，保护即将消亡的少阴肾水，这种治法称为"两少阴合治法"。此条也是上、中、下三焦俱急的病症，应和本篇第九条用承气汤、陷胸汤合治的病相互参照。第五，阳明邪热亢盛，导致津液严重消耗，就像水少不能行舟一样，大便干结而不能排出，必须用增液汤才行。服用两剂增液汤后，大便就可以排出了，但也有人脏腑阴液损伤太严重，服用增液汤后，大便仍不通畅，则用增液汤配合调胃承气汤治疗，让患者慢慢服下汤药，大约每四小时服用半杯，来润滑肠道，这种治法称为"一腑中气血合治法"。

◎ **方剂"牛黄承气汤"，即用安宫牛黄丸（见25 页）两丸，用水化开，调入生大黄末三钱，先服一半，没有效果就再服另一半。"增液承气汤"，即于增液汤（见78 页）内，加大黄三钱，芒硝一钱五分，所有药物加八杯水煎煮成三杯，先服一杯，无效再服一杯。**

方剂原文

新加黄龙汤（苦甘咸法）

细生地五钱　　生甘草二钱　　人参一钱五分，另煎　　生大黄三钱
芒硝一钱　　玄参五钱　　麦冬五钱，连心　　当归一钱五分　　海参二条，
洗　　姜汁六匙

水八杯，煮取三杯。先用一杯，冲参汁五分、姜汁二匙，顿服之，如腹中有响声，或转矢气者。为欲便也；候一、二时不便，再如前法服一杯；候二十四刻，不便，再服第三杯；如服一杯，即得便，止后服，酌服益胃汤一剂（益胃汤方见前），余参或可加入。

组成用法

新加黄龙汤（苦甘咸法）

细生地五钱；生甘草二钱；人参一钱五分，另煎；生大黄三钱；芒硝一钱；玄参五钱；麦冬五钱，连心；当归一钱五分；海参二条，洗；姜汁六匙。

| 细生地 | 生甘草 | 人参 | 生大黄 | 玄参 | 海参 |

所有药物，加入八杯水，煎煮成三杯药汁，先用一杯，冲入人参汁五分，姜汁两匙，一次服下，服用后，如果腹中有响声，或者肛门排气，就是想要解大便；如果二到四小时后仍不大便，按照上面的方法再服用一杯；如果等了六小时后仍不解大便的，再服用第三杯药液；如果服用第一杯药后就能解大便，就不用再服剩下的药了，此时可以根据情况服用益胃汤一剂，剩下的参汤也可以加入其中一起服用。

方剂原文

宣白承气汤方（苦辛淡法）

生石膏五钱　生大黄三钱　杏仁粉二钱　栝楼皮一钱五分

水五杯，煮取二杯，先服一杯，不知再服。

组成用法

宣白承气汤方（苦辛淡法）

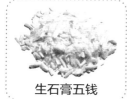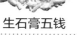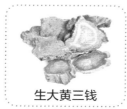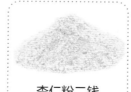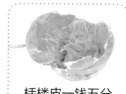

| 生石膏五钱 | 生大黄三钱 | 杏仁粉二钱 | 栝楼皮一钱五分 |

所有药物，加入水五杯，煎煮成两杯药液，先服用一杯，服用后没有效果，就再服一杯。

导赤承气汤

赤芍三钱　细生地五钱　生大黄三钱　黄连二钱　黄柏二钱　芒硝一钱

水五杯，煮取二杯，先服一杯，不下再服。

组成用法

导赤承气汤

| 赤芍三钱 | 细生地五钱 | 生大黄三钱 | 黄连二钱 | 黄柏二钱 | 芒硝一钱 |

所有药物，加入五杯水，煎煮成两杯药液，先服用一杯，不大便再服用一杯。

原文

十八、下后虚烦不眠，心中懊憹，甚至反复颠倒，栀子豉汤主之；若少气者，加甘草；若呕者，加姜汁。

邪气半至阳明，半犹在膈，下法能除阳明之邪，不能除膈间之邪，故证现懊憹虚烦，栀子豉汤，涌越其在上之邪也。少气加甘草者，误下固能伤阴，此则以误下而伤胸中阳气，甘能益气，故加之。

呕加姜汁者，胃中未至甚热燥结，误下伤胃中阳气，木来乘之，故呕，加姜汁，和肝而降胃气也，胃气降，则不呕矣。

释义

十八、使用攻下法后，出现心烦难以入睡，心中懊憹不宁，甚至辗转反侧，坐卧不安，应用栀子豉汤治疗。若伴有气短，则加入甘草，若伴有呕吐，则加入姜汁。

病邪一半传入阳明，一半在胸膈，此时用攻下法只能祛除阳明的病邪不能祛除胸膈的病邪，所以出现心中懊憹、虚烦失眠的症状，栀子豉汤能宣发透泄胸膈的病邪。气短加甘草，误用攻下法虽然会损伤阴液，但本证是误用攻下法损伤胸中阳气，因此加甘草补益正气。呕吐加生姜汁，是由于肠胃尚未达到热盛燥结的程度，误用下法则会损伤胃中阳气，肝木乘虚犯胃，导致胃气上逆而呕吐，加姜汁能够调和肝气，通降胃气，胃气下降，呕吐就会停止。

● 方剂"栀子豉汤"见21页。

原文

十九、阳明温病，干呕口苦而渴，尚未可下者，黄连黄芩汤主之。不渴而舌滑者属湿温。

温热，燥病也，其呕由于邪热夹秽，扰乱中宫而然，故以黄连、黄芩彻其热，以芳香蒸变化其浊也。

释义

十九、阳明温病，出现干呕、口苦、口渴的表现，但没有出现可以用攻下法的症状，用黄连黄芩汤治疗。口不渴，但舌苔滑润的，属于湿温病。

温热属于燥病类，出现干呕是由于邪热之中夹杂秽浊之气，扰乱了中焦脾胃的正常功能所造成的，因此用黄连、黄芩清除邪热，用芳香的药物来宣化秽浊。

黄连黄芩汤方（苦寒微辛法）

黄连二钱　黄芩二钱　郁金一钱五分　香豆豉二钱

水五杯，煮取二杯，分二次服。

组成用法

黄连黄芩汤方（苦寒微辛法）

黄连二钱

黄芩二钱

郁金一钱五分

香豆豉二钱

所有药物，加入五杯水，煎煮成两杯药汁，分两次服用。

原文

二十、阳明温病，舌黄燥，肉色绛，不渴者，邪在血分，清营汤主之。若滑者，不可与也，当于湿温中求之。

温病传里，理当渴甚，今反不渴者，以邪气深入血分，格阴于外，上潮于口，故反不渴也。曾过气分，故苔黄而燥。邪居血分，故舌之肉色绛也。若舌苔白滑、灰滑、淡黄而滑，不渴者，乃湿气蒸腾之象，不得用清营柔以济柔也。

二十、阳明温病，出现舌苔黄而干燥，舌质深红，口不渴的，表明邪气在营血分，应该用清营汤治疗。若舌苔滑润则不能用清营汤，应当按湿温病治疗。

温病向里传变，按道理来说应该口渴明显，现在反而不口渴，这是因为病邪深入血分，迫使在里的阴液外出，向上湿润于口的缘故，所以反而不觉得口渴。病邪多由气分发展而来，因此舌苔色黄干燥。病邪留存在血分，因此舌质为绛红色。如果出现舌苔白滑、灰滑、淡黄而滑且口不渴的症状，是湿气蒸腾于内的表现，不能使用清营汤治疗，否则就犯了以柔济柔的错误。

◎ **方剂"清营汤"见 40 页。**

原文

二一、阳明斑者，化斑汤主之。

方义并见上焦篇。

释义

二十一、阳明温病发斑的，用化斑汤治疗。

方剂组成和组方意义可参见上焦篇。

原文

二二、阳明温病，下后疹续出者，银翘散去豆豉，加细生地大青叶玄参丹皮汤主之。

方义并见上焦篇。

释义

二十二、阳明温病，使用攻下法后皮肤表面陆续出现红疹，应当用银翘散去掉豆豉，加细生地、大青叶、玄参、丹皮汤治疗。

方剂组成和组方意义可参见上焦篇。

原文

二三、斑疹，用升提，则衄，或厥，或呛咳，或昏痉，用壅补则瞀乱。

此治斑疹之禁也。斑疹之邪在血络，只喜轻宣凉解。若用柴胡、升麻辛温之品，直升少阳，使热血上循清道则衄；过升则下竭，下竭者必上厥；肺为华盖，受热毒之熏蒸则呛咳；心位正阳，受升提之摧迫则昏痉，至若壅补，使邪无出路，络道比经道最细，诸疮痛痒，皆属于心，既不得外出，其势必返而归之于心，不瞀乱得乎？

释义

二十三、温病出现斑疹的，如果用升提的药物治疗，则会引起清窍出血，有的会导致四肢厥冷，有的可能会出现呛咳，有的甚至会出现神昏痉厥。如果用壅滞滋补的药物治疗，则会导致神志不清，心绪紊乱。

以上是治疗斑疹的禁忌。出现斑疹说明邪气在血络，宜用轻宣凉解的方法治疗。若用柴胡、升麻等辛温药物会使少阳之气向上升提，使邪热挟血上逆，从清窍而出。过分升提则会导致下元亏竭，下元亏竭会导致阳气不能外达，肢体不温。肺是人体脏腑的华盖，受热毒之气侵袭，会出现呛咳；心位于上焦胸腔中，受升提的火热之气逼迫，导致神昏痉厥。若用壅滞滋补的药物会使邪气不能外出，络脉比经脉细，各种疮疡、疼痛、瘙痒的病症都属于心经病变。邪气不能外出必然会通过经络内犯于心，怎么会不神昏烦乱呢？

原文

二四、斑疹阳明证悉具，外出不快，内壅特甚者，调胃承气汤微和之，得通则已，不可令大泄，大泄则内陷。

此斑疹下法，微有不同也。斑疹虽宜宣泄，但不可太过，令其内陷。斑疹虽忌升提，亦畏内陷。方用调胃承气者，避枳、朴之温燥，取芒硝之入阴，甘草败毒缓中也。

释义

二十四、温病出现斑疹，并有阳明经证的表现，但斑疹透发不畅，且热结壅滞严重的患者，用调胃承气汤缓下热结，调和胃气，大便畅通就停用攻下的药物，不能泻下太过，如果泻下太过，则会使阳气受损，病邪可能会乘虚内陷。

治疗斑疹的攻下法和一般攻下法略有不同。治疗斑疹虽宜用宣泄法，但不能太过，避免邪气内陷；虽禁用升提法，但也要预防邪气内陷。可用调胃承气汤，避用温燥的厚朴、枳实，加芒硝入阴分软坚散结，甘草解毒缓中。

○ 方剂"调胃承气汤"见 75 页。

原文

二五、阳明温毒发痘者，如斑疹法，随其所在而攻之。

温毒发痘，如小儿痘疮，或多或少，紫黑色，皆秽浊太甚，疗治失宜而然也。虽不多见，间亦有之。随其所在而攻，谓脉浮则用银翘散加生地、玄参，渴加花粉，毒重加金汁、人中黄，小便短加苓、连之类；脉沉内壅者，酌轻重下之。

释义

二十五、阳明温毒而发痘疮的，可按照治疗斑疹的方法治疗，根据病邪所在的不同位置，采取对应的治疗方法。

温毒而发的痘疮和小儿痘疮类似，有的出痘多，有的出痘少，呈紫黑色，是热毒夹杂较重的秽浊之气且治疗不当所致。此病虽不多见但也有发生，据病邪位置采用不同的攻逐邪气之法。

比如脉象浮可用银翘散加生地、玄参，口渴则加天花粉，热毒较重加金汁、人中黄，小便短赤加黄芩、黄连之类的苦寒药物。脉象沉是邪气壅滞于内，根据热邪轻重，酌情使用攻下法。

原文

二六、阳明温毒，杨梅疮者，以上法随其所偏而调之，重加败毒，兼与利湿。

此条当入湿温，因上条温痘连类而及，故编于此，可以互证也。杨梅疮者，形似杨梅，轻则红紫，重则紫黑，多现于背部、面部，亦因感受秽浊而然。如上法者，如上条治温痘之法。毒甚故重加败毒，此证毒附湿而为灾，故兼与利湿，如萆薢、土茯苓之类。

释义

二十六、阳明温毒，出现杨梅疮的，可采用前文所述方法，根据具体情况调整使用，着重使用败毒法，并兼用利湿法。

本条按道理应归入湿温病，由于上条温毒发痘可跟本条联系类比，故编在一起，可相互参照。杨梅疮形状似杨梅，病情轻的为红紫色，病情重的为紫黑色，多出现在人体背部和面部，是感受秽浊之气造成的。治疗可参照上条温毒发痘的方法。由于本证热毒较重，治疗要着重败毒。此外本证是热毒夹有湿邪，所以要兼用利湿法，加入萆薢、土茯苓等药物。

原文

二七、阳明温病，不甚渴，腹不满，无汗，小便不利，心中懊憹者，必发黄，黄者栀子柏皮汤主之。

受邪太重，邪热与胃阳相搏，不得发越，无汗不能自通，热必发黄矣。

释义

二十七、阳明温病，口渴不明显，腹部不胀满，无汗，小便不畅，心中烦躁的，必然会发生黄疸，可以用栀子柏皮汤治疗。

受邪气侵袭过重，邪热与胃中阳气相互搏结，邪热不能发越，加之无汗出，则病邪没有外出的途径，邪热郁滞，必然导致黄疸。

方剂原文

栀子柏皮汤方

栀子五钱　生甘草二钱　黄柏五钱

水五杯，煮取二杯，分二次服。

组成用法

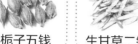
栀子柏皮汤方

| 栀子五钱 | 生甘草二钱 | 黄柏五钱 |

所有药物，加入五杯水，煎煮成两杯药汁，分两次服用。

原文

二八、阳明温病，无汗，或但头汗出，身无汗，渴欲饮水，腹满舌燥黄，小便不利者，必发黄，茵陈蒿汤主之。

此与上条异者，在口渴腹满耳。上条口不甚渴，腹不满，胃不甚实，故不可下；此则胃家已实而黄不得退，热不得越，无出表之理，故从事于下趋大小便也。

释义

二十八、阳明温病，不出汗，或者只有头部出汗，身上无汗，口渴想要喝水，腹部胀满，舌苔干燥泛黄，小便不通畅，这种情况必然要发生黄疸，可以用茵陈蒿汤治疗。

本条与上条不同之处在于是否口渴、腹满。上条是口不太渴，腹部不胀满，说明胃中热结不严重，故不能用攻下法；本条肠胃热结燥实，黄疸不能消退，热邪不能发越，故不能从表而解，所以用攻下法，使邪气从大小便而出。

方剂原文

茵陈蒿汤

茵陈蒿六钱　栀子三钱　生大黄三钱

水八杯，先煮茵陈减水之半，再入二味，煮成三杯，分三次服，以小便利为度。

组成用法

茵陈蒿汤

| 茵陈蒿六钱 | 栀子三钱 | 生大黄三钱 |

所有药物，加入八杯水，先放入茵陈煎煮成四杯，再加入栀子、生大黄，煎煮成三杯药液，分三次服用，直到小便通畅为止。

原文

二九、阳明温病，无汗，实证未剧，不可下，小便不利者，甘苦合化，冬地三黄汤主之。

大凡小便不通，有责之膀胱不开者，有责之上游结热者，有责之肺气不化者。温热之小便不通，无膀胱不开证，皆上游（指小肠而言）热结，与肺气不化而然也。小肠火腑，故以三黄苦药通之；热结则液干，故以甘寒润之；金受火刑，化气维艰，故倍用麦冬以化之。

释义

二十九、阳明温病，不出汗，里实之证不严重，不能使用攻下法治疗，如果有小便不通畅，可以用甘苦合化法，以冬地三黄汤治疗。

凡是小便不通的原因有很多，有的是因为膀胱气化失司，有的是因为上游小肠热结，有的是因为肺气不能化水。温热病的小便不通，

不是因为膀胱气化失司所致，而是因为上游小肠热结与肺气不化所致。小肠属于火腑，所以用黄连、黄芩、黄柏这类苦寒的药物来通火腑；热结于内，则会使津液干燥，所以用甘寒的药物来滋养阴液；肺金受火热之邪灼伤，气化功能受阻，因此加倍使用麦冬，来化生津液。

方剂原文 冬地三黄汤方（甘苦合化阴气法）

麦冬八钱　黄连一钱　苇根汁半酒杯，冲　玄参四钱　黄柏一钱
银花露半酒杯，冲　细生地四钱　黄芩一钱　生甘草三钱

水八杯，煮取三杯，分三次服，以小便得利为度。

组成用法

冬地三黄汤方（甘苦合化阴气法）

麦冬八钱；黄连一钱；苇根汁半酒杯，冲；玄参四钱；黄柏一钱；银花露半酒杯，冲；细生地四钱；黄芩一钱；生甘草三钱。

麦冬

黄连

玄参

黄柏

细生地

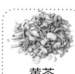
黄芩

所有药物，加入八杯水，煎煮成三杯药液，分三次服用，直到小便通利为止。

原文

三十、温病小便不利者，淡渗不可与也，忌五苓、八正辈。

此用淡渗之禁也。热病有余于火，不足于水，惟以滋水泻火为急务，岂可再以淡渗动阳而燥津乎？奈何吴又可于小便条下，特立猪苓汤，乃去仲景原方之阿胶，反加木通、车前，渗而又渗乎！其治小便血分之桃仁汤中，仍用滑石，不识何解！

释义

三十、温病出现小便不通利的症状，不能使用淡渗利尿的方药，忌用五苓散、八正散类的方剂。

本条论述淡渗法的禁忌。温热病是火热有余，阴液不足，治疗应以滋补阴液、清热泻火为主要任务，怎能再用淡渗药物来扰动阳气而损伤阴液呢？但吴又可在《温疫论》中关于小便的条文下专设猪苓汤，该方是去掉张仲景原方中的阿胶，加木通、车前子等药物组成的，淡渗的力度更大了！治疗小便血分病变的桃仁汤，仍用滑石，真不知该怎么解释。

原文

三一、温病燥热，欲解燥者，先滋其干，不可纯用苦寒也，服之反燥甚。

此用苦寒之禁也。温病有余于火，不用淡渗犹易明，并苦寒亦设禁条，则未易明也。举世皆以苦能降火，寒能泻热，坦然用之而无疑，不知苦先入心，其化以燥，服之不应，愈化愈燥。宋人以目为火户，设立三黄汤，久服竟至于瞎，非化燥之明征乎？吾见温病而恣用苦寒，津液干涸不救者甚多。盖化气比本气更烈。故前条冬地三黄汤，甘寒十之八、九，苦寒仅十之一、二耳。至茵陈蒿汤之纯苦，止有一用，或者再用，亦无屡用之理。吴又可屡诋用黄连之非，而又恣用大黄，借乎其未通甘寒一法也。

释义

三十一、温病出现燥热的症状，想要解除燥热之邪，首先要滋润即将干涸的津液，不能单纯只用苦寒的药物，如果只用苦寒的药物，反而会使燥热的症状加重。

本条论述的是温病使用苦寒药的禁忌。温病为火热有余，不能用淡渗药物的道理是很容易明白的，但把苦寒的药物也列入禁忌，就不容易让人明白了。一般医生都知道，苦能泻火，寒能清热，坦然使用苦寒药治疗温病而没有疑虑，却不知道苦味先入心，容易化燥伤阴，服用后不仅没有效果，反而会愈伤阴液。宋代有人提出，眼睛是火的门户，并设立三黄汤来治疗眼病，长期服用竟然导致双目失明，这难道不是苦寒化燥损伤阴液的有力证据吗？我见过很多在温病治疗中滥用苦寒药，导致津液干涸，无法救治而死亡的病例，这是因为药物造成的病变比感受病邪引起的病变更严重。所以

上条使用的冬地三黄汤中，甘寒的药物占十之八九，苦寒的药物仅占十之一二。至于茵陈蒿汤也是性味纯苦的方剂，只能用一次或者两次，不能多次使用。吴又可批评温病治疗时使用黄连的错误，自己却滥用大黄，可惜他自己都还没完全掌握甘寒养阴的方法。

原文

三二、阳明温病，下后热退，不可即食，食者必复；周十二时后，缓缓与食，先取清者，勿令饱，饱则必复，复必重也。

此下后暴食之禁也。下后虽然热退，余焰尚存，盖无形质之邪，每借有形质者以为依附，必须坚壁清野，勿令即食。一日后，稍可食清而又清之物，若稍重浊，犹必复也。勿者，禁止之词，必者，断然之词也。

释义

三十二、阳明温病，使用攻下法后，热势退去，此时不能立即进食，进食就会引起病情复发，应该在热势退的二十四小时后，再慢慢让患者进食，先食用清淡易消化的食物，但不能吃的过饱，过饱也会导致病情复发，如果复发病情会更加严重。

本条论述的是攻下法后禁忌暴食。用攻下法后虽热势已退，但余热尚存。邪热无形无质，需借有形有质之物为依附，故必须用坚壁清野法，不让患者立即进食。一天后可少量食用清淡的流质饮食，若食物重浊肥腻必会使病情复发。"勿"是强调禁止的意思，"必"是肯定的意思。

原文

三三、阳明温病，下后脉静，身不热，舌上津回，十数日不大便，可与益胃、增液辈，断不可再与承气也。下后舌苔未尽退，口微渴，面微赤，脉微数，身微热，日浅者亦与增液辈，日深舌微干者，属下焦复脉法也（方见下焦）。勿轻与承气，轻与者肺燥而咳，脾滑而泄，热反不除，渴反甚也，百日死。

此数下亡阴之大戒也。下后不大便十数日。甚至二十日，乃肠胃津液受伤之故，不可强责其便，但与复阴，自能便也。此条脉静身凉，人犹易解，至脉虽不燥而未静，身虽不壮热而未凉，俗医必谓邪气不尽，必当再下，在

又可法中亦必再下。不知大毒治病，十衰其六，但与存阴退热，断不误事（下后邪气复聚，大热大渴，面正赤，脉躁甚，不在此例）。若轻与苦燥，频伤胃阴，肺之母气受伤，阳明化燥，肺无秉气，反为燥逼，焉得不咳。燥咳久者，必身热而渴也。若脾气为快利所伤，必致滑泄，滑泄则阴伤而热渴愈加矣，迁延三月，天道小变之期，其势不能再延，故曰百日死也。

释义

三十三、阳明温病使用攻下法后，脉象和缓，身体不发热，舌面滋润有津，但十多天不解大便，可以用益胃汤、增液汤之类的方剂治疗，但绝不能用承气汤治疗。使用攻下法后，舌苔没有完全退净，轻微口渴，面色微红，脉象微数，身体低热，病情日益减轻，可以用增液汤治疗。若病情日益加重，舌面干燥少津，属于下焦病症，应当用复脉汤治疗。不可轻易使用承气汤，如果误用承气汤，会造成肺阴干燥而咳嗽，脾虚而滑泄，身热口渴反而加重，往往一百天左右就会死亡。

本条论述的是温病多次用攻下法损伤阴液的治疗禁忌。用攻下法后，十多天甚至二十天不解大便，这是肠胃津液受到损伤的缘故，不能强行通便，只要恢复阴液，自然就能解出大便。本条提出脉象平和且身体不热的不能用攻下法，人们对这一点还容易理解，至于脉象虽不躁急但也不平静，身体虽热势不强，但仍有低热，一般医生必然认为是病邪尚未完全祛除所致，而再次用攻下法，吴又可在《温疫论》中对这类病症就是再次用攻下法治疗的。他们不知道用峻猛的药物治病时，当病邪祛除十分之六就应该停药的道理，然后用滋养阴液来祛除余热，这样才不会产生不良后果。（如果使用攻下法后，邪气再次聚结，出现高热、口渴、面色红赤、脉象躁急的症状，不在本条讨论范围内。）如果轻率地使用苦燥清热的药物，必然会反复损伤胃阴，使肺的母气受伤。胃中燥热，肺气无从生化，反而被燥气逼迫，怎么会不咳嗽呢？燥咳的时间久了还会出现身热口渴的症状。如果过度使用攻下法而损伤了脾气，必然会导致大便滑泄失禁，滑泄又会使得阴液损伤，而使发热、口渴的症状更加严重。病情迁徙到三个月，天气发生了变化，病情不能再拖延下去了，所以说"一百天左右就会引起死亡"。

原文

三四、阳明温病，渴甚者，雪梨浆沃之。

释义

三十四、阳明温病，口渴严重的，用雪梨浆来滋养阴液。

● 方剂"雪梨浆"见20页。

原文

三五、阳明温病，下后微热，舌苔不退者，薄荷末拭之。

以新布蘸新汲凉水，再蘸薄荷细末，频擦舌上。

三十五、阳明温病，使用攻下法后有轻微发热的，黄燥的舌苔尚未消退的，可用薄荷细末在舌头上擦拭。

用干净的新布蘸取刚打上来的凉井水，再蘸薄荷细末，反复擦拭舌面。

原文

三六、阳明温病，斑疹温痘、温疮、温毒，发黄、神昏谵语者，安宫牛黄丸主之。

心居膈上，胃居膈下，虽有膜隔，其浊气太甚，则亦可上干包络，且病自上焦而来，故必以芳香逐秽开窍为要也。

三十六、阳明温病，无论是斑疹、温痘、还是温疮、温毒、黄疸，只要有神志昏迷，胡言乱语的症状，就可以用安宫牛黄丸治疗。

心的位置在横膈之上，胃在横膈之下，中间虽然有横膈膜隔开，但若是胃中浊气太盛，也会向上侵犯心包络，加之病邪是从上焦传变而来，所以治疗须以芳香逐秽、清新开窍为原则。

○ 方剂 "安宫牛黄丸" 见 25 页。

原文

三七、风温、温热、温疫、温毒、冬温之在中焦，阳明病居多；湿温之在中焦，太阴病居多；暑温则各半也。

此诸温不同之大关键也。温热等皆因于火，以火从火，阳明阳土，以阳从阳，故阳明病居多。湿温则以湿从湿，太阴阴土，以阴从阴，则太阴病居多。暑兼湿热，故各半也。

三十七、风温、温热、温疫、温毒、冬温等疾病的中焦病症，以阳明胃病为主；湿温病的中焦病症，以太阴脾病变为主；暑温病的中焦病症则是脾、胃同病。

这是辨别不同种类温病的关键。温热病都是因为感受火热性质的外邪所致，中焦阳明胃为阳土，与温热性质的外邪性质相似，因此受外部的火热病邪侵袭时，更容易进入阳明成为火热病症，因此温热病以阳明证表现为主。湿温病是感受湿热性质的外邪所致，中焦以太阴脾为阴土，与湿热性质的外邪性质相似，因此多表现为太阴经的病症。暑邪兼有湿与热两种邪气，因此可以表现为阳明病，也可以表现为太阴病。

暑温 伏暑

原文

　　三八、脉洪滑，面赤身热头晕，不恶寒，但恶热，舌上黄滑苔，渴欲凉饮，饮不解渴，得水则呕，按之胸下痛，小便短，大便闭者，阳明暑温，水结在胸也，小陷胸汤加枳实主之。

　　脉洪面赤，不恶寒，病已不在上焦矣。暑兼温热，热甚则渴，引水求救。湿郁中焦，水不下行，反来上逆，则呕。胃气不降，则大便闭。故以黄连、栝楼清在里之热痰，半夏除水痰而强胃，加枳实者，取其苦辛通降，开幽门而引水下行也。

释义

　　三十八、温病患者出现脉象洪滑，面目红赤，身体发热，头晕，不怕冷但怕热，舌苔泛黄而滑润，口渴喜喝冷饮，但喝水后不能解渴，反而立即呕吐，按压胸部下方有疼痛感，小便短小，大便秘涩，这是阳明暑温的表现，属于水邪与暑邪互结在胸中，可以用小陷胸汤加枳实治疗。

　　患者脉象洪大，面色红赤，不怕冷等症状，表明病邪已不在上焦。暑邪兼有湿热两种邪气，热邪炽盛，耗损阴液则会口渴，所以患者多饮水以自救。湿邪郁阻中焦，饮入的水下行受阻，反而上逆，出现呕吐的症状。肠胃之气不降，就会引起大便闭结。所以用黄连、栝楼清化在里的热痰，用半夏加强胃阳除湿化痰，加入枳实苦辛通降，疏通幽门，达到饮水下行的目的。

方剂原文

小陷胸加枳实汤方（苦辛寒法）

黄连二钱　栝楼三钱　枳实二钱　半夏五钱

急流水五杯，煮取二杯，分二次服。

组成用法

小陷胸加枳实汤方（苦辛寒法）

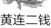
黄连二钱

栝楼三钱

枳实二钱

半夏五钱

所有药物，加入五杯江河中流动的水，煎煮成两杯药液，分两次服用。

三九、阳明暑温，脉滑数，不食不饥不便，浊痰凝聚，心下痞者，半夏泻心汤去人参、干姜、大枣、甘草加枳实、杏仁主之。

不饥不便，而有浊痰，心下痞满，湿热互结而阻中焦气分。故以半夏、枳实开气分之湿结；黄连、黄芩开气分之热结、杏仁开肺与大肠之气痹；暑中热甚，故去干姜；非伤寒误下之虚痞，故去人参、甘草、大枣，且畏其助湿作满也。

释义

三十九、阳明暑温，出现脉象滑数，不想吃饭，没有饥饿感，不解大便的症状，是痰浊和湿热相互凝结，胃脘胀满所致，用半夏泻心汤去人参、干姜、大枣、甘草，加上枳实、杏仁治疗。

没有饥饿感，大便闭结，是痰浊内阻肠胃的表现，胃脘胀满是湿热相互交结阻滞中焦气分所致。所以用半夏、枳实宣开气分的湿邪，用黄芩、黄连清开气分的热结，用杏仁宣通肺与大肠闭阻的气机。暑热之邪仍然炽盛，所以去掉原方中的干姜。本证不同于伤寒误用下法后的虚痞，所以去掉人参、甘草、大枣，以免这三味药助长湿邪，加重痞满。

方剂原文

半夏泻心汤去干姜甘草加枳实杏仁方

半夏一两　黄连二钱　黄芩三钱　枳实二钱　杏仁三钱

水八杯，煮取三杯，分三次服。虚者复纳人参二钱，大枣三枚。

组成用法

半夏泻心汤去干姜甘草加枳实杏仁方

| 半夏一两 | 黄连二钱 | 黄芩三钱 | 枳实二钱 | 杏仁三钱 |

所有药物，加入八杯水，煎煮成三杯药汁，分三次服用，体虚的患者加入人参二钱、大枣三枚。

四十、阳明暑温，湿气已化，热结独存，口燥咽干，渴欲饮水，面目俱赤，舌燥黄，脉沉实者，小承气汤各等分下之。

暑兼湿热，其有体瘦质燥之人，感受热重湿轻之证，湿先从热化尽，只余热结中焦，具诸下证，方可下之。

释义

四十、阳明暑温，湿邪已经化解，但热结仍然存在，表现为口燥咽干，口渴想喝水，面部和双眼红赤，舌苔燥黄，脉沉实，可用小承气汤治疗，方中各味药物要等量。

平时身体瘦弱且阴虚火旺的患者，感受暑邪兼有湿热之邪后，形成热重湿轻的证候，湿邪容易从火化，只将热邪阻结在中焦肠胃，表现出各种能使用攻下法的证候，才可以使用攻下法。

◉ **方剂"小承气汤"见 76 页**（此处使用本方不需要以大黄为君药，方中的三味药物用量相等即可）。

原文

四一、**暑温蔓延三焦，舌滑微黄，邪在气分者，三石汤主之；邪气久留，舌绛苔少，热搏血分者，加味清宫汤主之；神识不清，热闭内窍者，先与紫雪丹，再与清宫汤。**

蔓延三焦，则邪不在一经一脏矣，故以急清三焦为主。然虽云三焦，以手太阴一经为要领。盖肺主一身之气，气化则暑湿俱化，且肺脏受生于阳明，肺之脏象属金色白，阳明之气运亦属金色白。故肺经之药多兼走阳明，阳明之药多兼走肺也。再肺经通调水道，下达膀胱，肺痹开则膀胱亦开，是虽以肺为要领，而胃与膀胱皆在治中，则三焦俱备矣，是邪在气分而主以三石汤之奥义也。若邪气久羁，必归血络，心主血脉，故以加味清宫汤主之。内窍欲闭，则热邪盛矣，紫雪丹开内窍而清热最速者也。

释义

四十一、暑温病邪蔓延到上、中、下三焦，舌苔滑润且微微发黄，表明病邪在气分，用三石汤治疗。如果邪气在气分留存的时间过久，出现舌质红绛、少苔的症状，说明热邪与血分相搏结，用加味清宫汤治疗。如果患者神志不清，说明邪热内闭心窍，应当先服用紫雪丹，再服用清宫汤治疗。

病邪蔓延到三焦，说明病变已不局限在一条经脉，一个肺腑，所以应该以迅速清除三焦之邪为主。虽说病邪已遍布三焦，但仍以手太阴肺经为主。这是因为肺主全身的气机运行，气化功能可以清除暑湿邪气，而且肺金是由阳明胃土化生，肺在五行中属金，主白色。阳明之气也属金，主白色，所以能够治疗肺经疾病的药物，大多也可以兼治阳明胃经病变，治疗阳明胃经的药物，也可兼治肺经疾病。此外，肺能够疏通和调节水液运行，使水湿下输膀胱而排出体外，若能疏通肺气闭结，则膀胱之气也能畅通，因此虽是以治肺为主，但同时还治疗了胃和膀胱，所以说三焦都包括在其中，这就是暑邪在三焦气分，用三石汤治疗的道理。

若病邪在三焦久留不去，必然内入血分，心主血脉，所以用加味清宫汤治疗。心包内闭，说明热邪亢盛，紫雪丹不仅能清心开窍而且退热迅速，用来治疗本证最为适合。

◉ 方剂"加味清宫汤"即在清宫汤（见24页）内加入知母三钱、银花二钱、竹沥五茶匙。

◉ 方剂"加味清宫汤"即在清宫汤（见24页）

方剂原文

三石汤方

飞滑石三钱　生石膏五钱　寒水石三钱　杏仁三钱　竹茹二钱，炒　银花三钱，花露更妙　金汁一酒杯，冲　白通草二钱

水五杯，煮成二杯，分二次温服。

组成用法

三石汤方

飞滑石三钱；生石膏五钱；寒水石三钱；杏仁三钱；竹茹二钱，炒；银花三钱，花露更妙；金汁一酒杯，冲；白通草二钱。

飞滑石　　生石膏　　寒水石　　竹茹

所有药物，加入五杯水，煎煮成两杯，分两次温服。

原文

四二、暑温伏暑，三焦均受，舌灰白，胸痞闷，潮热呕恶，烦渴自利，汗出溺短者，杏仁滑石汤主之。

舌白胸痞，自利呕恶，湿为之也。潮热烦渴，汗出溺短，热为之也。热处湿中，湿蕴生热，湿热交混，非偏寒偏热可治，故以杏仁、滑石、通草先宣肺气，由肺而达膀胱以利湿，厚朴苦温而泻湿满，芩、连清里而止湿热之利，郁金芳香走窍而开闭结，橘、半强胃而宣湿化痰以止呕恶，俾三焦混处之邪，各得分解矣。

释义

四十二、暑温和伏暑病，病邪侵袭上、中、下三焦，表现为舌苔灰白，胸脘痞闷，发热明显，恶心呕吐，烦躁口渴，大便泄泻，全身出汗，小便短少，应该用杏仁滑石汤治疗。

出现舌苔白，胸脘痞闷，大便泄泻，恶心呕吐等症状，是由湿邪内阻所致。潮热、烦躁、口渴，全身出汗，小便短少等症状是热邪亢盛所致。此时热邪与湿邪交杂在一起，湿邪蕴结良久又会产生热邪，湿、热互相交杂，单纯用

偏寒或偏热的药物都不能治疗，所以本方用杏仁、滑石、通草宣通肺气，肺气畅通，水湿就能下达膀胱，排出体外。厚朴味苦性温，能够燥湿理气，消除胀满；黄芩、黄连能够清解里热，除湿止利；郁金气味芳香，可以疏通孔窍，开散郁结；橘皮、半夏强健脾胃，祛湿化痰，治疗恶心呕吐。以上药物，配合使用，能够使三焦混合的湿热邪气，分别得以祛除。

方剂原文

杏仁滑石汤方（苦辛寒法）

杏仁三钱　滑石三钱　黄芩二钱　橘红一钱五分　黄连一钱　郁金二钱　通草一钱　厚朴二钱　半夏三钱

水八杯，煮取三杯，分三次服。

组成用法

杏仁滑石汤方（苦辛寒法）

杏仁三钱；滑石三钱；黄芩二钱；橘红一钱五分；黄连一钱；郁金二钱；通草一钱；厚朴二钱；半夏三钱。

杏仁

滑石

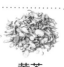

黄芩

黄连

所有药物，加入八杯水，煎煮成三杯，分三次服下。

寒湿

原文

四三、湿之入中焦，有寒湿，有热湿，有自表传来，有水谷内蕴，有内外相合。其中伤也，有伤脾阳，有伤脾阴，有伤胃阳，有伤胃阴，有两伤脾胃。伤脾胃之阳者十常八、九，伤脾胃之阴者十居一、二。彼此混淆，治不中窾，遗患无穷，临证细推，不可泛论。

此统言中焦湿证之总纲也。寒湿者，湿与寒水之气相搏也，盖湿水同类，其在天之阳时为雨露，阴时为霜雪，在江河为水，在土中为湿，体本一源，易于相合，最损人之阳气。热湿者，在天时长夏之际，盛热蒸动湿气流行也；在人身湿郁；本身阳气久而生热也，兼损人之阴液。自表传来，一由经络而脏腑，一由肺而脾胃。水谷内蕴，肺虚不能化气，脾虚不能散津，或形寒饮冷，或酒客中虚。内外相合，客邪既从表入，而伏邪又从内发也。伤脾阳，在中则不运痞满，传下则洞泄腹痛。伤胃阳，则呕逆不食，膈胀胸痛。两伤脾胃，既有脾证，又有胃证也。其伤脾胃之阴若何？湿久生热，热必伤阴，古称湿火者是也。伤胃阴，则口渴不饥。伤脾阴，则舌先灰滑，后反黄燥，大便坚结。湿为阴邪，其伤人之阳也，得理之正，故多而常见。其伤人之阴也，乃势之变，故罕而少见。治湿者必须审在何经何脏，兼寒兼热，气分血分，而出辛凉、辛温、甘温、苦温、淡渗、苦渗之治，庶所投必效。若脾病治胃，胃病治脾，兼下焦者，单治中焦，或笼统混治，脾胃不分，阴阳寒热不辨，将见肿胀、黄疸、洞泄、衄血、便血、诸证蜂起矣。惟在临证者细心推求，下手有准的耳。盖土为杂气，兼证甚多，最难分析，岂可泛论湿气而已哉！

释义

四十三、湿邪侵袭中焦，有的表现为寒湿，有的表现为热湿，有的由肌表传入，有的因脾胃不能内化水谷而内生，还有的是内湿、外湿相互交杂而致病。湿邪损伤中焦有以下几种情况：有的损伤脾阳，有的损伤脾阴，有的损伤胃阳，有的损伤胃阴，也可同时损伤脾胃。一般损伤脾胃阳气的占十之八九，伤脾胃阴液的占十之一二。如果混淆不清，治疗不正确，则后患无穷。临床上遇到这类病症，一定要仔细推敲分析，不能泛泛而论。

本条是湿邪侵犯中焦导致各种病症的总纲。所谓寒湿，是湿邪与寒水之气相搏结而形成，湿与水是同一类物质，在天气温和时表现为雨露，在天气寒冷时表现为霜雪，在江河中表现为水，在泥土中表现为湿，水和湿的本源相同，因此二者容易结合，同时寒湿最易损伤人体阳气。所谓湿热，是在长夏季节，气候炎热且湿气较重，热邪与湿邪相结合而成。人体湿气久郁就会影响体内阳气升发，时间长了必然会化热，从而形成湿热，损伤人体阴液。湿邪自肌表传来，能从经络传入脏腑，也能由肺传入脾胃。水谷精微蕴于内，肺虚不能传输气机，脾虚不能布散津液，或受寒邪侵袭，喜食冷饮，或常饮酒，损伤脾胃，都会导致水湿内生。内湿和外湿相结合致病，外湿从肌表侵入，内湿从中焦而生。湿邪损伤脾的阳气，在中焦则会导致气机运化失常，出现脘腹痞闷胀满，下传则影响肠导致腹痛、泄泻；湿邪损伤胃的阳气，会出现呕吐、不思饮食、胃脘胀满、胸部疼痛；湿邪同时损伤脾胃，既会出现脾病的表现，又会出现胃病的证候。湿邪又是怎么耗损脾胃阴液的呢？湿邪郁久可以化热，热邪必会损伤阴液，这就是古人说的"湿火"。热邪损伤胃阴表现为口渴，没有饥饿感；损伤脾阴表现为舌苔由色灰滑润转为黄而干燥，大便坚硬难解。湿为阴邪，损伤人体阳气，这个道理很容易明白，在临床也经常见到。湿邪损伤人体阴液是病情的一种特殊变化，所以比较少见。治疗湿邪所引起的病症，必须审查清楚，病邪在何经何脏，是否兼有寒邪或热邪，病位是在气分还是血分，根据病症不同，制定出辛凉、辛温、甘温、苦温、淡渗、苦渗等治疗方法，只有这样才能取得疗效。如果是脾病而去治疗胃，是胃病而治疗脾，兼有下焦病变的，仅治疗中焦，或笼统的混合治疗，不区分脾与胃的病变，不辨别病症的寒热属性。

必会导致肿胀、黄疸、泻泄、衄血、便血及其他变证。只有医生细致推敲，正确辨证，才能达到立法、处方准确无误。这是因为脾胃属土，土为万物所归，兼夹的病邪引起的病症很多，因此难以分析判断，怎么可以笼统地讲是湿气呢？

原文

四四、足太阴寒湿，痞结胸满，不饥不食，半苓汤主之。

此书以温病名，并列寒湿者，以湿温紧与寒湿相对，言寒湿而湿温更易明析。

痞结胸满，仲景列于太阴篇中，乃湿郁脾阳，足太阴之气，不为鼓动营运。脏病而累及腑，痞结于中，故亦不能食也。故以半夏、茯苓培阳土以吸阴土之湿，厚朴苦温以泻湿满，黄连苦以渗湿，重用通草以利水道，使邪有出路也。

释义

四十四、寒湿侵袭足太阴脾经，出现胸脘痞满，没有饥饿感，不思饮食的症状，用半苓汤治疗。

本书以《温病条辨》作为书名，却将寒湿病也列入书中，这是因为湿温与寒湿相对，通过讨论寒湿，对湿温病就更容易理解了。

张仲景将胸脘痞满列入《伤寒论》中的太阴篇中，由于湿邪郁阻脾阳，足太阴脾经的气机运行不畅，脾脏病变累及胃腑，导致中焦痞满，没有食欲。所以方中用半夏、茯苓强健脾胃阳气而燥脾化湿，厚朴性味苦温，能够祛湿除螨，黄连味苦燥湿，并重用通草，通利水道，使邪气能够外出。

方剂原文

半苓汤方（此苦辛淡渗法也）

半夏五钱　茯苓块五钱　川连一钱　厚朴三钱　通草八钱，煎汤煮前药

水十二杯，煮通草成八杯，再入余药煮成三杯，分三次服。

组成用法

半苓汤方（苦辛淡渗法）

半夏五钱；茯苓块五钱；川连一钱；厚朴三钱；通草八钱，煎汤煮前药。

半夏

茯苓

川连

厚朴

加十二杯水，先煎通草，煮成八杯，再加入其他药物，煮成三杯，分三次服下。

四五、足太阴寒湿，腹胀，小便不利，大便溏而不爽，若欲滞下者，四苓加厚朴秦皮汤主之，五苓散亦主之。

经谓太阴所至，发为䐜胀，又谓厥阴气至为䐜胀，盖木克土也。太阴之气不运，以致膀胱之气不化，故小便不利。四苓辛淡渗湿，使膀胱开而出邪，以厚朴泻胀，以秦皮洗肝也。其或肝气不热，则不用秦皮，仍用五苓中之桂枝以和肝，通利三焦而行太阳之阳气，故五苓散亦主之。

释义

四十五、足太阴脾经受寒邪侵袭，出现腹部胀满，小便不通，大便稀溏，泄下不爽，像痢疾那样有里急后重的感觉，用四苓加厚朴秦皮汤治疗，也可以用五苓散治疗。

《内经》中说足太阴脾经病变可引起腹部胀满，还说足厥阴病变也会导致腹部胀满，这是因为肝木克伐脾土。太阴脾经气机不通致膀胱气化不利，故小便不畅。四苓散辛淡渗湿，使膀胱开合正常而排出湿邪，厚朴消胀满，秦皮清肝热。肝热不重则不用秦皮，仍用五苓散中的桂枝来平和肝气，通利三焦水道，使足太阳经阳气运化正常，故五苓散也可治本证。

方剂原文

四苓加厚朴秦皮汤方（苦温淡法）

茅术三钱　厚朴三钱　茯苓块五钱　猪苓四钱　秦皮二钱　泽泻四钱

水八杯，煮成八分三杯，分三次服。

组成用法

四苓加厚朴秦皮汤方（苦温淡法）

茅术三钱　　厚朴三钱　　茯苓块五钱　　猪苓四钱　　秦皮二钱　　泽泻四钱

所有药物，加入八杯水，煎煮成三杯，分三次服用。

方剂原文

五苓散（甘温淡法）

猪苓一两　赤术一两　茯苓一两　泽泻一两六钱　桂枝五钱

共为细末，百沸汤和服三钱，日三服。

组成用法

五苓散（甘温淡法）

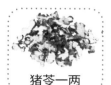
猪苓一两

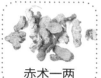
赤术一两

茯苓一两

泽泻一两六钱

桂枝五钱

所有药物，研磨成细末，用煮沸的开水调和，每次服用三钱，每日服用三次。

原文

四六、足太阴寒湿，四肢乍冷，自利，目黄，舌白滑，甚则灰，神倦不语，邪阻脾窍，舌蹇语重，四苓加木瓜草果厚朴汤主之。

脾主四肢，脾阳郁故四肢乍冷。湿渍脾而脾气下溜，故自利。目白精属肺，足太阴寒则手太阴不能独治，两太阴同气也，且脾主地气，肺主天气，地气上蒸，天气不化，故目睛黄也。白滑与灰，寒湿苔也。湿困中焦，则中气虚寒，中气虚寒，则阳光不治，主正阳者心也，心藏神，故神昏。心主言，心阳虚故不语。脾窍在舌，湿邪阻窍，则舌蹇而语声迟重。湿以下行为顺，故以四苓散驱湿下行，加木瓜以平木，治其所不胜也。厚朴以温中行滞，草果温太阴独胜之寒，芳香而达窍，补火以生土，驱浊以生清也。

释义

四十六、足太阴脾经受寒湿侵犯，四肢有时发冷，大便溏薄，眼白发黄，舌苔色白滑润，甚至为灰色，精神倦怠，不想说话，因湿邪闭阻于舌，导致舌体转动不灵活，语生重浊，用四苓加木瓜草果厚朴汤治疗。

脾主四肢，脾阳被寒湿郁阻，所以四肢偶尔发冷。湿邪侵犯脾胃导致脾气下降，因此会出现大便泄泻。眼白属肺金，足太阴脾经有寒湿必然会影响到手太阴肺经，因为手、足两太阴密切相关。而且脾土主地之气，肺金主天之气，地气向上蒸腾，但天气不化，脾土之色出现在肺金处，

就会导致眼睛发黄。舌苔白滑或者色灰，是寒湿侵袭人体的表现。湿邪困阻中焦，而导致中焦虚寒，中焦虚寒就会使阳气受到损伤。心主人体的正阳之气，而且是藏神之处，湿邪阻阻心阳，就会出现神志昏乱。心还主管语言功能，心阳虚则会不想说话。脾脏开窍于舌，湿困脾，则会导致舌头转动不灵活，说话迟缓重浊。湿邪属阴，以下行为顺，因此用四苓散祛除湿邪，使其从小便排出，加入木瓜平泻肝木，治疗脾脏所不胜的脏器。厚朴温运脾胃，行气导滞；草果温散脾土寒湿，其味芳香可以上达口舌，温补脾阳以健脾运，祛除湿浊以利于升发清气。

四苓加木瓜厚朴草果汤方（苦热兼酸淡法）

生于白术三钱　猪苓一钱五分　泽泻一钱五分　赤苓块五钱　木瓜一钱　厚朴一钱　草果八分　半夏三钱

水八杯，煮取八分三杯，分三次服。阳素虚者，加附子二钱。

组成用法

四苓加木瓜厚朴草果汤方（苦热兼酸淡法）

生白术三钱；猪苓一钱五分；泽泻一钱五分；赤苓块五钱；木瓜一钱；厚朴一钱；草果八分；半夏三钱。

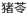
猪苓

赤苓

木瓜

厚朴

加八杯水，煎煮成三杯，分三次服用。平素阳气虚弱的患者，加附子二钱。

原文

四七、足太阴寒湿，舌灰滑，中焦滞痞，草果茵陈汤主之；面目俱黄，四肢常厥者，茵陈四逆汤主之。

湿滞痞结，非温通而兼开窍不可，故以草果为君。茵陈因陈生新，生发阳气之机最速，故以之为佐。广皮、大腹、厚朴，共成泻痞之功。猪苓、泽泻，以导湿外出也。若再加面黄肢逆，则非前汤所能济，故以四逆回厥，茵陈宣湿退黄也。

释义

四十七、足太阴脾经受寒湿侵袭，舌苔灰而湿滑，中焦气滞痞结，应当用草果茵陈汤治疗；如果面部和眼白都发黄，四肢经常发冷，用茵陈四逆汤治疗。

湿邪阻滞中焦导致气机痞结，必须用温通阳气、健脾开窍的方法，所以方中以草果为君药。

茵陈有推陈而生新的作用，升发阳气最快，因此作为佐药。配合陈皮、大腹皮、厚朴，共同起到消除痞满的作用。猪苓、泽泻可使湿邪从小便排出。如果伴有面部发黄、四肢发冷，再用上方就没有效果了，必须用四逆汤温阳回厥，配合茵陈宣化湿邪，消除黄疸。

草果茵陈汤方（苦辛温法）

草果一钱　　茵陈三钱　　茯苓皮三钱　　厚朴二钱　　广皮一钱五分

猪苓二钱　　大腹皮二钱　　泽泻一钱五分

水五杯，煮取二杯，分二次服。

组成用法

草果茵陈汤方（苦辛温法）

草果一钱；茵陈三钱；茯苓皮三钱；厚朴二钱；广皮一钱五分；猪苓二钱；大腹皮二钱；泽泻一钱五分。

草果

茵陈

厚朴

广皮

大腹皮

所有药物，加入五杯水，煎煮成两杯，分两次服用。

茵陈四逆汤方（苦辛甘热复微寒法）

附子三钱，炮　　干姜五钱　　炙甘草二钱　　茵陈六钱

水五杯，煮取二杯。温服一杯，厥回止后服；仍厥，再服；尽剂，厥不回，再作服。

组成用法

茵陈四逆汤方（苦辛甘热复微寒法）

附子三钱，炮

干姜五钱

炙甘草二钱

茵陈六钱

加五杯水，煮成两杯，温服一杯，四肢转温停服，四肢仍发冷就再服一杯，服完一剂四肢仍不转温可再服一剂。

原文

四八、足太阴寒湿，舌白滑，甚则灰，脉迟，不食，不寐，大便窒塞，浊阴凝聚，阳伤腹痛，痛甚则肢逆，椒附白通汤主之。

此足太阴寒湿，兼足少阴、厥阴证也。白滑灰滑，皆寒湿苔也。脉迟者，阳为寒湿所困，来去俱迟也。不食，胃阳痹也。不寐，中焦湿聚，阻遏阳气不得下交于阴也。大便窒塞，脾与大肠之阳，不能下达也。阳为湿困，返逊位于浊阴，故浊阴得以蟠踞中焦而为痛也；凡痛皆邪正相争之象，虽曰阳困，究竟阳未绝灭，两不相下，故相争而痛也（后凡言痛者仿此）。椒附白通汤，齐通三焦之阳，而急驱浊阴也。

释义

四十八、足太阴脾经受寒湿侵袭，舌苔白滑，甚至色灰，脉象迟缓，没有食欲，失眠，大便闭塞不通。这是因为寒湿浊阴凝聚于中焦，同时阳气受损还会腹痛，疼痛剧烈时，四肢发凉，应当用椒附白通汤治疗。

本条论述的是寒湿侵袭足太阴脾经，还兼犯足少阴肾经和足厥阴肝经。舌苔白滑或灰滑，是寒邪侵犯人体的表现。脉象迟缓是因为阳气被寒湿所困，其特点是脉来脉去都迟缓。没有食欲是因为寒湿痹阻胃阳；失眠是因为寒湿凝滞中焦，阻遏阳气，使之不能下交于阴。大便闭塞不通，是脾和大肠的阳气被阻所致。阳气被湿邪困阻，反而弱于浊阴，因此浊阴盘踞在中焦而引发腹痛。凡是疼痛，都是正邪相争的表现，虽说阳气被寒邪困阻，但毕竟阳气没有衰竭，所以出现阳气和寒湿相互抗争，最终引发腹痛（以后凡是谈到痛症的，原因大多类似）。椒附白通汤，可以同时温通三焦阳气，迅速祛除浊阴之邪。

方剂原文

椒附白通汤方

生附子三钱，炒黑　　川椒二钱，炒黑　　淡干姜二钱　　葱白三茎
猪胆汁半烧酒杯，去渣后调入

水五杯，煮成二杯，分二次凉服。

组成用法

椒附白通汤方

生附子三钱，炒黑；川椒二钱，炒黑；淡干姜二钱；葱白三茎；猪胆汁半烧酒杯，去渣后调入。

生附子

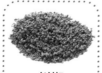
川椒

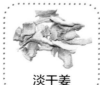
淡干姜

葱白

所有药物，加入五杯水，煎煮成两杯，放凉后分两次服用

原文

四九、阳明寒湿，舌白腐，肛坠痛，便不爽，不喜食，附子理中汤去甘草加广皮厚朴汤主之。

九窍不和，皆属胃病。胃受寒湿所伤，故肛门坠痛而便不爽；阳明失阖，故不喜食。理中之人参补阳明之正，苍术补太阴而渗湿，姜、附运坤阳以劫寒，盖脾阳转而后湿行，湿行而后胃阳复。去甘草，畏其满中也。加厚朴、广皮，取其行气。合而言之，辛甘为阳，辛苦能通之义也。

释义

四十九、足阳明胃受寒湿侵袭，出现舌苔白腐，肛门下坠疼痛，大便不爽，不想进食，应当用附子理中汤去甘草加广陈皮厚朴汤治疗。

人的九窍功能异常，都和胃的病症有关。胃的阳气被寒湿困阻，所以出现肛门下坠疼痛并且大便不爽的症状；阳明胃气受损，不能受纳水谷，所以不想进食。《伤寒论》理中汤方中用人参补阳明胃的正气，用苍术补太阴脾，并且可以渗湿，干姜、附子，温运脾阳、祛除寒邪，脾阳运转则水湿畅通，水湿畅行，胃阳就可以恢复了。用附子理中汤去掉甘草，是担心甘草加重脘腹胀满，加入厚朴、广陈皮，取其能够行气之用。总而言之，本方的方义为辛甘化阳，辛苦能通。

附子理中汤去甘草加厚朴广皮汤方

生茅术三钱　　人参一钱五分　　炮干姜一钱五分　　厚朴二钱　　广皮一钱五分　　生附子一钱五分，炮黑

水五杯，煮取八分二杯，分二次服。

组成用法

附子理中汤去甘草加厚朴广皮汤方

生茅术三钱；人参一钱五分；炮干姜一钱五分；厚朴二钱；广皮一钱五分；生附子一钱五分，炮黑。

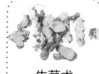
生茅术

厚朴

广皮

生附子

所有药物，加入五杯水，煎煮为两杯，分两次服用。

五十、寒湿伤脾胃两阳，寒热，不饥，吞酸，形寒，或脘中痞闷，或酒客湿聚，苓姜术桂汤主之。

此兼运脾胃，宣通阳气之轻剂也。

释义

五十、寒湿损伤脾胃阳气，出现恶寒发热，没有饥饿感，胃中泛酸，身体发冷，或者出现胃脘痞闷，又或者平时喜欢饮酒而导致湿邪内聚，应当用苓姜术桂汤治疗。

此方是运化脾胃，宣通阳气的轻剂。

苓姜术桂汤方（苦辛温法）

茯苓块五钱　生姜三钱　炒白术三钱　桂枝三钱

水五杯，煮取八分二杯，分温再服。

组成用法

苓姜术桂汤方（苦辛温法）

| 茯苓五钱 | 生姜三钱 | 炒白术三钱 | 桂枝三钱 |

所有药物，加入五杯水，煮取两杯，趁热分两次服用。

五一、湿伤脾胃两阳，既吐且利，寒热身痛，或不寒热，但腹中痛，名曰霍乱。寒多，不欲饮水者，理中汤主之。热多，欲饮水者，五苓散主之。吐利汗出，发热恶寒，四肢拘急，手足厥逆，四逆汤主之。吐利止而身痛不休者，宜桂枝汤小和之。

按 霍乱一证，长夏最多，本于阳虚寒湿凝聚，关系非轻，伤人于顷刻之间。奈时医不读《金匮》，不识病源，不问轻重，一概主以藿香正气散，轻者原有可愈之理，重者死不旋踵；更可笑者，正气散中加黄连、麦冬，大用西瓜治渴欲饮水之霍乱，病者岂堪命乎！瑭见之屡矣，故将采《金匮》原文，备录于此。胃阳不伤不吐，脾阳不伤不泻，邪正不争不痛，营卫不乖不寒热。以不饮水之故，知其为寒多；主以理中汤（原文系理中丸，方后自注云：然丸不及汤，盖丸缓而汤速也；且恐丸药不精，故直改从汤），温中散寒。人参甘草，胃之守药；白术甘草，脾之守药；干姜能通能守，上下两泄者，故脾胃两守之；且守中有通，通中有守，以守药作通用，以通药作守用。若热欲饮水之证，饮不解渴，而吐泄不止，则主以五苓。邪热须从小便去，膀胱为小肠之下游，小肠，火腑也，五苓通前阴，所以守后阴也。太阳不开，则阳明不阖，开太阳正所以守阳明也。此二汤皆有一举两得之妙。吐利则脾胃之阳虚，汗出则太阳之阳亦虚；发热者，浮阳在外也；恶寒者，实寒在中也；四肢拘急，脾阳不荣四末；手足厥冷，中土湿而厥阴肝木来乘病者，四逆汤善救逆，故名四逆汤。人参甘草守中阳，干姜附子通中阳，人参附子护外阳，干姜甘草护中阳，中外之阳复回，则群阴退避，而厥回矣。吐利止而身痛不休者，中阳复而表阳不和也，故以桂枝汤温经络而微和之。

释义

五十一、脾胃阳气受寒湿侵袭，出现呕吐腹泻，同时兼有恶寒发热，身体疼痛，或者没有恶寒发热，仅表现为腹中疼痛，这种病称为"霍乱"。如果内寒偏重，不想喝水的，用理中汤治疗。如果表热偏重，口渴想要喝水的，用五苓散治疗。如果出现呕吐，腹泻，出汗，发热恶寒，四肢拘急，手足发冷，用四逆汤治疗。如果呕吐、腹泻已经停止，身体疼痛不止，可以用桂枝汤调和营卫。

按 霍乱多出现在长夏季节，因机体阳气虚弱、寒湿凝聚，往往病情危重，顷刻间就会危及生命。无奈现在的医生不读《金匮要略》，不知道本病病源，也不问病情轻重，一律使用藿香正气散治疗。病情较轻还可治愈，病情重就会死亡。更可笑的是，有人在藿香正气散中加黄连、麦冬，并用大量西瓜治疗口渴想饮水的霍乱患者，患者能不丧命吗？我对这些情况见得多了，故摘录《金匮要略》原文以备参考。胃阳不受伤就不会呕吐，脾阳不受损就不会腹泻，邪气与正气不抗争就不会出现疼痛，营卫之气运化正常就不会恶寒发热。患者不想饮水可知是偏于寒，用理中汤（原文是理中丸，方后有自注说：丸药疗效不如汤剂，因丸剂作用慢而汤剂作用快，并担心丸药制作不精细，故直接改为汤剂）温补中焦阳气，驱散寒邪。人参和甘草是胃中守药，白术和甘草是脾的守药，干姜既能通利又能补养，本病表现为上吐下泻，故既要补脾又要补胃，且应补中有通，通中有补，把补养药作为通利药用，把通利药作为补养药用。若患者表热重，口渴想喝水，但喝水后仍不解渴，且呕吐、腹泻不止，应用五苓散。体内邪热必从小便排出，膀胱位于小肠下游，小肠为火腑，可把热邪传到膀胱，通利膀胱就可清泄小肠之火。五苓散通前阴利小便，小便通利，大便才会成形。太阳不通则阳明不合，通太阳正是为了守阳明。五苓散、理中汤就是既开太阳又合阳明之方。呕吐、腹泻使脾胃阳气虚弱，出汗使太阳经阳气不足；发热是阳气浮于外的表现，恶寒是由于实寒之邪侵犯中焦；四肢拘急是因脾阳不足不能荣养四肢；手足发冷是由脾胃虚寒阳气虚弱，肝木趁机侵犯中焦所致，四逆汤因善治四肢厥冷而得名。方中人参、甘草可补中焦阳气，干姜、附子能温通中焦阳气，人参、附子可护体表阳气，干姜、甘草可护中焦阳气，体内阳气和体表阳气恢复，阴寒之邪就难以停留，四肢厥冷便可治愈。若呕吐、腹

泻已止，但身体仍疼痛不止，是因为中焦阳气已恢复，而体表阳气不和，故用桂枝汤温通经络，调和营卫。

◎ 方剂"五苓散"见105页。

方剂原文　理中汤方

人参　甘草　白术　干姜各三两

水八杯，煮取三杯，温服一杯，日三服。

组成用法

理中汤方

人参三两；甘草三两；白术三两；干姜三两。

人参

所有药物，加入八杯水，煎煮成三杯，趁热服用，每天服用三次。

方剂原文　四逆汤方

炙甘草二两　干姜一两半生附子一枚，去皮　加人参一两

水五茶碗，煮取二碗，分二次服。

组成用法

四逆汤方

炙甘草二两；干姜一两半；生附子一枚，去皮；人参一两。

炙甘草

所有药物，加入五茶碗水，煎煮成两碗，分两次服用。

原文

五二、霍乱兼转筋者，五苓散加防己桂枝薏仁主之；寒甚脉紧者，再加附子。

肝藏血，主筋，筋为寒湿搏急而转，故于五苓和霍乱之中，加桂枝温筋，防己急驱下焦血分之寒湿，薏仁主湿痹脚气，扶土抑木，治筋急拘挛。甚寒脉紧，则非纯阳之附子不可。

释义

五十二、霍乱兼有四肢筋肉拘急抽搐而疼痛的，用五苓散加防己桂枝薏仁方治疗，如果

寒邪重，脉象紧，再加入附子。

肝藏血，主筋脉，寒湿之邪搏击筋脉就会发生转筋。故在用五苓散治疗霍乱时，加入桂枝

温通经脉，并用防己快速祛除下焦血分的寒湿，再加薏苡仁，治疗湿痹、脚气，通过补益脾土来抑制肝木，达到治疗筋脉拘急挛缩的目的。若寒邪较重，且脉象紧，就必须用辛热温阳的附子。

○ 方剂"五苓散加防己桂枝薏仁"，即于五苓散（见105页）内加防己一两，桂枝一两半，寒邪重者加大附子一枚。将所有药物捣为细末，每次服五钱，用沸水调和服用，每天三次，病重的白天服三次，晚上服一次，能安卧就停服。

中医视频课

原文

五三、卒中寒湿，内挟秽浊，眩冒欲绝，腹中绞痛，脉沉紧而迟，甚则伏，欲吐不得吐，欲利不得利，甚则转筋，四肢欲厥，俗名发痧，又名干霍乱，转筋者，俗名转筋火，古方书不载，蜀椒救中汤主之，九痛丸亦可服；语乱者，先服至宝丹，再与汤药。

按 此证夏日湿蒸之时最多，故因霍乱而类记于此。中阳本虚，内停寒湿，又为蒸腾秽浊之气所干，由口鼻而直行中道，以致腹中阳气受逼，所以相争而为绞痛；胃阳不转，虽欲吐而不得；脾阳困闭，虽欲利而不能，其或经络亦受寒湿，则筋如转索，而后者向前矣；中阳虚而肝木来乘，则厥。俗名发痧者何？盖以此证病来迅速，或不及延医，或医亦不识，相传以钱，或用磁碗口，蘸姜汤或麻油，刮其关节，刮则其血皆分，住则复合，数数分合，动则生阳，关节通而气得转，往往有随手而愈者，刮处必现血点，红紫如沙，故名痧也。但刮后须十二时不饮水，方不再发。不然则留邪在络，稍受寒发怒，则举发矣。以其欲吐不吐，欲利不利而腹痛，故又名干霍乱。其转筋名转筋火者，以常发于夏月，夏月火令，又病迅速如火也，其实乃伏阴与湿相搏之故。以大建中之蜀椒，急驱阴浊下行，干姜温中，去人参、胶饴者，畏其满而守也，加厚朴以泻湿中浊气，槟榔以散结气，直达下焦，广皮通行十二经之气，改名救中汤，急驱浊阴，所以救中焦之真阳也。九痛丸一面扶正，一面驱邪，其驱邪之功最迅，故亦可服。再按 前吐泻之霍乱，有阴阳二证，干霍乱则纯有阴而无阳，所谓天地不通，闭塞而成冬，有若否卦之义。若语言乱者，邪干心包，故先以至宝丹，驱包络之邪也。

释义

五十三、 外感寒湿之邪，突然发病，并夹杂秽浊之气的，出现头晕目眩，腹中绞痛，脉象沉紧而迟，甚至脉伏不出，想吐又吐不出来，想排便也排不出来，更严重的还会出现筋肉拘紧抽搐，四肢发冷等症状，这种病症俗称为"发痧"，又叫作"干霍乱"，此时发生的筋肉拘紧抽搐俗称为"转筋火"，古代的医书中没有记载。可以用蜀椒救中汤治疗，也可以用九痛丸治疗；语言错乱的，先服用至宝丹，再服用前面所说的汤药。

按 这种病症在夏季湿气上蒸时发生较多，由于前面所说的霍乱与本病相似，所以记载在此处。本病症的发病原因是中焦阳气虚弱，内有寒湿停滞，又被蒸腾的秽浊之气侵犯，病邪从口鼻直接到达中焦，导致腹内阳气受阻，正邪相争而出现腹部绞痛，胃阳受损，脾阳受困，导致脾胃升降功能失调，从而导致想吐而吐不出来，想解大便而解不出来。如果经络也受到寒湿之邪的侵袭，则筋会像转动的绳索，拘挛疼痛，中焦阳气虚弱，肝木趁机克伐脾土，导致四肢发冷，这种病症为什么称为"发痧"呢？是因为这种病症发病迅速，有的来不及请医生诊治，有的连医生也不知道是什么病。相传用铜钱或瓷碗的碗口，蘸姜汤或者麻油，刮患者关节处的皮肤，刮时血液分散，不刮时血液又聚合，经过几次刮动，能起到疏通气血的作用，关节处气血通畅，则气机能够运转，往往刮完后很快就可以痊愈。由于刮过的皮肤上会出现像沙粒似的红紫血点，所以称为"发痧"。但刮后的二十四小时内不能喝水，只

有这样才不会复发。否则病邪滞留在经络，稍微感受寒邪，或者发怒，就会导致病症复发。因为本病的特点是想吐而吐不出来，想泻也泻不出来，并有剧烈腹痛，所以称为"干霍乱"。此处将转筋称为"转筋火"，是因为此病症多发生于夏季，夏季属火热当令之时，且病情发展如火势一般迅猛，但本病症并非由火热所致，而是内伏的阴邪之气和湿气相互搏结引起的。治疗选用大建中汤加减，方中用蜀椒快速祛除阴浊之邪，用干姜温中散寒，去掉原方中的人参、胶饴，是担心这两味药壅滞内守，加入厚朴燥化湿浊，槟榔驱散郁结之气，并能直达下焦，广陈皮疏通十二经的气机。该方名为救中汤，是因为本方具有迅速祛除寒湿浊阴之邪，救助中焦真阳的作用。九痛丸一面扶正，一面驱邪，祛除浊阴之邪的速度最快，所以也可以服用。另外，前面谈到上吐下泻的霍乱有阴证和阳证两种类型，而干霍乱只有阴证而无阳证，这就像天地之气不能交通，阴气闭塞而成为寒冬一样，如八卦中否卦的卦象。如果有言语错乱的表现，是邪气内犯心包所致，所以先用至宝丹，祛除心包络的邪气。

救中汤方（苦辛通法）

蜀椒三钱，炒出汗　淡干姜四钱　厚朴三钱　槟榔二钱　广皮二钱

水五杯，煮取二杯，分二次服。兼转筋者，加桂枝三钱，防己五钱，薏仁三钱。厥者加附子二钱。

组成用法

救中汤方（苦辛通法）

蜀椒三钱，炒出汗；淡干姜四钱；厚朴三钱；槟榔二钱；广皮二钱。

蜀椒

厚朴

槟榔

所有药物，加入五杯水，煎煮为两杯，分两次服用，如果兼有转筋，加入桂枝三钱，防己五钱，薏苡仁三钱；如果四肢发冷，加附子二钱。

九痛丸方（治九种心痛，苦辛甘热法）

附子三两　生狼牙一两　人参一两　干姜一两　吴茱萸一两　巴豆一两，去心熬碾如膏

蜜丸梧子大，酒下，强人初服三丸，日三服，弱者二丸。

组成用法

九痛丸方（治九种心痛，苦辛甘热法）

附子三两；生狼牙一两；人参一两；干姜一两；吴茱萸一两；巴豆一两，去皮心熬碾如膏。

附子

吴茱萸

巴豆

所有药物，用蜜调和成梧桐子大小的药丸，用酒送服，身体强壮的人服用三丸，每天服用三次，身体虚弱的人，服用两丸。

湿温

原文

五四、湿热上焦未清，里虚内陷，神识如蒙，舌滑脉缓，人参泻心汤加白芍主之。

湿在上焦，若中阳不虚者，必始终在上焦，断不内陷；或因中阳本虚，或因误伤于药，其势必致内陷。湿之中人也，首如裹，目如蒙，热能令人昏，故神识如蒙，此与热邪直入包络谵语神昏有间。里虚故用人参护里阳，白芍以护真阴；湿陷于里，故用干姜、枳实之辛通；湿中兼热，故用黄芩、黄连之苦降。此邪已内陷，其势不能还表，法用通降，从里治也。

释义

五十四、湿热之邪在上焦没有完全清除，患者正气亏虚，湿热内陷，出现神志昏蒙，舌苔滑，脉缓等，用人参泻心汤加白芍治疗。

湿热之邪在上焦时，若中焦阳气不虚则病邪始终在上焦，不会内陷生变。若中焦阳气亏虚或被药物损伤，必使邪气内陷。湿邪伤人表现为头重如裹，眼睛视物昏蒙。热邪使人神昏，所以出现神志昏蒙，这与热邪侵入心包引起的神昏谵语有所不同。由于正气亏虚，故用人参顾护中焦

阳气，白芍养护真阴；又因湿邪内陷，故用干姜、枳实温通化湿；湿邪夹杂热邪，故用黄芩、黄连这类苦寒药物清热。本证邪气已内陷，不能从表而解，只能用辛苦通降之法祛除在里的湿热。

方剂原文

人参泻心汤方（苦辛寒兼甘法）

人参二钱　干姜二钱　黄连一钱五分　黄芩一钱五分　枳实一钱
生白芍二钱

水五杯，煮取二杯，分二次服，渣再煮一杯服。

组成用法

人参泻心汤方（苦辛寒兼甘法）

  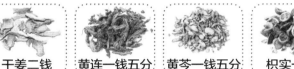

| 人参二钱 | 干姜二钱 | 黄连一钱五分 | 黄芩一钱五分 | 枳实一钱 | 生白芍二钱 |

加入五杯水，煎煮为两杯，分两次服用，药渣可加水再煎煮一次服用。

原文

五五、湿热受自口鼻，由募原直走中道，不饥不食，机窍不灵，三香汤主之。

此邪从上焦来，还使上焦去法也。

释义

五十五、湿热之邪从口鼻进入，由募原直接到达中焦脾胃，出现不知饥饿，不想吃饭，清窍阻塞而不灵活的症状，用三香汤治疗。

本条讨论的是病邪从上焦传来，再使它从上焦祛除的方法。

方剂原文

三香汤方（微苦微辛微寒兼芳香法）

栝楼皮三钱　桔梗三钱　黑山栀二钱　枳壳二钱　郁金二钱　香豉二钱　降香末三钱

水五杯，煮取二杯，分二次温服。

组成用法

三香汤方（微苦微辛微寒兼芳香法）

栝楼皮三钱；桔梗三钱；黑山栀二钱；枳壳二钱；郁金二钱；香豉二钱；降香末三钱。

桔梗

郁金

香豉

降香末

所有药物，加入五杯水，煎煮为两杯，分两次温服。

原文

五六、吸受秽湿，三焦分布，热蒸头胀，身痛呕逆，小便不通，神识昏迷，舌白，渴不多饮，先宜芳香通神利窍，安宫牛黄丸；续用淡渗分消浊湿，茯苓皮汤。

按 此证表里经络脏腑三焦，俱为湿热所困，最畏内闭外脱，故急以牛黄丸宣窍清热而护神明；但牛黄丸不能利湿分消，故继以茯苓皮汤。

释义

五十六、秽浊湿气从口鼻进入，分布于三焦，热势蒸腾、头部胀痛，身体疼痛、呕吐，小便不通，神志昏迷，舌苔白，口渴却不想喝水，应先用芳香通窍的安宫牛黄丸治疗，神志清醒后，再用淡渗利湿，分消湿浊的茯苓皮汤治疗。

按 本证是表里、经络、脏腑、三焦都被湿热之邪困阻，此时最怕出现内闭外脱之证，所以要快速用安宫牛黄丸开窍清热而固护神明，但安宫牛黄丸不能分利湿邪，所以再加用茯苓皮汤。

○ 方剂"安宫牛黄丸"见 25 页。

方剂原文

茯苓皮汤（淡渗兼微辛微凉法）

茯苓皮五钱　生薏仁五钱　猪苓三钱　大腹皮三钱　白通草三钱　淡竹叶二钱

水八杯，煮取三杯，分三次服。

组成用法

茯苓皮汤（淡渗兼微辛微凉法）

茯苓皮五钱；生薏仁五钱；猪苓三钱；大腹皮三钱；白通草三钱；淡竹叶二钱。

茯苓皮

生薏仁

猪苓

大腹皮

所有药物，加入八杯水，煎煮为三杯，分三次服用。

原文

五七、阳明湿温，气壅为哕者，新制橘皮竹茹汤主之。

按 《金匮》橘皮竹茹汤，乃胃虚受邪之治，今治湿热壅遏胃气致哕，不宜用参甘峻补，故改用柿蒂。按柿成于秋，得阳明燥金之主气，且其形多方，他果未之有也，故治肺胃之病有独胜。柿蒂乃柿之归束处，凡花皆散，凡子皆降，凡降先收，从生而散而收而降，皆一蒂为之也，治逆呃之能事毕矣。

释义

五十七、湿温病邪影响到阳明脾胃，会引起胃气壅滞而发生呃逆，用新制橘皮竹茹汤治疗。

按 《金匮要略》中的橘皮竹茹汤治的是胃虚受邪引起的呃逆。如今是治湿热壅遏胃气所致的呃逆，不宜用人参、甘草等滋补之药，应用柿蒂。柿子在秋季成熟，禀受阳明燥金的主气，且其形多为方形，这是其他果实所没有的，对治疗肺胃疾病具有独特作用。柿蒂是柿子的归束之处，一般花主升散，子主沉降，而沉降之前必先收聚，从生长到开花，从成熟到结果，都是蒂在起作用，故柿蒂能治疗呃逆。

方剂原文

新制橘皮竹茹汤（苦辛通降法）

橘皮三钱　竹茹三钱　柿蒂七枚　姜汁三茶匙，冲

水五杯，煮取二杯，分二次温服；不知，再作服。有痰火者，加竹沥、栝楼霜。有瘀血者，加桃仁。

组成用法

新制橘皮竹茹汤（苦辛通降法）

橘皮三钱；竹茹三钱；柿蒂七枚；姜汁三茶匙，冲。

橘皮

竹茹

柿蒂

所有药物，加入五杯水，煎煮成两杯，分两次趁热服用，若效果不明显，再服用一剂。痰热较重的加入竹沥、栝楼霜，有瘀血的加入桃仁。

中医视频课

原文

五八、三焦湿郁，升降失司，脘连腹胀，大便不爽，一加减正气散主之。

再按 此条与上第五十六条同为三焦受邪，彼以分消开窍为急务，此以升降中焦为定法，各因见证之不同也。

释义

五十八、湿邪郁阻三焦，导致气机升降失常，脘腹胀满。大便不爽，可用一加减正气散治疗。

再按 本条与五十六条论述的都是病邪侵犯三焦，但第五十六条的病症治疗是以开窍醒神，分利湿邪为主，本条病症的治疗是以升降中焦气机为主，这是因为二者的临床表现不同。

方剂原文

一加减正气散方

藿香梗二钱　厚朴二钱　杏仁二钱　茯苓皮二钱　广皮一钱　神曲一钱五分　麦芽一钱五分　绵茵陈二钱　大腹皮一钱

水五杯，煮二杯，再服。

组成用法

一加减正气散方

藿香梗二钱；厚朴二钱；杏仁二钱；茯苓皮二钱；广皮一钱；神曲一钱五分；麦芽一钱五分；绵茵陈二钱；大腹皮一钱。

藿香梗

厚朴

神曲

麦芽

绵茵陈

所有药物，加入五杯水，煎煮成两杯，分两次服用。

原文

五九、湿郁三焦，脘闷，便溏，身痛，舌白，脉象模糊，二加减正气散主之。

上条中焦病重，故以升降中焦为要。此条脘闷便溏，中焦证也，身痛舌白，脉象模糊，则经络证矣，故加防己急走经络中湿郁；以便溏不比大便不爽，故加通草、薏仁，利小便所以实大便也；大豆黄卷从湿热蒸变而成，能化蕴酿之湿热，而蒸变脾胃之气也。

释义

五十九、湿邪阻滞三焦，出现脘腹痞闷、大便稀溏、身体疼痛、舌苔色白、脉象模糊不清的症状，应当用二加减正气散治疗。

上条所论述的病变以中焦为主，所以应以升降中焦气机为治疗要点。本条论述的既有脘腹痞闷、大便稀溏等中焦病的表现，又有身体疼痛，舌苔白，脉象模糊等湿阻经络的表现，所以用防己迅速祛除经络中的湿邪。大便稀溏与大便不爽不同，所以加入通草、薏苡仁通过利小便而使大便成形。大豆黄卷是由湿热熏蒸而成的，所以能清热化湿，健运脾胃。

二加减正气散（苦辛淡法）

藿香梗三钱　广皮二钱　厚朴二钱　茯苓皮三钱　木防己三钱
大豆黄卷二钱　川通草一钱五分　薏苡仁三钱

水八杯，煮三杯，三次服。

组成用法

二加减正气散（苦辛淡法）

藿香梗三钱；广皮二钱；厚朴二钱；茯苓皮三钱；木防己三钱；大豆黄卷二钱；川通草一钱五分；薏苡仁三钱。

| 藿香梗 | 厚朴 | 茯苓皮 | 木防己 | 川通草 |

所有药物，加入八杯水，煎煮成三杯，分三次服用。

原文

六十、秽湿着里，舌黄脘闷，气机不宣，久则酿热，三加减正气散主之。

前两法，一以升降为主，一以急宣经隧为主；此则以舌黄之故，预知其内已伏热，久必化热，而身亦热矣，故加杏仁利肺气，气化则湿热俱化，滑石辛淡而凉，清湿中之热，合藿香所以宣气机之不宣也。

释义

六十、秽浊湿邪滞留于体内，出现舌苔发黄，胃脘痞闷，气机不能宣通，时间久了，就会酝酿化热，应该用三加减正气散治疗。

前面讲述的两种治法，一种是以升降脾胃气机为主，一种是以宣通经络祛湿为主。本条病症由于出现舌黄，可知体内有热邪内伏，日久必然会化热，所以身体也会发热，因此治疗时加入杏仁宣肺理气，肺气宣畅，才能使湿热之邪清化。方中滑石辛淡而凉，能清利湿热，配合藿香，既可化湿，又可宣通气机。

方剂原文

三加减正气散方（苦辛寒法）

藿香三钱，连梗叶　茯苓皮三钱　厚朴二钱　广皮一钱五分　杏仁三钱　滑石五钱

水五杯，煮二杯，再服。

组成用法

三加减正气散方（苦辛寒法）

藿香三钱，连梗叶；茯苓皮三钱；厚朴二钱；广皮一钱五分；杏仁三钱；滑石五钱。

茯苓皮

厚朴

广皮

杏仁

滑石

所有药物，加入五杯水，煎煮成两杯，分两次服用。

原文

六一、秽湿着里，邪阻气分，舌白滑，脉右缓，四加减正气散主之。

以右脉见缓之故，知气分之湿阻，故加草果、楂肉、神曲，急运坤阳。使足太阴之地气不上蒸手太阴之天气也。

释义

六十一、秽浊、湿邪滞留于体内，阻滞中焦气分，舌苔白滑，右手脉缓，应当用四加减正气散治疗。

由于右手脉见缓，可知湿邪困阻气分，所以方中加入草果、山楂肉、神曲祛除中焦湿邪，调节脾胃阳气，使足太阴脾的湿邪不上蒸而影响手太阴肺气。

四加减正气散方（苦辛温法）

藿香梗三钱　厚朴二钱　茯苓三钱　广皮一钱五分　草果一钱
楂肉五钱，炒　神曲二钱

　水五杯，煮二杯，渣再煮一杯，三次服。

组成用法

四加减正气散方（苦辛温法）

藿香梗三钱；厚朴二钱；茯苓三钱；广皮一钱五分；草果一钱；楂肉五钱，炒；神曲二钱。

藿香梗　　厚朴　　草果　　楂肉

所有药物，加入五杯水，煎煮成两杯，药渣可加水再煮一杯，分三次服用。

原文

六二、秽湿着里，脘闷便泄，五加减正气散主之。

　秽湿而致脘闷，故用正气散之香开；便泄而知脾胃俱伤，故加大腹运脾气，谷芽升胃气也。以上二条，应入前寒湿类中，以同为加减正气散法，欲观者知化裁古方之妙，故列于此。

释义

　六十二、秽浊、湿邪滞留于体内，出现胃脘痞闷，大便泄泻，用五加减正气散治疗。

　由于是秽浊、湿邪导致的脘闷，所以用藿香正气散芳香开通。由于大便泄泻，可知脾胃受损，所以加入大腹皮运行脾气，用谷芽升发胃气。上述两条病症应列入寒湿类中，但因为都是藿香正气散的加减应用，想使读者了解古代方剂加减的精妙之处，所以都列在这里了。

五加减正气散（苦辛温法）

　藿香梗二钱　广皮一钱五分　茯苓块三钱　厚朴二钱　大腹皮一钱五分　谷芽一钱　苍术二钱

　水五杯，煮二杯，日再服。

组成用法

五加减正气散（苦辛温法）

藿香梗二钱；广皮一钱五分；茯苓块三钱；厚朴二钱；大腹皮一钱五分；谷芽一钱；苍术二钱。

厚朴

大腹皮

谷芽

苍术

所有药物，加入五杯水，煎煮成两杯，分两次服用。

原文

六三、脉缓身痛，舌淡黄而滑，渴不多饮，或竟不渴，汗出热解，继而复热，内不能运水谷之湿，外复感时令之湿，发表攻里，两不可施，误认伤寒，必转坏证，徒清热则湿不退，徒祛湿则热愈炽，黄芩滑石汤主之。

脉缓身痛，有似中风，但不浮，舌滑不渴饮，则非中风矣。若系中风，汗出则身痛解而热不作矣；今继而复热者，乃湿热相蒸之汗，湿属阴邪，其气留连，不能因汗而退，故继而复热。内不能运水谷之湿，脾胃困于湿也；外复受时令之湿，经络亦困于湿矣。倘以伤寒发表攻里之法施之，发表则诛伐无过之表，阳伤而成痉；攻里则脾胃之阳伤，而成洞泄寒中，故必转坏证也。湿热两伤，不可偏治，故以黄芩、滑石、茯苓皮清湿中之热，蔻仁、猪苓宣湿邪之正，再加腹皮、通草，共成宣气利小便之功，气化则湿化，小便利则火腑通而热自清矣。

释义

六十三、脉象缓，身体疼痛，舌苔淡黄而滑，口渴却饮水较少，或者不觉口渴，汗出后，热势减退，但不久又继续发热，这是由于脾胃不能运化水谷而产生湿邪，同时又外感时令的湿邪，内外湿邪相合而致病。发汗解表、通下攻里的方法都不可以使用，若误按伤寒来治疗，必然会转成更难治疗的病症。如果只单纯地清热，则湿邪不能祛除，若指祛湿，则热邪更胜。

所以应该用湿热同治的黄芩滑石汤治疗。

脉象缓、身体疼痛等症状，与伤寒中风相似，但脉象不浮，舌苔滑腻，口不渴，饮水少，可知这并不是中风证。如果是中风证，汗出后，身体的疼痛应该解除，同时热势减退。现在热势减退后不久又发热，这是因为湿热相争引发的出汗，湿为阴邪，邪气流连难去，不能通过出汗完全解除，因此热退后又发热。在内脏腑不能正常运化水谷，脾胃被湿邪困阻；在外又感受时令湿邪，困阻经脉。如果用治疗伤寒的解表攻下法治疗本证，解表就会损伤正常的肌表，导致阳气损伤而形成痓病；攻下则会损伤脾胃阳气，形成虚寒内盛，泄泻不止的病症。本证既有湿邪，又有热邪，不能只治疗一种，必须两者同治，所以用黄芩、滑石、茯苓皮清解湿中之热，用豆蔻仁、猪苓宣化湿邪，再加入大腹皮、通草宣气化湿，通利小便，通过宣发气机来化湿邪，小便通利则小肠火腑的热邪也能得以清化。

黄芩滑石汤方（苦辛寒法）

黄芩三钱　滑石三钱　茯苓皮三钱　大腹皮二钱　白蔻仁一钱　通草一钱　猪苓三钱

水六杯，煮取二杯，渣再煮一杯，分温三服。

组成用法

黄芩滑石汤方（苦辛寒法）

黄芩三钱；滑石三钱；茯苓皮三钱；大腹皮二钱；白蔻仁一钱；通草一钱；猪苓三钱。

黄芩

滑石

白蔻仁

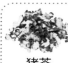
猪苓

加入六杯水，煎煮成两杯，药渣加入水可再煎一杯，趁热分三次服用。

原文

六四、阳明湿温，呕而不渴者，小半夏加茯苓汤主之；呕甚而痞者，半夏泻心汤去人参、干姜、大枣、甘草加枳实、生姜主之。

呕而不渴者，饮多热少也，故主以小半夏加茯苓，逐其饮而呕自止。呕而兼痞，热邪内陷，与饮相抟，有固结不通之患，故以半夏泻心，去参、姜、甘、枣之补中，加枳实、生姜之宣胃也。

释义

六十四、阳明湿温，出现呕吐，不口渴的症状，用小半夏加茯苓汤治疗。如果呕吐严重而兼有胃脘痞闷的，用半夏泻心汤去掉人参、干姜、大枣、甘草，加入枳实、生姜治疗。

呕吐而不口渴，说明饮邪重，热邪轻，用小半夏加茯苓汤，祛除饮邪，呕吐自然就会停止。呕吐且兼有脘腹胀满，说明热邪内陷，并与饮邪相互搏结，两者锢结在中焦，形成上下不通的病势，所以用半夏泻心汤去掉人参、干姜、大枣、甘草等温补中焦阳气的药物，加入枳实、生姜宣通胃气。

方剂原文

小半夏加茯苓汤

半夏六钱　茯苓六钱　生姜四钱

水五杯，煮取二杯，分二次服。

组成用法

小半夏加茯苓汤

| 半夏六钱 | 茯苓六钱 | 生姜四钱 |

所有药物，加入五杯水，煎煮成两杯，分两次服用。

方剂原文

半夏泻心汤去人参干姜甘草大枣加枳实生姜方

半夏六钱　黄连二钱　黄芩三钱　枳实三钱　生姜三钱

水八杯，煮取三杯，分三次服，虚者复纳人参、大枣。

组成用法

半夏泻心汤去人参干姜甘草大枣加枳实生姜方

　　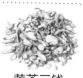　　

| 半夏六钱 | 黄连二钱 | 黄芩三钱 | 枳实三钱 | 生姜三钱 |

加入八杯水，煎煮成三杯，分三次服用，体质虚弱的患者可加入人参、大枣。

原文

　　六五、湿聚热蒸，蕴于经络，寒战热炽，骨骱烦疼，舌色灰滞，面目萎黄，病名湿痹，宣痹汤主之。

　　经谓：风寒湿三者合而为痹。《金匮》谓：经热则痹。盖《金匮》诚补《内经》之不足。痹之因于寒者固多，痹之兼乎热者，亦复不少，合参二经原文，细验于临证之时，自有权衡。本论因载湿温而类及热痹，见湿温门中，原有痹证，不及备载痹证之全，学人欲求全豹，当于《内经》、《金匮》、喻氏、叶氏以及宋元诸名家，合而参之自得。大抵不越寒热两条，虚实异治。寒痹势重而治反易，热痹势缓而治反难，实者单病躯壳易治，虚者兼病脏腑夹痰饮腹满等证，则难治矣，犹之伤寒两感也。此条以舌灰目黄，知其为湿中生热，寒战热炽，知其在经络；骨骱疼痛，知其为痹证。若泛用治湿之药，而不知循经入络，则罔效矣。故以防己急走经络之湿，杏仁开肺气之先，连翘清气分之湿热，赤豆清血分之湿热，滑石利窍而清热中之湿，山栀肃肺而泻湿中之热，薏苡淡渗而主挛痹，半夏辛平而主寒热，蚕砂化浊道中清气，痛甚加片子姜黄、海桐皮者，所以宣络而止痛也。

释义

六十五、湿热之邪聚集上蒸，蕴藏于经络之中，使经络受阻熏灼，出现高热而又怕冷发抖的症状，骨骼关节疼痛剧烈而使心中烦躁，舌苔色灰质腻，面目姜黄，这种病称为"湿痹"，应用宣痹汤治疗。

《内经》中说，风、寒、湿三邪一起侵犯人体就会形成痹证。《金匮要略》中说，经热则痹。此说法实际上补充了《内经》的疏漏之处。痹证虽然多由寒邪引起，但湿热引起的痹证也不少。结合《金匮要略》和《内经》原文，在临床治疗时仔细体会，自然就能掌握。本书因论述湿温病而涉及热痹，湿温门中原就包括痹证，但本书未对痹证进行全面论述，学医者若想全面了解痹证的证候特点和治疗方法，结合《内经》《金匮要略》、喻嘉言、叶天士，以及宋元时期医学名家的论述，综合参照，定有所得。痹证不外乎寒、热两条，应根据虚、实分别治疗。寒痹病情较重但治疗较容易；热痹病情较缓，但治疗相对困难。实证的病位仅在肢体，容易治疗；虚证出现了脏腑病变，兼有痰饮腹满很难治疗，这就像伤寒的两感证一样。本条有舌灰、目黄的症状，可知湿邪已化热；寒战高热，可知病变在经络；全身骨骼关节疼痛，可知是痹证。如果泛泛地用祛湿药物而不疏通经络，是无效的，所以用防己祛除经络中的湿邪，杏仁开通肺气，连翘清解气分湿热，赤小豆清解血分湿热，滑石通利小便，清热中之湿，山栀清泻肺气而泻湿中之热，薏苡仁淡渗利湿，能治疗筋骨拘急挛痛，半夏性味辛平，可治疗寒热不调，蚕砂能化浊生清，如果疼痛严重，则加姜黄、海桐皮宣络止痛。

宣痹汤方（苦辛通法）

防己五钱　杏仁五钱　滑石五钱　连翘三钱　山栀三钱　薏苡五钱　半夏三钱，醋炒　晚蚕砂三钱　赤小豆皮三钱

水八杯，煮取三杯，分温三服。痛甚加片子姜黄二钱，海桐皮三钱。

组成用法

宣痹汤方（苦辛通法）

防己五钱；杏仁五钱；滑石五钱；连翘三钱；山栀三钱；薏苡五钱；半夏三钱，醋炒；晚蚕砂三钱；赤小豆皮三钱。

防己

杏仁

滑石

连翘

加八杯水，煎煮成三杯，分三次服，若骨节疼痛严重，加姜黄二钱，海桐皮三钱。

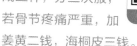

中医视频课

原文

六六、湿郁经脉，身热身痛，汗多自利，胸腹白疹，内外合邪，纯辛走表，纯苦清热，皆在所忌，辛凉淡法，薏苡竹叶散主之。

上条但痹在经脉，此则脏腑亦有邪矣，故又立一法。汗多则表阳开，身痛则表邪郁，表阳开而不解表邪，其为风湿无疑，盖汗之解者寒邪也，风为阳邪，尚不能以汗解，况湿为重浊之阴邪，故虽有汗不解也。学人于有汗不解之证，当识其非风则湿，或为风湿相搏也。自利者小便必短，白疹者，风湿郁于孙络毛窍。此湿停热郁之证，故主以辛凉解肌表之热，辛淡渗在里之湿，俾表邪从气化而散。里邪从小便而驱，双解表里之妙法也，与下条互勘自明。

释义

六十六、湿邪郁滞在经脉中，出现身体发热、疼痛，出汗多、大便泄泻，胸腹部有白疹的症状，这说明是体内湿邪与外感湿邪相结合而致病。在治疗时不能单纯用辛味的药物发散表肌，也不可单纯用苦寒药清热，应该用辛凉甘淡的薏苡竹叶散治疗。

上条论述的病症是经络痹阻，本条论述的是脏腑也有湿热之邪，所以治疗需重新立法。汗出得多，说明体表阳气疏通，身体疼痛是邪气郁滞在肌表，属于风湿证。寒邪会随汗出而邪解，风属阳邪，尚且不能随汗而解，何况湿是重浊的阴邪，所以病邪不会随出汗而解。学医的人应该知道汗出而病邪不解的病症，不是风邪就是湿邪，或者是风湿相搏。大便泄泻的，必然小便短小，胸腹部出现白疹，是风湿之邪郁阻体表孙络、毛窍所致。本证为湿邪内停，热邪郁结的证候，所以用辛凉的药物来清解肌表的邪热，辛淡渗利的药物来解在里的湿邪，使在表的病邪通过气化从表透散，在里的湿邪从小便排出。这种表里双解的方法与下条病例相互参照，就可以明白了。

方剂原文

薏苡竹叶散方

薏苡五钱　　竹叶三钱　　飞滑石五钱　　白蔻仁一钱五分　　连翘三钱　　茯苓块五钱　　白通草一钱五分

共为细末，每服五钱，日三服。

薏苡竹叶散方

薏苡五钱；竹叶三钱；飞滑石五钱；白蔻仁一钱五分；连翘三钱；茯苓块五钱；白通草一钱五分。

薏苡

竹叶

飞滑石

白蔻仁

白通草

所有药物，研磨成细末，每次服用五钱，每日服用三次。

原文

六七、风暑寒湿，杂感混淆，气不主宣，咳嗽头胀，不饥舌白，肢体若废，杏仁薏苡汤主之。

杂感混淆，病非一端，乃以气不主宣四字为扼要。故以宣气之药为君。既兼雨湿中寒邪，自当变辛凉为辛温。此条应入寒湿类中，列于此者，以其为上条之对待也。

释义

六十七、风、暑、寒、湿四种邪气，相互混杂侵犯人体，导致气机不宣畅，出现咳嗽、头胀，没有饥饿感，舌苔白腻，肢体无力犹如残废的症状，用杏仁薏苡汤治疗。

多种邪气混在一起侵袭人体，病情必然复杂，本证以"气不主宣"为主要病机。因此治疗要以宣化气机为主。由于雨湿中兼有寒邪，故治疗时应改辛凉法为辛温法。此条本应列入寒湿类，放在湿温病中是为了和上条对比。

方剂原文

杏仁薏苡汤（苦辛温法）

杏仁三钱　薏苡三钱　桂枝五分　生姜七分　厚朴一钱　半夏一钱五分　防己一钱五分　白蒺藜二钱

水五杯，煮三杯，渣再煮一杯，分温三服。

组成用法

杏仁薏苡汤（苦辛温法）

杏仁三钱；薏苡三钱；桂枝五分；生姜七分；厚朴一钱；半夏一钱五分；防己一钱五分；白蒺藜二钱。

杏仁

薏苡

桂枝

半夏

所有药物，加入五杯水，煎煮成三杯，药渣加水再煮一杯，分三次温服。

中医视频课

原文

六八、暑湿痹者，加减木防己汤主之。

此治痹之祖方也。风胜则引，引者（吊痛掣痛之类，或上或下，四肢游走作痛，经谓行痹是也）加桂枝、桑叶。湿胜则肿，肿者加滑石、萆薢、苍术。寒胜则痛，痛者加防己、桂枝、姜黄、海桐皮。面赤口涎自出者，重加石膏、知母。绝无汗者，加羌活、苍术，汗多者加黄芪、炙甘草。兼痰饮者，加半夏、厚朴、广皮。因不能备载全文，故以祖方加减如此，聊示门径而已。

释义

六十八、受暑湿之邪侵袭形成的痹症，应当使用加减木防己汤治疗。

这是治疗痹症的基础方。风气较重就会牵引掣痛（引是指肢体吊痛、掣痛，或出现在身体上部，或出现在身体下部，疼痛在四肢游走，这就是内经中所说的行痹），可加入桂枝、桑叶治疗；湿气较重则会出现肿胀，可加入滑石、萆薢、苍术治疗；寒邪较重则会引发疼痛，有疼痛者应加入防己、桂枝、姜黄、海桐皮；面部发红，口角流涎，可知胃热较重，可重用石膏、知母。如果全身都不出汗，可加入羌活、苍术。如果出汗较多，加入黄芪、炙甘草。如果兼有痰饮，加入半夏、厚朴、广陈皮。由于不能将治疗痹症的全文都记载于此，所以通过对基本方的加减来说明治疗痹症的原则。

方剂原文

加减木防己汤（辛温辛凉复法）

防己六钱　桂枝三钱　石膏六钱　杏仁四钱　滑石四钱　白通草二钱　薏苡仁三钱

水八杯，煮取三杯，分温三服。见小效不即退者，加重服，日三夜一。

组成用法

加减木防己汤（辛温辛凉复法）

防己六钱；桂枝三钱；石膏六钱；杏仁四钱；滑石四钱；白通草二钱；薏苡仁三钱。

防己

桂枝

石膏

杏仁

白通草

薏苡仁

所有药物，加入八杯水，煎煮成三杯，分三次温服。服药后有一些效果，但仍疼痛的，加重剂量再服，白天三次，晚上一次。

原文

六九、湿热不解，久酿成疸，古有成法，不及备载，聊列数则，以备规矩（下疟、痢等证仿此）。

本论之作，原补前人之未备，已有成法可循者，安能尽录。因横列四时杂感，不能不列湿温，连类而及，又不能不列黄胆、疟、痢，不过略标法则而已。按 湿温门中，其证最多，其方最伙；盖土居中位，秽浊所归，四方皆至，悉可兼证，故错综参伍，无穷极也。即以黄疸一证而言，《金匮》有辨证三十五条，出治一十二方，先审黄之必发不发，在于小便之利与不利；疸之易治难治，在于口之渴与不渴；再察瘀热入胃之因，或因外并，或因内发，或因食谷，或固酤酒，或因劳色，有随经蓄血，入水黄汗；上盛者一身尽热，下郁者小便为难；又有表虚里虚，热除作哕，火劫致黄。知病有不一之因，故治有不紊之法：于是脉弦胁痛，少阳未罢，仍主以和；渴饮水浆，阳明化燥，急当泻热；湿在上，以辛散，以风胜；湿在下，以苦泄，以淡渗；如狂蓄血，势以必攻；汗后溺白，自宜投补；酒客多蕴热，先用清中，加之分利，后必顾其脾阳；女劳有秽浊，始以解毒，继以滑窍，终当峻补真阴；表虚者实卫，里虚者建中；入水火劫，以及治逆变证，各立方论，以为后学津梁。至寒湿在里之治，阳明篇中，惟见一则，不出方论，指人以寒湿中求之。盖脾本畏木而喜风燥，制水而恶寒湿。今阴黄一证，寒湿相搏，譬如卑监之土，须暴风日之阳，纯阴之病，疗以辛热无疑，方虽不出，法已显然。奈丹溪云：不必分五疸，总是如盦酱相似。以为得治黄之扼要，殊不知以之治阳黄，犹嫌其混，以之治阴黄，恶乎可哉！喻嘉言于阴黄一证。竟谓仲景方论亡失，恍若无所循从。惟罗谦甫具有卓识，力辨阴阳，遵仲景寒湿之旨，出茵陈四逆汤之治。瑭于阴黄一证，究心有年，悉用罗氏法而化裁之，无不应手取效。间有始即寒湿，从太阳寒水之化，继因其人阳气尚未十分衰败，得燥热药数帖，阳明转燥金之化而为阳证者，即从阳黄例治之。

释义

六十九、湿热滞留在体内久久不能清解，时间长了就会形成黄疸。古代医书中已有现成的治法，此处不再详细论述，只列几条作为参考（以下所论述的疟疾、痢疾等病症都可参考此例）。

我撰写这本书的目的，是为了补充前人不完备的地方，如果前人已有现成的治法可以参考使用，就没有必要将这些内容全部记录在这里。谈论到感受四时邪气，就必然会讨论到湿温病，对于性质相类似的黄疸、疟疾、痢疾等病症也就一起讨论了，但仅仅是简略说明其治法而已。在湿温门中，病症种类最多，所用的方剂也非常多，这是因为脾胃属土，居于中焦，各种秽浊邪气都可侵犯脾胃，而且许多病症在发展过程中也会传入脾胃，从而出现各种各样的兼证，所以说湿温病的证候错综复杂，难以一一叙述。以黄疸这一病症为例，《金匮要略》中对黄疸进行辨证论治的条文有三十五条，方剂有十二首。首先提出黄疸是否发生，取决于小便是否通利；黄疸易治或者难治，要看口渴或不渴。其次审查瘀热入胃的原因，有的是外邪侵袭，有的是由内而发，有的是饮食停滞，有的是饮酒过度，有的是因为房事过度，有的是病邪随经络运行停滞于下焦而形成的蓄血证，有的是因为出汗后沐浴导致汗液发黄。火热亢盛于上会使全身发热，病邪郁阻于下会使小便困难。另外表里俱虚，热退后胃气虚弱，呃逆不止，误用艾灸、温针等强迫发汗，而形成黄疸。了解了黄疸发生的不同原因，治疗时，就可以针对具体的病因采用相应的治法：脉象弦，胁肋部疼痛的，属于少阳病症还未解除，要以和解为主的方法治疗；口渴而饮水过多，是阳明经燥热的表现，采用清热泻火的方法治疗；湿邪在上焦的，用辛味药宣散利湿，多用祛风药物；湿邪在下焦的，治疗以苦泄为主，多用淡渗药物。

蓄血证而神志发狂的，必须使用攻逐的方法。出汗后，小便转为青白色，可用温补法治疗。饮酒过度的人，体内大多有蕴热，应先清解中焦邪热，再配合分利湿邪，顾护脾胃。房事过度的人，大多挟有秽浊邪气，治疗时应先以清热解毒为主，再用通利下窍的方法，最后用大量滋补的药物调理真阴。表虚的治疗以顾护肌表，充实卫气为主。里虚的治疗以扶助中焦阳气为主。因出汗后沐浴或误用火劫发汗以及其他错误治疗所产生的黄疸，也都有论述和治疗的方剂，为后世学医的人确立了典范。对于寒湿入里所引起的黄疸，仅在《伤寒论》阳明篇中记载一例，但没有方剂，这是在提醒人们可在寒湿类病症中寻求治法。脾土的性质是害怕肝木克伐，喜欢风性干燥，能运化水湿，却又厌恶寒湿困阻。现在所说的阴黄病症，是由于寒湿相互搏结引起的，就像是土中的湿气过盛，必须风吹日晒才能干燥，治疗纯阴之证，必须要用辛热的药物治疗，虽然没有具体的处方，但治疗方法已经非常清楚了。可是朱丹溪认为不必具体区分为五种黄疸，因为黄疸的形成过程与酝酿成酱的道理相似，他以为找到了治疗黄疸的基本方法，殊不知用这种方法治疗阳黄，尚且过于笼统含糊，若再以这种方法治疗阴黄，是非常可怕的。对于阴黄证的治疗，喻嘉言认为张仲景的论述和处方已经失传，似乎无所遵循了。只有罗谦甫独具慧眼，极力主张要辨别阳黄和阴黄，根据张仲景"于寒湿中求之"的宗旨，提出用茵陈四逆汤治疗阴黄。我对这阴黄病症研究了许多年，都是采用罗谦甫的治法加减化裁，没有不见效的。偶尔有患者开始时是寒湿的表现，是太阳寒水所化，但阳气尚未完全衰竭，用几剂温热药之后，寒湿就化燥生热转为阳黄证了，在按照阳黄的治法来处理就可以了。

　　七十、夏秋疸病，湿热气蒸，外干时令，内蕴水谷，必以宣通气分为要。失治则为肿胀。由黄疸而肿胀者，苦辛淡法，二金汤主之。

　　此揭疸病之由，与治疸之法，失治之变，又因变制方之法也。

释义

　　七十、夏秋季节发生的黄疸病，多是由湿热之邪蕴蒸而形成的。一方面感受夏秋季节的外在湿邪，一方面体内不能运化水谷，而蕴湿生热，治疗必须要以宣通气分为主，治疗不当就会全身肿胀，由黄疸导致的肿胀，应该用苦泄辛散、淡渗利湿的二金汤治疗。

　　本条解释了黄疸产生的原因，治疗方法，以及治疗不当产生的并发症，并根据病情变化制定治疗方法。

方剂原文

二金汤方（苦辛淡法）

　　鸡内金五钱　　海金沙五钱　　厚朴三钱　　大腹皮三钱　　猪苓三钱　白通草二钱

　　水八杯，煮取三杯，分三次温服。

组成用法

二金汤方（苦辛淡法）

| 鸡内金五钱 | 海金沙五钱 | 厚朴三钱 | 大腹皮三钱 | 猪苓三钱 | 白通草二钱 |

　　所有药物，加入八杯水，煎煮成三杯，分三次温服。

　　七一、诸黄疸小便短者，茵陈五苓散主之。

　　沈氏目南云：此黄胆气分实证，通治之方也。胃为水谷之海，营卫之源，风入胃家气分，风湿相蒸，是为阳黄；湿热流于膀胱，气郁不化，则小便不利，当用五苓散宣通表里之邪，茵陈开郁而清湿热。

七十一、各种黄疸，出现小便短少的症状，用茵陈五苓散治疗。

沈目南说，茵陈五苓散是治黄疸气分实证的通用方。胃为五谷之海，是营卫之气的源头，风邪入胃之气分，与胃中水谷湿热相互蕴蒸，形成阳黄。湿热向下流向膀胱造成气机郁滞、气化失常，则导致小便不利。用五苓散宣通表里邪气，茵陈蒿开散郁结而清热利湿。

○ 方剂"茵陈五苓散"即于五苓散（见105页）内加茵陈末十分。将所有药物研成细末，混合均匀，每次服用三钱，每日服三次。

原文

七十二、黄疸脉沉，中痞恶心，便结溺赤，病属三焦里证，杏仁石膏汤主之。

前条两解表里，此条统治三焦，有一纵一横之义。杏仁、石膏开上焦，姜、半开中焦，枳实则由中驱下矣，山栀通行三焦，黄柏直清下焦。凡通宣三焦之方，皆扼重上焦，以上焦为病之始入，且为气化之先，虽统宣三焦之方，而汤则名杏仁石膏也。

释义

七十二、黄疸出现脉象沉，脘腹痞满，恶心，大便秘结，小便黄赤的症状，属于湿热弥漫三焦的里证，可以用杏仁石膏汤治疗。

前一条采用表里双解的方法，本条是上、中、下三焦同治的方法，两者分别从一横一纵的角度加以论述。方中杏仁、石膏宣散上焦，生姜、半夏宣通中焦，枳实使中焦病邪趋向下焦，山栀通利三焦，黄柏清下焦湿热。凡治三焦之方，治疗重点都在上焦，这是因为上焦是病邪最初侵入之处，是气化的关键部位，故本方虽是治疗三焦，但仍以杏仁石膏命名。

杏仁石膏汤方（苦辛寒法）

杏仁五钱　石膏八钱　半夏五钱　山栀三钱　黄柏三钱　枳实汁每次三茶匙，冲　姜汁每次三茶匙，冲

水八杯，煮取三杯，分三次服。

组成用法

杏仁石膏汤方（苦辛寒法）

杏仁五钱；石膏八钱；半夏五钱；山栀三钱；黄柏三钱；枳实汁每次三茶匙，冲；姜汁每次三茶匙，冲。

| 杏仁 | 石膏 | 半夏 | 山栀 | 黄柏 |

所有药物，加入八杯水，煎煮为三杯药汁，分三次服用。

原文

七三、素积劳倦，再感湿温，误用发表，身面俱黄，不饥溺赤，连翘赤豆饮煎送保和丸。

前第七十条，由黄而变他病，此则由他病而变黄，亦遥相对待。证系两感，故方用连翘赤豆饮以解其外，保和丸以和其中，俾湿温、劳倦、治逆，一齐解散矣。保和丸苦温而运脾阳，行在里之湿；陈皮、连翘由中达外，其行湿固然矣。兼治劳倦者何？经云：劳者温之。盖人身之动作云为，皆赖阳气为之主张，积劳伤阳。劳倦者，困劳而倦也，倦者，四肢倦怠也。脾主四肢，脾阳伤，则四肢倦而无力也。再肺属金而主气，气者阳也；脾属土而生金，阳气虽分内外，其实特一气之转输耳。劳虽自外而来，外阳既伤，则中阳不能独运，中阳不运，是人之赖食湿以生者，反为食湿所困，脾即困所食湿，安能不失牝马之贞，而上承乾健乎！古人善治劳者，前则有仲景，后则有东垣，均从此处得手。奈之何后世医者，但云劳病，辄用补阴，非惑于丹溪一家之说哉！本论原为外感而设，并不及内伤，兹特因两感而略言之。

释义

七十三、长期过度劳累，又受湿温之邪侵袭，错误使用发汗解表的方法，而出现身体、面部发黄，没有饥饿感，小便短赤的症状，用连翘赤豆饮煎汤后送服保和丸治疗。

前面第七十条讨论的是由黄疸转变为其他病症的治法，本条讲的是由其他疾病转变为黄疸的病症，这两条可相互参照。本条病症的病因是脾胃内伤和外感湿热两方面，所以治疗用连翘赤豆饮清解外感湿热，用保和丸调和脾胃，化去在里的湿邪，使湿热之邪、劳倦内伤以及误治后产生的症状一起解除。保和丸性味苦温，

能温运脾胃阳气，祛除体内湿邪；陈皮、连翘可使病邪由内达外，也能祛除湿邪。但为什么还能治疗劳倦内伤呢？《内经》中说，劳倦内伤的病症要用温药治疗。这是因为人体的一切活动行为，都依赖于阳气运行来推动，长期过度劳累必然耗损阳气。所谓劳倦是因为劳累而疲倦，倦是指四肢倦怠无力。脾主四肢，脾胃阳气受到损伤，必然会使四肢倦怠无力。再者，肺属金主全身之气，气属阳，脾属土，土可生金，所以阳与气虽然有在里在外的区别，但都是依靠气来传输转运。劳倦会损伤体表的阳气，外阳若是受到损伤，则在里的阳气也不能独自

温化运转了。在里的阳气不能温运，使得本来是人体赖以生存的水谷津液，反而成了困阻脾胃的水湿邪气。脾胃被水湿邪气所困，怎么能不失去原有的功能呢？古代善于治疗劳倦的医家中，前有张仲景，后有李东垣，他们都是从调理脾胃入手的。奈何后世的医生一提到劳倦

内伤，就立刻采用补阴的方法，这不是被朱丹溪一派的理论所误导吗？本书原本是为论述外感疾病而写，并不涉及内伤，现因出现了内伤合并外感的情况，因而对劳倦内伤稍加论述。

连翘赤豆饮方（苦辛微寒法）

连翘二钱　山栀一钱　通草一钱　赤豆二钱　花粉一钱　香豆豉一钱

煎送保和丸三钱。

保和丸方（苦辛温平法）　山楂　神曲　茯苓　陈皮　莱菔子　连翘　半夏

组成用法

连翘赤豆饮方（苦辛微寒法）

连翘二钱

山栀一钱

通草一钱

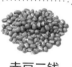
赤豆二钱

花粉一钱

香豆豉一钱

所有药物，煎煮成汤药，送服保和丸三钱。

保和丸是苦辛温平法，方中药物为山楂、神曲、茯苓、陈皮、莱菔子、连翘和半夏。

原文

七四、湿甚为热，疟邪痞结心下，舌白口渴。烦躁自利，初身痛，继则心下亦痛，泻心汤主之。

此疟邪结心下气分之方也。

释义

七十四、湿邪较为严重的，郁久化热，疟疾邪气聚结在心下而导致痞满，出现舌苔白、口渴、烦躁不安、大便泄泻等症状。疾病初起时，

身体疼痛，接着心下疼痛，应当用泻心汤治疗。

泻心汤是治疗疟疾邪气结于心下的方法。

● 方剂"泻心汤"见 98 页。

原文

七五、疮家湿疟，忌用发散，苍术白虎汤加草果主之。

《金匮》谓疮家忌汗，发汗则病痉。盖以疮者血脉间病，心主血脉，血脉必虚而热，然后成疮；既成疮以后，疮脓又系血液所化，汗为心液，由血脉而达毛窍，再发汗以伤其心液，不痉何待！故以白虎辛凉重剂，清阳明之热湿，由肺卫而出；加苍术、草果，温散脾中重滞之寒湿，亦由肺卫而出。阳明阳土，清以石膏、知母之辛凉；太阴阴土，温以苍术、草果之苦温；适合其脏腑之宜，矫其一偏之性而已。

释义

七十五、平时患有疮疡的患者，又受湿热疟疾邪气的侵袭，禁忌使用发散法治疗，应当用苍术白虎汤加草果治疗。

《金匮要略》中说，患有疮疡的病患，禁忌用发汗法治疗，误用发汗法会导致痉病。这是因为，疮疡是血脉之间的病变，心主血脉，如果血脉虚而邪热重，必然会形成疮疡。形成疮疡以后，脓液又是由血液所化生。汗液是心之液，由血脉而外达皮毛，如果再误用发汗的方法治疗，必然会损伤心液，心液受损，怎么能不发生痉病呢？所以用白虎汤辛凉重剂，清解阳明的湿热之邪，并且使湿热之邪由肺卫透达于外。再加上苍术、草果温散脾胃中积滞的寒湿，使其也从肺胃而出。阳明胃属阳土，用石膏、知母等辛凉的药物清泻，太阴脾属阴土，用苍术、草果等药物苦温燥湿。上述治法与脏腑的特点一致，并能矫正病邪的偏盛。

◎ **方剂"苍术白虎汤加草果"即在白虎汤（见16页）内加苍术、草果。**

原文

七六、背寒，胸中痞结，疟来日晏，邪渐入阴，草果知母汤主之。

此素积烦劳，未病先虚，故伏邪不肯解散，正阳馁弱，邪热固结。是以草果温太阴独胜之寒，知母泻阳明独胜之热，厚朴佐草果泻中焦之湿蕴，合姜、半而开痞结，花粉佐知母而生津退热；脾胃兼病，最畏木克，乌梅、黄芩清热而和肝；疟来日晏，邪欲入阴，其所以升之使出者，全赖草果。

释义

七十六、背部寒冷，胸中痞满胀闷，疟疾发作的时间逐渐推迟，这是邪气逐渐深入阴分的缘故，用草果知母汤治疗。

由于长期劳累，虽未患疟疾，但身体已经很虚弱了，所以得病后，病邪潜伏于体内，不容易祛散。由于阳气虚弱，湿热痼结，所以选用草果温散太阴脾的寒湿，知母清泻阳明亢盛的邪热，厚朴配合草果清泻中焦的寒湿，半夏、姜汁开通痞结，花粉配合知母生津养阴退热。脾胃同病时，最怕肝木克伐，所以用乌梅、黄

芩清热而和肝。疟疾发作的时间逐渐推迟，说明病邪将要进入阴分，要使病邪能够升提而出，全要依靠草果。

方剂原文

草果知母汤方（苦辛寒兼酸法）

草果一钱五分　知母二钱　半夏三钱　厚朴二钱　黄芩一钱五分
乌梅一钱五分　花粉一钱五分　姜汁五匙，冲

水五杯，煮取二杯，分二次温服。

组成用法

草果知母汤方（苦辛寒兼酸法）

草果一钱五分；知母二钱；半夏三钱；厚朴二钱；黄芩一钱五分；乌梅一钱五分；花粉一钱五分；姜汁五匙，冲。

| 草果 | 知母 | 半夏 | 厚朴 | 黄芩 | 乌梅 |

所有药物，加入五杯水，煎煮成两杯，分两次温服。

原文

　　七七、疟伤胃阳，气逆不降，热劫胃液，不饥不饱，不食不便，渴不欲饮，味变酸浊，加减人参泻心汤主之。

　　此虽阳气受伤，阴汁被劫，恰偏于阳伤为多。故救阳立胃基之药四，存阴泻邪热之药二，喻氏所谓变胃而不受胃变之法也。

释义

　　七十七、疟疾邪气损伤胃阳，导致胃气上逆，不得通降，热邪又损伤胃阴，出现不知饥饱、没有食欲，不解大便，口渴不想喝水，口中发酸不清爽，应该用加减人参泻心汤治疗。

　　本条所论述的病症，既有阳气损伤，又有阴液耗损，但以阳气损伤为主，所以本方中救助阳气，顾护胃阳根基的有四味药，保存胃阴而清热泻火的药物有两味药。这就是喻嘉言所说的治疗胃的病变，不一定用治胃的方法，可通过清肝胆，而达到治胃的目的。

加减人参泻心汤（苦辛温复咸寒法）

人参二钱　黄连一钱五分　枳实一钱　干姜一钱五分　生姜二钱

牡蛎二钱

水五杯，煮取二杯，分二次温服。

组成用法

加减人参泻心汤（苦辛温复咸寒法）

| 人参二钱 | 黄连一钱五分 | 枳实一钱 | 干姜一钱五分 | 生姜二钱 | 牡蛎二钱 |

所有药物，加入五杯水，煎煮成二杯，分二次温服。

原文

七八、疟伤胃阴，不饥不饱，不便，潮热，得食则烦热愈加，津液不复者，麦冬麻仁汤主之。

暑湿伤气，疟邪伤阴，故见证如是。此条与上条不饥不饱不便相同。上条以气逆味酸不食辨阳伤，此条以潮热得食则烦热愈加定阴伤也。阴伤既定，复胃阴者莫若甘寒，复酸味者，酸甘化阴也。两条胃病，皆有不便者何？九窍不和，皆属胃病也。

释义

七十八、疟邪损伤胃阴，出现不知饥饱，不解大便，潮热，进食后心烦、发热更加明显，这是津液未能恢复所致，用麦冬麻仁汤治疗。

暑湿损伤胃气，疟邪损伤胃阴，所以才出现上述症状。本条与上条的不知饥饱，不解大便等症状相同。上条是以胃气上逆，口中有酸腐感来辨别胃阳受伤，本条是从潮热，进食后心烦和发热加重来辨别胃阴受伤。既然确定了是阴液受损，恢复胃阴最好用甘寒养阴，再加入酸味的药物，使酸味和甘味药物相配合加强养阴的作用。上面论述的两条疟邪伤胃的病症，为什么都有大便不通的症状？这是因为九窍不和与胃的病变有直接的关系。

麦冬麻仁汤方（酸甘化阴法）

麦冬五钱，连心　　火麻仁四钱　　生白芍四钱　　何首乌三钱　　乌梅肉二钱　　知母二钱

水八杯，煮取三杯，分三次温服。

组成用法

麦冬麻仁汤方（酸甘化阴法）

麦冬五钱

火麻仁四钱

生白芍四钱

何首乌三钱

乌梅肉二钱

知母二钱

所有药物，加入八杯水，煎煮成三杯，分三次温服。

原文

七九、太阴脾疟，寒起四末，不渴多呕，热聚心胸，黄连白芍汤主之，烦躁甚者，可另服牛黄丸一丸。

脾主四肢，寒起四末而不渴，故知其为脾疟也。热聚心胸而多呕，中土病而肝木来乘，故方以两和肝胃为主。此偏于热甚，故清热之品重，而以芍药收脾阴也。

释义

七十九、疟疾邪气侵袭足太阴脾经，表现为寒冷的感觉从四肢末端开始，口不渴，经常呕吐，这是热邪聚结在心胸所致，应当用黄连白芍汤治疗。如果非常烦躁，可以另外服用安宫牛黄丸一粒。

脾主四肢，寒冷的感觉从四肢末端开始，且不口渴，可知是疟疾邪气侵犯脾经。邪热郁积在心胸导致频繁呕吐，这是因为脾土有病，肝木乘虚克伐脾土，因此治疗以调和肝胃为主。

本条病症，热邪偏重，所以清热的药物用量较大，并用白芍收敛脾阴。

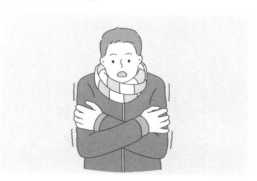

黄连白芍汤方（苦辛寒法）

黄连二钱　黄芩二钱　半夏三钱　枳实一钱五分　白芍三钱　姜汁五匙，冲

水八杯，煮取三杯，分三次，温服。

组成用法

黄连白芍汤方（苦辛寒法）

    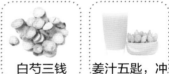

| 黄连二钱 | 黄芩二钱 | 半夏三钱 | 枳实一钱五分 | 白芍三钱 | 姜汁五匙，冲 |

所有药物，加入八杯水，煎煮成三杯，分三次温服。

原文

八十、太阴脾疟，脉濡寒热，疟来日迟。腹微满，四肢不暖，露姜饮主之。

此偏于太阴虚寒，故以甘温补正。其退邪之妙，全在用露，清肃能清邪热，甘润不伤正阴，又得气化之妙谛。

释义

八十、足太阴脾经之疟，出现脉象濡软，寒热往来，疟疾发作的时间逐渐推迟，腹部微胀，四肢不温等症状，应当用露姜饮治疗。

本条病症偏重于太阴脾虚寒，所以应用甘温的药物补助正气。本方祛邪的巧妙之处全在于用"露"的方法，既有清凉之性可清退邪热，又有甘润之质不损伤阴液，还能促进人体的气化作用。

露姜饮方（甘温复甘凉法）

人参一钱　生姜一钱

水两杯半，煮成一杯，露一宿，重汤温服。

露姜饮方（甘温复甘凉法）

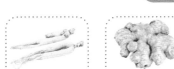

人参一钱　生姜一钱

加两杯半水，煎煮成一杯，放在室外一晚，然后再加热温服。

原文

八一、太阴脾疟，脉弦而缓，寒战，甚则呕吐噫气，腹鸣溏泄，苦辛寒法，不中与也；苦辛温法，加味露姜饮主之。

上条纯是太阴虚寒，此条邪气更甚，脉兼弦则土中有木矣，故加温燥泄木退邪。

释义

八十一、疟邪损伤太阴脾，脉象弦而缓，身体怕冷而打寒战，病情严重者伴有呕吐、嗳气，腹中肠鸣，大便泄泻。治疗时不能使用苦辛寒法，而应使用苦辛温法，用加味露姜饮治疗。

上一条论述的是太阴虚寒症，本条所讲的病症邪气更重，脉象兼弦，是脾气虚寒而肝气旺盛的表现，所以要加入温燥的药物来平泄肝木，消除病邪。

方剂原文

加味露姜饮方（苦辛温法）

人参一钱　半夏二钱　草果一钱　生姜二钱　广皮一钱　青皮一钱，醋炒

水二杯半，煮成一杯，滴荷叶露三匙，温服，渣再煮一杯服。

加味露姜饮方（苦辛温法）

人参一钱　半夏二钱　草果一钱　生姜二钱　广皮一钱　青皮一钱

加两杯半水，煎煮成一杯，滴入荷叶露三匙，趁热服用。药渣可加水再煎成一杯。

八二、中焦疟，寒热久不止，气虚留邪，补中益气汤主之。

留邪以气虚之故，自以升阳益气立法。

释义

八十二、疟疾邪气侵袭中焦，寒热发作，日久不止，这是因为中气虚弱，不能驱邪外出，导致病邪久留不去的缘故，应当用补中益气汤治疗。

本条所说的病邪久留不去是由于中气虚弱，所以采用升阳益气的方法治疗。

方剂原文

补中益气汤方

炙黄芪一钱五分　人参一钱　炙甘草一钱　白术一钱，炒　广皮五分　当归五分　升麻三分，炙　柴胡三分，炙　生姜三片　大枣二枚，去核

水五杯，煮取二杯，渣再煮一杯，分温三服。

组成用法

补中益气汤方

炙黄芪一钱五分；人参一钱；炙甘草一钱；白术一钱，炒；广皮五分；当归五分；升麻三分，炙；柴胡三分，炙；生姜三片；大枣二枚，去核。

黄芪

人参

广皮

当归

升麻

柴胡

所有药物，加入五杯水，煎煮成两杯，药渣再煎煮一杯，分三次温服。

八三、脉左弦，暮热早凉，汗解渴饮，少阳疟偏于热重者，青蒿鳖甲汤主之。

少阳切近三阴，立法以一面领邪外出，一面防邪内入为要领。小柴胡汤以柴胡领邪，以人参、大枣、甘草护正；以柴胡清表热，以黄芩、甘草苦甘

清里热；半夏、生姜两和肝胃，蠲内饮，宣胃阳，降胃阴，疏肝，用生姜大枣调和营卫。使表者不争，里者内安，清者清，补者补，升者升，降者降，平者平，故曰和也。青蒿鳖甲汤，用小柴胡法而小变之，却不用小柴胡之药者，小柴胡原为伤寒立方，疟缘于暑湿，其受邪之源，本自不同，故必变通其药味，以同在少阳一经，故不能离其法。青蒿鳖甲汤以青蒿领邪，青蒿较柴胡力软，且芳香逐秽，开络之功，则较柴胡有独胜。寒邪伤阳，柴胡汤中之人参、甘草、生姜，皆护阳者也；暑热伤阴，故改用鳖甲护阴，鳖甲乃蠕动之物，且能入阴络搜邪。柴胡汤以胁痛、干呕为饮邪所致，故以姜、半通阳降阴而清饮邪；青蒿鳖甲汤以邪热伤阴，则用知母、花粉以清热邪而止渴，丹皮清少阳血分，桑叶清少阳络中气分。宗古法而变古方者，以邪之偏寒偏热不同也，此叶氏之读古书，善用古方，岂他人之死于句下者，所可同日语哉！

释义

八十三、左手脉弦，傍晚发热，第二天清晨热退汗出，口渴想喝水，这是疟邪侵犯少阳经，热邪偏重的表现，应当用青蒿鳖甲汤治疗。

少阳经邻近三阴经，确立治法既要引病邪外出，又要防病邪深入。小柴胡汤以柴胡领邪外出，人参、大枣、甘草顾护正气；柴胡清肌表热邪，黄芩、甘草苦甘相合清泄里热；半夏、生姜调和肝脾，祛除痰饮，宣通胃阳，降泄胃阴，疏肝理气；生姜、大枣调和营卫。这样使外邪不与正气相争，体内之气安和，而使该清的得以清，该补的得以补，该升的得以升，该降的得以降，该平的得以平，故本方被称为"和剂"。青蒿鳖甲汤取小柴胡汤的方义稍加变通，不用其中的药是因为小柴胡汤是为治伤寒而立的，疟疾是感受暑湿之邪，二者感受病邪的性质不同，故所用药物也不同，二者都属于少阴经病变，因此治法大体一致。青蒿鳖甲汤用青蒿领邪外出，青蒿比柴胡作用缓和，芳香逐秽、疏通经络的功效也更强。寒邪易伤阳气，小柴胡汤中的人参、甘草、生姜都是在保护阳气；暑热易伤阴液，故改用鳖甲保护阴液，鳖甲是蠕动的动物，故可深入阴络清除病邪。小柴胡汤所治病症中，胁痛、干呕由痰饮引起，故用生姜、半夏宣通阳气，降阴浊而清痰饮。青蒿鳖甲汤所治疗病症属邪热伤阴，故用知母、天花粉清泄邪热，生津止渴，用牡丹皮清少阳血分邪热，桑叶清少阳络中气分邪热。由于邪气侵袭少阳经有偏热偏寒的不同，叶天士根据古人立法，改变其中药物，创立了青蒿鳖甲汤。由此可见，叶天士是读古书而又善用古方的典范，绝不是拘泥于教条、不知灵活变通的医生能相比的。

青蒿鳖甲汤方（苦辛咸寒法）

青蒿三钱　　知母二钱　　桑叶二钱　　鳖甲五钱　　丹皮二钱　　花粉二钱

水五杯，煮取二杯。疟来前，分二次温服。

青蒿鳖甲汤方（苦辛咸寒法）

青蒿三钱　　知母二钱　　桑叶二钱　　鳖甲五钱　　丹皮二钱　　花粉二钱

所有药物，加入五杯水，煎煮两杯，在疟疾发作前，分两次温服。

原文

八四、少阳疟如伤寒证者，小柴胡汤主之。渴甚者去半夏，加栝楼根；脉弦迟者，小柴胡加干姜陈皮汤主之。

少阳疟如伤寒少阳证，乃偏于寒重而热轻，故仍从小柴胡法。若内躁渴甚，则去半夏之燥，加栝楼根生津止渴。脉弦迟则寒更重矣，金匮谓脉弦迟者，当温之，故于小柴胡汤内，加干姜、陈皮温中，且能由中达外，使中阳得伸，逐邪外出也。

释义

八十四、疟疾邪气侵犯少阳经的表现与伤寒少阳证相类似，可用小柴胡汤治疗。若口渴明显，去掉辛温苦燥的半夏，加入栝楼根生津止渴。若脉象弦而迟，用小柴胡加干姜陈皮汤治疗。

少阳疟疾的表现和伤寒少阳证相似，是指疟疾的寒象偏重而热像偏轻，所以仍用小柴胡汤治疗。如果体内燥热伤津，口渴严重，去掉辛温苦燥的半夏，加栝楼根生津止渴。如果脉象弦迟，说明寒邪加重。《金匮要略》中说，脉象弦迟应当用温药，所以在小柴胡汤中，加入干姜、陈皮温补中焦，从中焦透达于外，使中焦阳气得以伸展，驱邪外出。

◎ 方剂"小柴胡加干姜陈皮汤"即于小柴胡汤（见145页）内加干姜二钱、陈皮二钱，然后将所有药物加八杯水，煎煮三杯，分三次温服。

方剂原文　小柴胡汤方（苦辛甘温法）

柴胡三钱　　黄芩一钱五分　　半夏二钱　　人参一钱　　炙甘草一钱五分　　生姜三片　　大枣二枚，去核

水五杯，煮取二杯，分二次，温服。加减如伤寒论中法。渴甚者去半夏，加栝楼根三钱。

组成用法

小柴胡汤方（苦辛甘温法）

柴胡三钱；黄芩一钱五分；半夏二钱；人参一钱；炙甘草一钱五分；生姜三片；大枣二枚，去核。

| 柴胡 | 黄芩 | 半夏 | 人参 | 炙甘草 | 生姜 | 大枣 |

所有药物，加入五杯水，煎煮成两杯，分两次温服。其加减法可按《伤寒论》，口渴严重的减去半夏，加栝楼根三钱。

原文

八五、舌白脘闷，寒起四末，渴喜热饮，湿蕴之故，名曰湿疟，厚朴草果汤主之。

此热少湿多之证。舌白脘闷，皆湿为之也；寒起四末，湿郁脾阳，脾主四肢，故寒起于此；渴，热也，当喜凉饮，而反喜热饮者，湿为阴邪，弥漫于中，喜热以开之也。故方法以苦辛通降，纯用温开，而不必苦寒也。

释义

八十五、舌苔白，胸脘痞闷，疟疾发作时，寒冷的感觉从四肢末端开始，口渴喜欢喝热水，这是湿邪内蕴的原因，被称为湿疟，用厚朴草果汤治疗。

这一条讲的是热邪较轻而湿邪较重的病症。舌苔白，胸脘痞闷都是湿邪所致；寒冷的感觉从四肢开始，这是由于湿邪郁滞，脾阳不伸，脾主四肢，所以怕冷会从四肢开始。口干渴大多是因为体内有热，应当喜欢喝凉水，而本条却喜欢喝热水，这是因为湿为阴邪，弥漫中焦，困阻阳气，所以喜欢喝热水来帮助驱散阴邪。治疗应当以苦辛通降的方法，可单纯使用温散开通的药物，而不必用苦寒药物。

方剂原文

厚朴草果汤方（苦辛温法）

厚朴一钱五分　杏仁一钱五分　草果一钱　半夏二钱　茯苓块三钱　广皮一钱

水五杯，煮取二杯，分二次，温服。

厚朴草果汤方（苦辛温法）

厚朴一钱五分

杏仁一钱五分

草果一钱

半夏二钱

茯苓块三钱

广皮一钱

所有药物，加入五杯水，煎煮成两杯，分两次温服。

原文

八六、湿温内蕴，夹杂饮食停滞，气不得运，血不得行，遂成滞下，俗名痢疾，古称重证，以其深入脏腑也。初起腹痛胀者易治；日久不痛并不胀者难治。脉小弱者易治；脉实大数者难治。老年久衰，实大小弱并难治；脉调和者易治。日数十行者易治；一、二行或有或无者难治。面色便色鲜明者易治；秽暗者难治。噤口痢属实者尚可治；属虚者难治。先滞（俗所谓痢疾）后利（俗谓之泄泻）者易治；先利后滞者难治。先滞后疟者易治；先疟后滞者难治。本年新受者易治；上年伏暑，酒客积热，老年阳虚积湿者难治。季胁少腹无动气疝瘕者易治，有者难治。

此痢疾之大纲。虽罗列难治易治十数条，总不出邪机向外者易治，深入脏络者难治也。谚云：饿不死的伤寒，撑不死的痢疾。时人解云：凡病伤寒者，当禁其食，令病者饿，则不至与外邪相搏而死也。痢疾日下数十行，下者既多，肠胃空虚，必令病者多食，则不至肠胃尽空而死也。不知此二语，乃古之贤医金针度人处，后人不审病情，不识句读，以致妄解耳。按《内经》热病禁食，在少愈之际，不在受病之初。仲景《伤寒论》中，现有食粥却病之条，但不可食重浊肥腻耳。痢疾暑湿夹饮食内伤，邪非一端，肠胃均受其殃！古人每云淡薄滋味，如何可以恣食，与邪气团成一片，病久不解耶！吾见痢疾不戒口腹而死者，不可胜数。盖此二语，饿字腹字，皆自为一句，谓患伤寒之人，尚知饿而思食，是不死之证；其死者，医杀之也。盖伤寒暴发之病，自外而来，若伤卫而未及于营，病患知饿，病机尚浅，医者助胃气，捍外侮，则愈，故云不死，若不饿则重矣。仲景谓："风病能食，寒病不能食"是也。痢疾久伏之邪，由内下注，若脏气有余；不肯容留邪气，彼此互争则，邪机向外，医者顺水推舟则愈，故云不死。若脏气已虚，纯逊邪气则不腆而寇深矣。

中医视频课

八十六、湿温邪气蕴结体内，伴有饮食停滞，脾胃气机运化失常，血液运行不畅，形成滞下，俗称为痢疾。古代认为痢疾是很严重的病症，因为是病邪深入脏腑后发生的。病症初起时，腹部胀痛的容易治，病久了，腹部不痛不胀的，较难治疗。脉象小而弱的容易治，脉象大而实的难以治疗。年老体弱的，脉象不论实大还是弱小都难治，脉象平和的容易治。每日大便十几次的容易治，每日大便仅一两次的，或解不出大便的难治。面色及大便颜色鲜明的容易治，面色及大便晦暗的难治。噤口痢属于实证的尚可治疗，属于虚证的难治。先表现为滞下（通常所说的痢疾），后转变为下利（通常所说的泄泻）容易治；先表现为下利，后转变为滞下的难治。先患痢疾，后患疟疾的容易治；先患疟疾，后患痢疾的难治。本年感受病邪而发的痢疾容易治疗；由于上一年感受暑邪，病邪内伏到第二年才发病的痢疾，或平时喜欢喝酒，体内湿热过盛的痢疾，或老年人阳虚而湿邪郁结在内的痢疾，都比较难治。季胁部和少腹部没有跳动感和疝气积聚的容易治疗，有以上表现的难以治疗。

本条论述的是治疗痢疾的大纲。虽然罗列了十几种易治和难治的情况，但概括起来无非是病邪向外透达的易治，深入脏腑经络的难治。俗话说："饿不死的伤寒，撑不死的痢疾"，现在的人们解释为凡是伤寒患者应该禁食，让患者饥饿，这样就能避免饮食和外邪相互搏结而死亡。痢疾患者每天大便十几次，泻下的次

数多，则会使肠胃空虚，此时要多进食，才能避免因肠胃过度空虚而死亡。但人们不知道，这两句话是古代高明的医生临证救人的经验，后人既没有审查病情，又没有理解文义，从而产生错误的理解。《内经》中说热病应禁食，是指疾病将要痊愈的时候，而不是指发病初期。张仲景在《伤寒论》中有用进食热粥帮助治疗疾病的记载，但不能进食油腻重浊的食物。痢疾的病因是外感暑湿，又夹杂饮食内伤，病邪比较复杂，肠胃均受到损伤。所以古人强调饮食要清淡味薄，怎么能让患者过多进食，使病邪与饮食相互搏结，让疾病久久不能痊愈？我见到的痢疾患者，因不能节制饮食而死亡的数不胜数。以上两句话中，"饿"字和"膜"字都各自表达了一层意思，即患伤寒的人如果有饥饿感而想进食，就是能治好而不会死亡的病症。如果患者仍然死亡，就是医生治疗失误造成的。因为伤寒病是突发的疾病，病邪从外侵入人体，若仅侵犯卫表，而没有深入营血，患者有饥饿感说明病变轻浅，医生只要扶助胃气，驱邪外出就可以使其痊愈，所以说患者不会死亡。如果患者不知饥饿，说明病情较重，张仲景说"风病能食，寒病不能食"就是这个道理。痢疾是湿热之邪在体内久伏，下注于肠胃，如果脏腑气机充实，不让邪气在肠胃停留，两者必然相互争斗，出现胀满的症状，这是病邪向外透出的表现，医生如果能顺水推舟，驱邪外出，疾病便可痊愈，患者就不会死亡。如果脏腑气机已经衰弱，不能抵抗病邪，就不会出现胀满，则病邪必然会深入。

原文

八七、自利不爽，欲作滞下，腹中拘急，小便短者，四苓合芩芍汤主之。

既自利（俗谓泄泻）矣，理当快利，而又不爽者何？盖湿中藏热，气为

湿热郁伤，而不得畅遂其本性，故滞。脏腑之中，全赖此一气之转输，气既滞矣，焉有不欲作滞下之理乎！曰欲作，作而未遂也；拘急，不爽之象，积滞之情状也；小便短者，湿注大肠，阑门（小肠之末，大肠之始）不分水，膀胱不渗湿也。故以四苓散分阑门，通膀胱，开支河，使邪不直注大肠；合芩芍法宣气分，清积滞，预夺其滞下之路也。此乃初起之方，久痢阴伤，不可分利，故方后云：久利不在用之。

八十七、患者泄泻但排便不畅，这是将要成为痢疾的表现。如果伴有腹部拘挛疼痛，小便短少，应该用四苓合芩芍汤治疗。

既然是大便泄泻，一般来说应排便通畅，但为什么会表现为大便不爽呢？这是因为湿邪中兼有热邪，湿热之邪郁阻气机，损伤正气，气机不能随其本性而畅通，使肠胃正常的通降功能受到影响，因此会出现大便不爽。人体的各个脏腑，都依赖气机运转输布，如果气机郁结，怎么可能会不形成痢疾呢？文中说"欲作"，是指将要形成痢疾而尚未完全形成痢疾。腹中拘急，是大便不爽，肠胃积滞内停的表现。小便短少，是因为湿邪下注于大肠，阑门（大肠与小肠相接处）不能分利水湿，膀胱也不能将水湿排出而造成的。所以要用四苓散分利阑门水湿，疏通膀胱，用开支流的方法使湿邪不能直接下注大肠，与黄芩、芍药配合宣通肠胃气分，清除积滞，防止痢疾的发生。这是痢疾初起时的治疗方剂，如果痢疾日久，阴液损伤，就不能用分利小便的方法，所以在方剂的用法后面注明久痢不可用此法。

四苓合芩芍汤方（苦辛寒法）

苍术二钱　猪苓二钱　茯苓二钱　泽泻二钱　白芍二钱　黄芩二钱　广皮一钱五分　厚朴二钱　木香一钱

水五杯，煮取二杯，分二次温服，久痢不在用之。

四苓合芩芍汤方（苦辛寒法）

苍术二钱；猪苓二钱；茯苓二钱；泽泻二钱；白芍二钱；黄芩二钱；广皮一钱五分；厚朴二钱；木香一钱。

苍术

猪苓

茯苓

泽泻

黄芩

木香

加五杯水，煎煮成两杯，分两次温服。如果患痢疾的时间久了，不能用这个方法。

原文

> 八八、暑湿风寒杂感，寒热迭作，表证正盛，里证复急，腹不和而滞下者，活人败毒散主之。

此证乃伤水谷之酿湿，外受时令之风湿，中气本自不足之人，又气为湿伤，内外俱急。立方之法，以人参为君，坐镇中州，为督战之帅；以二活、二胡合川芎从半表半里之际，领邪出外，喻氏所谓逆流挽舟者此也；以枳壳宣中焦之气，茯苓渗中焦之湿，以桔梗开肺与大肠之痹，甘草和合诸药，乃陷者举之之法，不治痢而治致痢之源，痢之初起，憎寒壮热者，非此不可也。若云统治伤寒温疫痹气则不可，凡病各有所因，岂一方之所得而统之也哉！此方在风湿门中，用处甚多，若湿不兼风而兼热者，即不合拍，奚况温热门乎！世医用此方治温病，已非一日，吾只见其害，未见其利也。

释义

八十八、暑湿风寒的邪气交杂在一起侵袭人体，导致恶寒、发热的症状交替出现，表证明显，里证也急迫，腹部不舒服，腹泻且里急后重，应当用活人败毒散治疗。

本证是脾胃虚弱不能正常运化水谷而生湿邪，又受时令风湿的外邪，中气本来就不足的人，又被湿邪损伤气机，所以表证、里证都比较急迫。本证的治疗方法，以人参为君药，补脾胃之气，就像坐镇中州督战的元帅一样。用羌活、独活、前胡、柴胡与川芎配合，从半表半里处领邪外出，这就是喻嘉言所说的逆流挽舟法。用枳壳宣通中焦气机，茯苓渗利中焦湿邪，桔梗宣开肺气和大肠气机闭阻，甘草调和诸药，这是对气机下陷的病症采用的升举之法，这种方法不是直接治疗痢疾，而是治疗造成痢疾的根源，痢疾初起时伴有怕冷、发热的表现，非用这种治法才行。如果认为本方能治疗所有的伤寒、温疫、瘴气，那就大错特错了。所有疾病都有各自的病因，一张方剂怎么能治疗所有疾病呢？本方在风湿类疾病中，应用较多，如果是湿邪不兼有风邪而兼有热邪，就不适合用此方，更何况是温热病呢？医生用这种方法治疗温病，已经不是一两天了，我只见到了由此产生的多种坏处，而没有见到它的好处。

活人败毒散（辛甘温法）

羌活　独活　茯苓　川芎　枳壳　柴胡　人参　前胡　桔梗，以上各一两　甘草五钱

共为细末，每服二钱，水一杯，生姜三片，煎至七分，顿服之。热毒冲胃噤口者，本方加陈仓米各等分，名仓廪散，服法如前，加一倍，噤口属虚者勿用之。

活人败毒散（辛甘温法）

羌活一两；独活一两；茯苓一两；川芎一两；枳壳一两；柴胡一两；人参一两；前胡一两；桔梗一两；甘草五钱。

 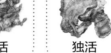

| 羌活 | 独活 | 川芎 | 柴胡 | 前胡 | 桔梗 |

所有药物，研磨成细末，每次取二钱，加一杯水、生姜三片，煎煮到七成，一次服下。若热毒犯胃，导致口噤不能食，本方加陈仓米，用量和上述药物相同，名为仓廪散，服法同前，但剂量增加一倍。若口噤是由胃气衰败引起的，就不能使用本方。

原文

八九、滞下已成，腹胀痛，加减芩芍汤主之。

此滞下初成之实证，一以疏利肠间湿热为主。

释义

八十九、痢疾已经形成，腹部胀痛，用加减芩芍汤治疗。

本条论述的是痢疾刚刚形成的实证，治疗以疏利胃肠间的湿热为主。

加减芩芍汤方（苦辛寒法）

白芍三钱　黄芩二钱　黄连一钱五分　厚朴二钱　木香一钱，煨　广皮二钱

水八杯，煮取三杯，分三次温服。忌油腻生冷。

加减芩芍汤方（苦辛寒法）

    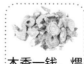

| 白芍三钱 | 黄芩二钱 | 黄连一钱五分 | 厚朴二钱 | 木香一钱，煨 | 广皮二钱 |

加八杯水，煎煮成三杯，分三次温服。服药期间忌食油腻生冷的食物。

原文

九十、滞下湿热内蕴，中焦痞结，神识昏乱，泻心汤主之。

滞下由于湿热内蕴，以致中痞，但以泻心治痞结之所由来，而滞自止矣。

释义

九十、湿热内蕴所导致的痢疾，中焦气机闭塞不通，出现神志昏蒙，应当用泻心汤治疗。

痢疾是由于湿热内蕴，导致中焦气机闭塞不通，只要用泻心汤辛开苦降，疏通痞塞，痢疾自然可以痊愈。

○ 方剂"泻心汤"见 98 页。

原文

九十一、滞下红白，舌色灰黄，渴不多饮，小溲不利，滑石藿香汤主之。

此暑湿内伏，三焦气机阻窒，故不肯见积治积，乃以辛淡渗湿宣气，芳香利窍，治所以致积之因，庶积滞不期愈而自愈矣。

释义

九十一、痢疾出现大便有红白脓血，舌苔颜色灰黄，口渴但喝水不多，小便不利，用滑石藿香汤治疗。

本证由暑湿之邪内伏，三焦气机闭阻而致，不能见肠胃积滞就只治积滞，应用辛淡渗湿的药物宣通气机，用芳香利窍的药物治疗积滞的原因，这样积滞就会不治而去，痢疾自然痊愈。

方剂原文

滑石藿香汤方（辛淡合芳香法）

飞滑石三钱　　白通草一钱　　猪苓二钱　　茯苓皮三钱　　藿香梗二钱　　厚朴二钱　　白蔻仁一钱　　广皮一钱

水五杯，煮取二杯，分二次服。

组成用法

滑石藿香汤方（辛淡合芳香法）

飞滑石三钱；白通草一钱；猪苓二钱；茯苓皮三钱；藿香梗二钱；厚朴二钱；白蔻仁一钱；广皮一钱。

飞滑石	白通草	猪苓	茯苓皮	藿香梗	厚朴

所有药物，加入五杯水，煎煮成两杯，分两次服用。

原文

九十二、湿温下利，脱肛，五苓散加寒水石主之。

此急开支河，俾湿去而利自止。

释义

九十二、湿温所导致的大便泄泻，肛门外脱，用五苓散加寒水石治疗。

这是急开支河的方法，通过通利小便，使湿邪外出，泄泻自然会停止。

● 方剂"五苓散加寒水石方"即在五苓散（见105页）内加寒水石三钱，久痢不能使用该方。

原文

九十三、久痢阳明不阖，人参石脂汤主之。

九窍不和，皆属胃病，久痢胃虚，虚则寒，胃气下溜，故以堵截阳明为法。

释义

九十三、痢疾长时间不能治愈，导致阳明大肠不能关闭，用人参石脂汤治疗。

人体九窍不能调和，与胃的病变有关。痢疾日久不愈，脾胃虚弱，气虚则内生寒气，胃气下泄不能关闭，所以用堵截阳明肠胃的方法治疗。

方剂原文

人参石脂汤方

人参三钱　赤石脂三钱，细末　炮姜二钱　白粳米一合，炒

水五杯，先煮人参、白米、炮姜令浓，得二杯，后调石脂细末和匀，分二次服。

组成用法

人参石脂汤方

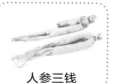	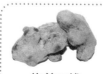		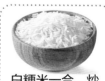
人参三钱	赤石脂三钱，细末	炮姜二钱	白粳米一合，炒

加五杯水，先煮人参、白米、炮姜，浓缩成两杯，再加赤石脂混匀，分两次服用。

原文

九十四、自利腹满，小便清长，脉濡而小，病在太阴，法当温脏，勿事通腑，加减附子理中汤主之。

此偏于湿，合脏阴无热之证，故以附子理中汤，去甘守之人参、甘草，加通运之茯苓、厚朴。

释义

九十四、大便泄泻，腹部胀满，小便清长，脉象濡小，病邪在足太阴脾经，应该用温运太阴脾脏的方法治疗，不能用通下肠腑的方法，可以用加减附子理中汤治疗。

本证是湿邪偏盛，脾胃虚寒而没有热邪，所以用附子理中汤治疗，去掉甘缓守中的人参、甘草，加入温通气机、运化湿邪的茯苓、厚朴。

方剂原文

加减附子理中汤方（苦辛温法）

白术三钱　附子二钱　干姜二钱　茯苓三钱　厚朴二钱

水五杯，煮取二杯，分二次温服。

组成用法

加减附子理中汤方（苦辛温法）

| 白术三钱 | 附子二钱 | 干姜二钱 | 茯苓三钱 | 厚朴二钱 |

所有药物，加入五杯水，煎煮成两杯，分两次温服。

原文

九十五、自利不渴者属太阴，甚则哕（俗名呃忒），冲气逆，急救土败，附子粳米汤主之。

此条较上条更危，上条阴湿与脏阴相合，而脏之真阳未败，此则脏阳结而邪阴与脏阴毫无忌惮，故上条犹系通补，此则纯用守补矣。扶阳抑阴之大法如此。

九十五、大便泄泻而不口渴的属于足太阴脾经的病变，严重的患者会出现呃逆，这是胃气上逆所致，应当紧急救治衰败的脾土，用附子粳米汤治疗。

本条所述病症比上条更加严重，上条是湿气的阴邪与脾脏的阴邪相结合，而脏腑的阳气没有衰败。本条是脏腑阳气已经衰败，使得寒湿阴邪与脏腑阴邪肆无忌惮，属于邪盛阳衰的危险病症，所以上条病症可以用通补的方法治疗，本条的治疗则要用甘温守中的方法。这是依据扶助阳气，抑制阴邪的治疗原则。

方剂原文

附子粳米汤方（苦辛热法）

人参三钱　附子二钱　炙甘草二钱　粳米一合　干姜二钱

水五杯，煮取二杯，渣再煮一杯，分三次温服。

组成用法

附子粳米汤方（苦辛热法）

| 人参三钱 | 附子二钱 | 炙甘草二钱 | 粳米一合 | 干姜二钱 |

所有药物，加入五杯水，煎煮成两杯，药渣加水可再煎煮一杯，分三次温服。

原文

九十六、疟邪热气，内陷变痢，久延时日，脾胃气衰，面浮腹膨，里急肛坠，中虚伏邪，加减小柴胡汤主之。

疟邪在经者多，较之痢邪在脏腑者浅，痢则深于疟矣。内陷云者，由浅入深也。治之之法，不出喻氏逆流挽舟之议，盖陷而入者，仍提而使之出也。故以柴胡由下而上，入深出浅，合黄芩两和阴阳之邪，以人参合谷芽宣补胃阳，丹皮、归、芍内护三阴，谷芽推气分之滞，山楂推血分之滞。谷芽升气分故推谷滞，山楂降血分故推肉滞也。

九十六、疟疾病热邪内陷就会形成痢疾病，若久病不愈，则会导致脾胃阳气受损，出现面部浮肿，腹部胀满，里急后重，肛门下坠等症状，属于中气虚弱，邪气内伏，应当用加减小柴胡汤治疗。

疟疾邪气大多位于经络，与痢疾邪气位于脏腑相比，病位较浅，痢疾病位深于疟疾。内陷是指病邪由浅入深。对于这种病症的治法，不出喻嘉言所提出的逆流挽舟的范畴，由于病邪内陷，所以仍需用升提法，使病邪外出。所以方中用柴胡由下而上，由深入浅，和黄芩配合清解内外邪气，用人参配合谷芽宣发补益胃中阳气，丹皮、当归、芍药内护足厥阴肝、足太阴脾、足少阴肾，谷芽还能清解肠胃气分积滞，山楂清除血分积滞。这是因为谷芽能升发胃肠气机，推动积滞的谷物；山楂可以疏通血脉，推动肉食的积滞。

方剂原文

加减小柴胡汤（苦辛温法）

柴胡三钱　黄芩二钱　人参一钱　丹皮一钱　白芍二钱，炒　当归一钱五分，土炒　谷芽一钱五分　山楂一钱五分，炒

水八杯，煮取三杯，分三次温服。

组成用法

加减小柴胡汤（苦辛温法）

柴胡三钱；黄芩二钱；人参一钱；丹皮一钱；白芍二钱，炒；当归一钱五分，土炒；谷芽一钱五分；山楂一钱五分，炒。

柴胡

黄芩

丹皮

白芍

所有药物，加入八杯水，煎煮成三杯，分三次温服。

原文

九十七、春温内陷下痢，最易厥脱，加减黄连阿胶汤主之。

春温内陷，其为热多湿少明矣。热必伤阴，故立法以救阴为主。救阴之法，岂能出育阴坚阴两法外哉！此黄连之坚阴，阿胶之育阴，所以合而名汤也。从黄连者黄芩，从阿胶者生地、白芍也，炙草则统甘苦而并和之。此下三条，应列下焦，以与诸内陷并观，故列于此。

释义

九十七、春温病，病邪内陷形成的痢疾，最容易导致昏厥和虚脱，应该用加减黄连阿胶汤治疗。

春温病邪气内陷，明显是热多湿少的病症。热邪必会损伤阴液，所以治疗以救护阴液为主。

救护阴液的方法，无外乎是育阴和坚阴这两种方法。本方用黄连坚阴，阿胶育阴，并用黄连、阿胶作为本方的方名。黄芩和黄连配合，增加坚阴的效果，生地、白芍和阿胶配合增加育阴的效果，炙甘草调和甘苦的药物，以下三条病症，本应列入下焦篇中，但为了和各种内陷病症做对比，所以列在这里。

加减黄连阿胶汤（甘寒苦寒合化阴气法）

黄连三钱　阿胶三钱　黄芩二钱　炒生地四钱　生白芍五钱　炙甘草一钱五分

水八杯，煮取三杯，分三次温服。

组成用法

加减黄连阿胶汤（甘寒苦寒合化阴气法）

黄连三钱　阿胶三钱　黄芩二钱　炒生地四钱　生白芍五钱　炙甘草一钱五分

所有药物，加入八杯水，煎煮成三杯，分三次温服。

原文

九十八、气虚下陷，门户不藏，加减补中益气汤主之。

此邪少虚多，偏于气分之证，故以升补为主。

释义

九十八、中气虚弱，清气下陷，肠胃不固导致泄泻不止，用加减补中益气汤治疗。

本条病症属于病邪较少，正气虚损严重，病位偏于气分，治疗应以升举补益为主。

加减补中益气汤（甘温法）

人参二钱　黄芪二钱　广皮一钱　炙甘草一钱　归身二钱　炒白芍三钱　防风五分　升麻三分

水八杯，煮取三杯，分三次温服。

组成用法

加减补中益气汤（甘温法）

人参二钱；黄芪二钱；广皮一钱；炙甘草一钱；归身二钱；炒白芍三钱；防风五分；升麻三分。

人参

黄芪

广皮

炒白芍

防风

升麻

所有药物，加入八杯水，煎煮成三杯，分三次温服。

原文

九十九、内虚下陷，热利下重，腹痛，脉左小右大，加味白头翁汤主之。

此内虚湿热下陷，将成滞下之方。仲景厥阴篇，谓热利下重者，白头翁汤主之。按 热注下焦，设不差，必圊脓血；脉右大者，邪从上中而来；左小者，下焦受邪，坚结不散之象。故以白头翁无风而摇者，禀甲乙之气，透发下陷之邪，使之上出；又能有风而静，禀庚辛之气，清能除热，燥能除湿，湿热之积滞去而腹痛自止。秦皮得水木相生之气，色碧而气味苦寒，所以能清肝热。黄连得少阴水精，能清肠澼之热，黄柏得水土之精，渗湿而清热。加黄芩、白芍者，内陷之证，由上而中而下，且右手脉大，上中尚有余邪，故以黄芩清肠胃之热，兼清肌表之热；黄连、黄柏但走中下，黄芩则走中上，盖黄芩手足阳明、手太阴药也；白芍去恶血，生新血，且能调血中之气也。

释义

九十九、体内正气虚损，湿热之邪陷入下焦，出现发热、泄泻、肛门坠胀、腹痛、左手脉小右手脉大的症状，用加味白头翁汤主治。

这是体内正气虚损，湿热之邪深入下焦，即将发展为痢疾的治疗方剂。张仲景在《伤寒论》厥阴篇中说，热痢，里急后重的，用白头翁汤治疗。若热邪侵袭下焦，病情没有痊愈的必然会引起便下脓血。右手脉象较大，说明病邪是从上焦、中焦传变而来；左手脉象小，说明下焦病邪聚结不散。方中以白头翁为主药，因为白头翁无风的时候也会摆动，禀受肝胆风木之气，可以升发透举下陷的病邪，使病邪从上透出；白头翁在有风的时候却又不动，禀受燥金之气，金性清而能泻热，燥能祛湿，湿热积滞得以祛除，腹痛自然缓解。秦皮禀受了水木相生之气，颜色碧绿，气味苦寒，所以能清解肝经邪热。黄连禀受少阴水寒之气，能清泄肠胃热邪。黄柏禀受水土的精气,可以渗湿清热。加入黄芩、白芍是因为本病是由邪气内陷所致,病邪从上焦侵入中焦,再深入下焦,并且右手脉象大,说明上焦、中焦余邪未清,所以用黄芩清解肠胃邪热,并解除肌表邪热。黄连、黄柏能清中下焦邪热,黄芩能清上中焦邪热,因为黄芩是兼入手足阳明经及手太阴肺经的药物。白芍能祛除旧血,化生新血,而且能调和血中之气。

加味白头翁汤（苦寒法）

白头翁三钱　秦皮二钱　黄连二钱　黄柏二钱　白芍二钱　黄芩三钱

水八杯,煮取三杯,分三次服。

组成用法

加味白头翁汤（苦寒法）

| 白头翁三钱 | 秦皮二钱 | 黄连二钱 | 黄柏二钱 | 白芍二钱 | 黄芩三钱 |

所有药物,加入八杯水,煎煮成三杯,分三次温服。

秋燥

原文

　　一百、燥伤胃阴,五汁饮主之,玉竹麦门冬汤亦主之。

释义

　　一百、燥邪损伤胃阴,用五汁饮治疗,也可选用玉竹麦门冬汤治疗。

◎ 方剂"五汁饮"见 20 页。

玉竹麦门冬汤（甘寒法）

玉竹三钱　麦冬三钱　沙参二钱　生甘草一钱

水五杯,煮取二杯,分二次服。土虚者,加生扁豆。气虚者,加人参。

组成用法

玉竹麦门冬汤（甘寒法）

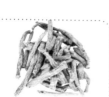
玉竹三钱

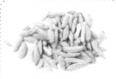
麦冬三钱

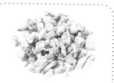
沙参二钱

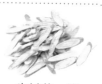
生甘草一钱

加五杯水，煎煮为两杯，分两次服。脾胃虚弱者，加生扁豆。气虚者加人参。

原文

一百一、胃液干燥，外感已净者，牛乳饮之。

此以津血填津血法也。

方剂
原文

牛乳饮（甘寒法）

牛乳一杯

重汤炖熟，顿服之，甚者日再服。

释义

一百零一、秋燥病出现胃中津液干燥，外邪已解，用牛乳饮治疗。

这是用津血来填补津血的方法。

组成用法

牛乳饮（甘寒法）

牛乳一杯

隔水炖熟，一次服下，津液耗损严重的，一天服用两次。

原文

一百二、燥证气血两燔者，玉女煎主之。

释义

一百零二、秋燥病出现气血两燔的，用玉女煎治疗。

⊙ 方剂"玉女煎"见 18 页。

卷三 下焦篇

风温 温热 温疫 温毒 冬温

原文

一、风温、温热、温疫、温毒、冬温，邪在阳明久羁，或已下，或未下，身热面赤，口干舌燥，甚则齿黑唇裂，脉沉实者，仍可下之；脉虚大，手足心热甚于手足背者，加减复脉汤主之。

温邪久羁中焦阳明阳土，未有不克少阴癸水者，或已下而阴伤，或未下而阴竭。若实证居多，正气未至溃败，脉来沉实有力，尚可假手于一下，即《伤寒论》中急下以存津液❶之谓。若中无结粪，邪热少而虚热多，其人脉必虚，手足心主里，其热必甚于手足背之主表也。若再下其热，是竭其津而速之死也。故以复脉汤复其津液，阴复则阳留，庶可不至于死也。去参、桂、姜、枣之补阳，加白芍收三阴之阴，故云加减复脉汤。在仲景当日，治伤于寒者之结代❷，自有取于参、桂、姜、枣，复脉中之阳；今治伤于温者之阳亢阴竭，不得再补其阳也。用古法而不拘用古方，医者之化裁也。

词解

❶ **急下以存津液：** 急用攻下法泄去实热，以此保存津液。

❷ **结代：** 一种脉象，主要表现为脉搏跳动节律不齐，时有中止。

释义

一、风温、温热、温疫、温毒、冬温这些病症，邪气在阳明经中长时间积留，有的已经使用了攻下之法，有的还没有使用，身体发热面色发红，唇干舌燥口中焦渴，严重的甚至牙齿发黑嘴唇干裂，脉象下沉有力的患者，仍然可以使用攻下之法；脉象虚弱大而无力，手心脚心比手背脚背更热的患者，主要用加减复脉汤来治疗。

温热邪气长时间羁留在中焦的足阳明胃经

中，必定会损伤足少阴肾经的肾水，有的已经用过攻下之法导致损伤了阴液，有的没有使用攻下之法而阴液衰竭。如果因外邪入侵引起的实性证候占大多数，人体的正气还没有到溃败的地步，脉象沉实有力，尚且还可以借助攻下之法来治疗，也就是《伤寒论》中所说的急用攻下法泄去实热，以此保存津液的说法。如果肠胃内没有粪便干结，热邪之气少而虚热的证候多，那患者的脉象一定虚弱，手心脚心主体内，所以它们的热度一定比主体表的手背脚背要高。如果再用攻下法泄去热气，就会催动其津液枯竭而快速死亡。所以用复脉汤养护恢复其自身的津液，阴液恢复就可以留住阳气，因此不至于因为阳气散尽而死。去掉人参、桂枝、生姜、大枣这些补养阳气的药材，加入白芍来收复太阴经、少阴经、厥阴经中的阴气，所以将此方称为加减复脉汤。张仲景行医时，复脉汤是用

来治疗寒邪伤体导致脉象结代的病症，自然要取用人参、桂枝、生姜、大枣，来恢复经脉中的阳气；如今治疗因温热邪气损伤身体导致的阳气亢盛阴液枯竭的病症，不能再补养患者的阳气了。用古代的治法而不拘泥于古代的药方，这是医者根据病症来变化裁定的道理。

中医视频课

原文

二、温病误表，津液被劫，心中震震，舌强神昏，宜复脉法复其津液，舌上津回则生；汗自出，中无所主者，救逆汤主之。

误表动阳，心气伤则心震，心液伤则舌謇，故宜复脉其津液也。若伤之太甚，阴阳有脱离之象，复脉亦不胜任，则非救逆不可。

释义

二、温病误用了辛温解表之法，导致津液被消解，患者出现心动过速，急躁不安，舌头僵直，神志不清的症状，应该用复脉汤恢复患者自身的津液，服药之后，舌头上如果津液恢复，就有了生还的希望；有自身出汗，心内不安六神无主的症状，应该主要用救逆汤治疗。

误用辛温解表之法会损伤阳气，心气受伤就导致心动急躁，心内阴液受损就舌头僵直，所以应该用复脉汤去恢复其自身的津液。如果受伤太过严重，阴阳不能相附，有互相脱离的表现，那么复脉汤的药力也不足以挽救，就必须用救逆汤治疗了。

原文

三、温病耳聋，病系少阴，与柴胡汤者必死，六、七日以后，宜复脉辈复其精。

温病无三阳经证，却有阳明腑证，三阴脏证。盖脏者藏也，藏精者也。温病最善伤精，三阴实当其冲。如阳明结则脾阴伤而不行，脾胃脏腑切近相连，夫累及妻，理固然也，有急下以存津液一法。土实则水虚，浸假而累及少阴矣，耳聋、不卧等证是也。水虚则木强，浸假而累及厥阴矣，目闭、痉厥等证是也。此由上及下，由阳入阴之道路，学人不可不知。

三、温病出现耳聋的症状，这属于少阴经上的病变，如果用柴胡汤治疗，患者必会因病情恶化而死亡，应该在病症发作的六七天后，用复脉汤之类的方剂恢复患者自身的阴精。

温病没有出现太阳经、少阳经、阳明经这三经的症状，却出现了阳明腑证和三阴脏证。因为脏，就是蕴藏的意思，脏器是蕴藏阴精的地方。温病最容易损伤阴精，太阴、少阴、厥阴三经首当其冲，最先受到伤害。例如阳明经之肠胃处有实热郁结，就会伤及脾阴，导致脾阴不能正常运转，脾和胃是一脏一腑相配，位置邻近且互相关联，就像丈夫出事往往祸及妻子，脾和胃之间在病变上也是互相影响传变，这是固定的道理，可以用急速泄下以保存津液的方法治疗。属土的脾胃有实热那么属水之肾就会阴精虚损，时间久了就会逐渐连累到少阴经，耳聋、失眠等症状就会出现了。肾水虚损就会导致属木之肝阳气过于亢盛，逐渐就会连累到厥阴经，双眼紧闭、手足痉挛的症状就会出现了。这是病因从上传变到下，由阳经传入阴经的道路规律，学医之人不能不知道。

原文

四、劳倦内伤，复感温病，六七日以外不解者，宜复脉法。

此两感治法也。甘能益气，凡甘皆补，故宜复脉。服二三帖后，身不热而倦甚，仍加人参。

四、劳累疲倦受到内伤，又感染了温热邪气导致的温病，发作六七天之后没有好转的，应该用复脉汤治疗。

这是治疗阴阳两经表里同病的办法。甘味药材补益气血，凡是甘味药都可补养身体，故扶养自身正气宜用复脉汤。服两三帖后不再发热但感觉十分疲倦的，要在方中加人参。

原文

五、温病已汗而不得汗，已下而热不退，六七日以外，脉尚躁盛者，重与复脉汤。

已与发汗而不得汗，已与通里而热不除，其为汗下不当可知。脉尚躁盛，邪固不为药衰，正气亦尚能与邪气分争，故须重与复脉，扶正以敌邪，正胜则生矣。

五、温病治疗已经用过发汗法，却并不出汗，已经用了攻下泻热之法，但发热仍然不退，发病六七天之后，脉象仍然急躁旺盛的，要用大剂量的复脉汤来治疗。

已经用发汗法却不出汗，已经用通泄内里的方法而发热不退，就可以知道这是错误使用发汗和攻下法的原因。脉象仍然急躁旺盛，这

中医视频课

是邪气虽然没有被药物削弱，但体内的正气依然尚且可以和邪气斗争，所以需要用大剂量的复脉汤，扶助正气来和邪气抗争，正气战胜邪气，患者便能生还了。

原文

六、温病误用升散，脉结代，甚则脉两至者，重与复脉，虽有他证，后治之。

此留人治病法也。即仲景里急，急当救里之义。

释义

六、温病误用了提升发散的药物，出现脉象结代，甚至一次呼吸间脉搏跳动两次的，应该重新使用复脉汤治疗，即使还有其他症状，也要延后再治。

这是保留人体正气后再治疗病症的办法。也就是张仲景所说的内里虚亏最紧急，要先紧急治疗内里虚亏的意思。

原文

七、汗下后，口燥咽干，神倦欲眠，舌赤苔老，与复脉汤。

在中焦下后与益胃汤，复胃中津液，以邪气未曾深入下焦。若口燥咽干，乃少阴之液无以上供，神昏欲眠，有少阴但欲寐之象，故与复脉。

释义

七、温病用过攻下法和发汗法之后，有口中燥渴咽喉发干，神色疲倦想要睡觉，舌体赤红，舌苔焦老症状的，要用复脉汤治疗。

如果邪气位于中焦，用攻下法治疗后要让患者服用益胃汤，用来恢复胃里的津液，因为邪气这个时候还不曾向下焦深入。如果口中燥渴咽喉发干，那是因为足少阴肾经中的阴液无法向上输送，神志昏迷想要睡觉，正是少阴病嗜睡的症状，所以用复脉汤治疗。

原文

八、热邪深入，或在少阴，或在厥阴，均宜复脉。

此言复脉为热邪劫阴之总司也。盖少阴藏精，厥阴必待少阴精足而后能生，二经均可主以复脉者，乙癸同源也。

释义

八、热邪向下焦部深入，有的在足少阴肾经，有的在足厥阴肝经，这两种病症都适合使用复脉汤来治疗。

这说明复脉汤是治疗热邪侵体耗损阴液之

病的基本药方。因为足少阴肾经蕴藏精气，足厥阴肝经一定要等到肾中精气充足后才能获得精气的供养赖以运转，这两经上发生的病变都可以用复脉汤来治疗，这是肝肾同源的道理。

方剂原文

加减复脉汤方（甘润存津法）

炙甘草六钱　　干地黄六钱　　生白芍六钱　　麦冬五钱，不去心　　阿胶三钱　　麻仁三钱

水八杯，煮取八分三杯，分三次服。剧者加甘草至一两，地黄、白芍八钱，麦冬七钱，日三，夜一服。

组成用法

加减复脉汤方（甘润存津法）

炙甘草六钱

干地黄六钱

生白芍六钱

麦冬五钱，不去心

阿胶三钱

麻仁三钱

加八杯水，煮到剩约三杯的水量，分三次服用。若病情格外严重，再加入一两甘草，八钱地黄，八钱白芍，七钱麦冬，白天服用三次，晚上再服用一次。

原文

九、下后大便溏甚，周十二时三四行，脉仍数者，未可与复脉汤，一甲煎主之；服一二日，大便不溏者，可与一甲复脉汤。

下后法当数日不大便，今反溏而频数，非其人真阳素虚，即下之不得其道，有亡阴之虑。若以复脉滑润，是以存阴之品，反为泻阴之用。故以牡蛎一味，单用则力大，即能存阴，又涩大便，且清在里之余热，一物而三用之。

释义

九、用了攻下之法后大便稀溏，一天二十四小时里有三四次，脉象仍然跳动快速的

患者，不能用复脉汤治疗，应该用一甲煎来治疗；服一两天之后，大便不再溏稀的患者，可以再用一甲复脉汤治疗。

用了攻下之法后原本应当几天都没有大便，如今反而大便溏稀还次数频繁，如果不是患者本身的真阳之气平时就比较虚弱，那就是攻下之法使用得不对，有耗尽阴精的风险。如果还用复脉汤这种滋润滑顺的药物来治疗，那么原本存养阴精的药品，反而有了通泄阴精的

作用。所以只用牡蛎这一味药材，单独使用药力就强，既能存养阴精，又能止泻大便，而且还清除了体内剩余的热邪，一味药同时发挥了三种作用。

○ **方剂"一甲复脉汤"即于加减复脉汤（见164页）的药方基础上，去掉麻仁，加入一两牡蛎。**

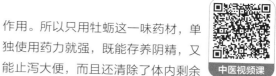

方剂原文

一甲煎

生牡蛎二两，碾细

水八杯，煮取三杯，分温三服。

组成用法

一甲煎

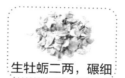
生牡蛎二两，碾细

加八杯水，煮取三杯，分成三次，温热后服用。

原文

十、下焦温病，但大便溏者，即与一甲复脉汤。

温病深入下焦劫阴，必以救阴为急务。然救阴之药多滑润，但见大便溏，不必待日三四行，即以一甲复脉法，复阴之中，预防泄阴之弊。

释义

十、下焦部出现温病，但是大便稀溏的患者，就用一甲复脉汤治疗。

温热邪气深入下焦部消亡阴精，必须要以挽救阴精作为治疗方法中最紧急的事情。但是

挽救阴精的药物大多滋润顺滑，只要见到有大便溏稀的症状，不要等到一天泄下三四次，立即就要用一甲复脉汤治疗，在恢复阴精的同时预防阴精泄亡的弊端。

原文

十一、少阴温病，真阴欲竭，壮火复炽，心中烦，不得卧者，黄连阿胶汤主之。

按 前复脉法为邪少虚多之治。其有阴既亏而实邪正盛，甘草即不合拍。心中烦，阳邪挟心阳独亢于上，心体之阴，无容留之地，故烦杂无奈；不得卧，阳亢不入于阴，阴虚不受阳纳，虽欲卧得乎！此证阴阳各自为道，不相

交互，去死不远，故以黄芩从黄连，外泻壮火而内坚真阴；以芍药从阿胶，内护真阴而外捍亢阳。名黄连阿胶汤者，取一刚以御外侮，一柔以护内主之义也。其交关变化神明不测之妙，全在一鸡子黄，前人训鸡子黄，金谓鸡为巽木，得心之母气，色赤入心，虚则补母而已，理虽至当，殆未尽其妙。盖鸡子黄有地球之象，为血肉有情，生生不已，乃奠安中焦之圣品，有甘草之功能，而灵于甘草；其正中有孔，故能上通心气，下达肾气，居中以达两头，有莲子之妙用；其性和平，能使亢者不争，弱者得振；其气焦臭，故上补心；其味甘咸，故下补肾；再释家有地水风火之喻，此证大风一起，荡然无余，鸡子黄镇定中焦，通彻上下，合阿胶能预熄内风之震动也。然不知人身阴阳相抱之义，必未能识仲景用鸡子黄之妙，谨将人身阴阳生死窹寐图形，开列于后，以便学人入道有阶也。

释义

十一、少阴经有温邪致病，真阴之气受损即将枯竭，温热邪火又十分旺盛，心中焦躁烦闷，睡不着的患者，要用黄连阿胶汤来治疗。

按 之前的复脉汤是治疗邪气少而自身虚亏多的病症的方法，但此病虽然阴气亏损但热邪依旧旺盛，所以药方中的甘草就不适合这个病症。心中焦躁烦闷，是阳热邪气挟持心火上行，在心内独自旺盛，心内的阴精没有了容身之地，所以心中焦躁烦闷忧愁无奈；睡不着，是因为阳气旺盛不能和阴气相容，阴气虚弱不被阳气接纳，就算想睡觉也不能睡着！在这个证候中，阴阳分离各自运行，不能相互协调，这离死去也不远了，所以用黄芩辅助黄连，在外清泻旺盛的火气，在内稳定加固自身的真阴之气；用芍药搭配阿胶，在内护养真阴，向外对抗旺盛的阳气。之所以命名为黄连阿胶汤，是为了取用黄连药性刚强可以抵御外来邪气，阿胶药性柔润可以养护自身体内阴气的意义。药方中相互变化神秘莫测的妙处，全都在于鸡子黄这味药材，前人论述鸡子黄这位药材，都认为鸡子黄在中医八卦中为巽卦，巽卦属五行之木，代

表风，鸡子黄领受心的母气，颜色发红，归入心经，这就是所谓的治疗某一脏的虚证，采取补其母脏、母经或母穴的方法，道理虽然是这样，但还是没有完全讲出其中的妙处。因为鸡子黄有和地球相似的形状，又是血肉有情之药，有生生不息的药性，是安抚稳定中焦的优秀药材，既有甘草的功效，而灵性又比甘草更好；外形上，在正中间有小孔，因此能向上疏通心气，向下传达肾气，位于中间而通达两端，有像莲子一样绝妙的作用；它药性平和，能抚平镇定亢盛的阳气，振发恢复虚弱的真阴；它的气味焦臭，所以能向上补养心脏；味道甘咸，所以向下能补养肾脏；佛教有万事万物都是由地、水、风、火四大元素组成的说法，在这个病症中，一旦肝风大肆发作，那么肾水就会被消亡干净，荡然无存，鸡子黄安抚镇定中焦，贯通连接心肾，和阿胶一起配合，能够预先平息体内肝风的震动。然而如果不明白人体内阴阳相辅相成的道理，一定不能完全理解张仲景使用鸡子黄这位药材的奥妙，现在把人体阴阳生死，睡眠和苏醒的关系制作成图形，列举在文后，以帮助学医之人找到学习的方法。

黄连阿胶汤方（苦甘咸寒法）

中医视频课

黄连四钱　黄芩一钱　阿胶三钱　白芍一钱　鸡子黄二枚

水八杯，先煮三物，取三杯，去滓，纳胶烊尽，再纳鸡子黄，搅令相得，日三服。

组成用法

黄连阿胶汤方（苦甘咸寒法）

黄连四钱

黄芩一钱

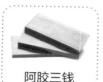

阿胶三钱

白芍一钱

鸡子黄两枚

加八杯水，先煮黄连、黄芩、白芍，煮取三杯，去掉药渣，加入阿胶使其完全融化，再加入鸡子黄，搅拌让它们混合均匀，一天内分成三次服用。

原文

十二、夜热早凉，热退无汗，热自阴来者，青蒿鳖甲汤主之。

夜行阴分而热，日行阳分而凉，邪气深伏阴分可知；热退无汗，邪不出表而仍归阴分，更可知矣，故曰热自阴分而来，非上中焦之阳热也。邪气深伏阴分，混处气血之中，不能纯用养阴，又非壮火，更不得任用苦燥。故以鳖甲蠕动之物，入肝经至阴之分，既能养阴，又能入络搜邪；以青蒿芳香透络，从少阳领邪外出；细生地清阴络之热，丹皮泻血中之伏火；知母者，知病之母也，佐鳖甲、青蒿而成搜剔之功焉。再此方有先入后出之妙，青蒿不能直入阴分，有鳖甲领之入也；鳖甲不能独出阳分，有青蒿领之出也。

释义

十二、夜晚身上发热，早上退热而身体微凉，退热却不出汗，患者有这种症状，是热邪深入阴经中发作的表现，要用青蒿鳖甲汤来治疗。

夜晚卫气在阴经中运行而身体发热，白天卫气在阳经中运行而退热身凉，就可以知道热邪之气是深入隐藏在阴经中了；退热之后却不出汗，更加可以确定，热邪并没有外出至人体肌表，仍然深入在阴经中，所以说热邪从阴经而来，并不是上焦和中焦有阳热之气侵体。热邪之气深深隐伏在阴经里，和人体内的气血混合，不能完全只用养护阴气的药物，热邪之气也不是亢烈的阳火，更不能随意使用苦燥的药物清火。鳖甲是善于蠕动的动物的甲壳，也是

方剂原文

中医视频课

血肉有情的动物药材，它能进入肝经，渗透到阴经中，既能养护阴气，又能进入经络中搜寻邪气；用气味芳香的青蒿疏通经络，从少阳经引领邪气向外透出；细生地能清除阴经脉络中的热邪，丹皮可以清泻气

血中隐伏的邪火；知母就是知道病情发作的根源，配合鳖甲、青蒿能取得搜除剔净病邪之效。此外这个药方还有先入后出的妙用，青蒿不能直接进入阴经，但是有鳖甲带领它进入；鳖甲不能独自从阳经中外出，但是有青蒿带领它外出。

青蒿鳖甲汤方（辛凉合甘寒法）

青蒿二钱　鳖甲五钱　细生地四钱　知母二钱　丹皮三钱

水五杯，煮取二杯，日再服。

组成用法

青蒿鳖甲汤方（辛凉合甘寒法）

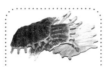

| 青蒿二钱 | 鳖甲五钱 | 细生地四钱 | 知母二钱 | 丹皮三钱 |

所有药物，加入五杯水，煮取二杯，一天服用两次。

原文

十三、热邪深入下焦，脉沉数，舌干齿黑，手指但觉蠕动，急防痉厥，二甲复脉汤主之。

此示人痉厥之渐也。温病七八日以后，热深不解，口中津液干涸，但觉手指掣动，即当防其痉厥，不必俟其已厥而后治也。故以复脉育阴，加入介属潜阳，使阴阳交纽，庶厥不可作也。

释义

十三、热邪之气深入入侵到下焦，脉象低沉且脉搏偏快。舌头发干牙齿焦黑，一旦发现患者有手指抽动的症状，就要立即紧急预防发生痉厥的症状，用二甲复脉汤来主要治疗。

这是为了提示医者要注意痉厥发作的苗头。温病发作七八天之后，热邪深入不能缓解，口中津液干焦枯竭，一旦发觉有手指抽动的症状，就应当立即防止出现痉厥的症状，不用等到痉厥已经发作了再去治疗。所以用复脉汤培育阴精，再加入甲壳类药材治疗阴虚而肝阳上升的症状，使阴阳之气相互交接联系，如此痉厥就不会发作了。

◎ 方剂"二甲复脉汤"即于加减复脉汤（见164页）内加生牡蛎五钱、生鳖甲八钱。

原文

十四、下焦温病，热深厥甚，脉细促，心中憺憺大动，甚则心中痛者，三甲复脉汤主之。

前二甲复脉，防痉厥之渐；即痉厥已作，亦可以二甲复脉止厥。兹又加龟板名三甲者，以心中大动，甚则痛而然也。心中动者，火以水为体，肝风鸱张，立刻有吸尽西江之势，肾水本虚，不能济肝而后发痉；既痉而水难猝补，心之本体欲失，故憺憺然而大动也。甚则痛者，"阴维为病主心痛"，此证热久伤阴，八脉丽于肝肾，肝肾虚而累及阴维故心痛，非如寒气客于心胸之心痛，可用温通。故以镇肾气、补任脉、通阴维之龟板止心痛，合入肝搜邪之二甲，相济成功也。

释义

十四、下焦部有温热病邪，热邪之气太过深入，四肢痉厥的情况愈发严重，脉象细弱急促，心脏不安，跳动剧烈，甚至心内疼痛的患者，用三甲复脉汤来治疗。

之前的二甲复脉汤，是用来预防痉厥的出现；即使已经出现了痉厥的症状，也可以用二甲复脉汤来止住痉厥。如今又在药方中加入了龟板，取名为三甲复脉汤的方剂，是用来治疗心脏跳动剧烈，甚至感觉疼痛的症状。心脏之所以剧烈跳动不安，是因为火的本体为水，火从水中得到滋养，肝风大动，短时间内肾水就出现枯竭的症状，肾水本来就虚亏，不能养护肝木所以之后痉厥发作；痉厥已经发作后，肾水更难短时间补足，为心阴提供滋养的本体肾水将要枯竭，所以心脏会剧烈跳动，忧悸不安。病情严重的有心脏疼痛的症状，"阴维经病变主要会出现心痛的症状"，这种病症由于热邪在体内长时间滞留会损伤阴精，奇经八脉都附属于肝和肾，肝肾虚亏会连累到阴维经，所以导致心脏疼痛，这种病症不像寒气侵袭心胸导致的心痛，可以用温经通络之法。所以要用能够镇定肾气、补养任脉、疏通阴维经的龟板来止住心痛，配合能进入肝经搜除邪气的二甲复脉汤，相互补充便能取得成功。

◎ 方剂"三甲复脉汤" 即于二甲复脉汤（见168页）内加生龟板一两。

原文

十五、既厥且哕，脉细而劲，小定风珠主之。

温邪久踞下焦，烁肝液为厥，扰冲脉为哕，脉阴阳俱减则细，肝木横强则劲。故以鸡子黄实土而定内风；龟板补任（谓任脉）而镇冲脉；阿胶沉降，补液而息肝风；淡菜生于咸水之中而能淡，外偶内奇，有坎卦之象，能补阴中之真阳，其形翕阖，故又能潜真阳之上动；童便以浊液仍归浊道，用以为使也。名定风珠者，以鸡子黄宛如珠形，得巽木之精，而能息肝风，肝为巽木，巽为风也。龟亦有珠，具真武之德而镇震木。震为雷，在人为胆，雷动未有无风者，雷静而风亦静矣。亢阳直上巅顶，龙上于天也，制龙者，龟也。古者豢龙御龙之法，失传已久，其大要不出乎此。

释义

十五、患者既有痉厥发作，又有呃逆的症状，脉象细而有力，要用小定风珠治疗。

温热邪气在下焦部长时间居留，消灼肝部的阴液导致人体痉挛晕厥，干扰到冲脉就表现出呃逆的症状，阴脉和阳脉都受到损耗，所以脉象细窄，又因为肝风横行强势，所以脉象有力。因此用鸡子黄补养脾胃来平定内风；龟板滋补任脉而镇定冲脉；阿胶有沉降的药性，能够补养阴液而平息肝风；淡菜虽然在咸水中生长但能保持清淡的味道，外部的壳是偶数两个，内部的结构是单数一个，有坎卦的形象，能补养阴中之真阳，外形的双壳开合，所以又能潜藏

上行亢奋的真阳之气；童子尿因为浊液仍然归于浊道的药性，所以用作药引。之所以取名为定风珠，是因为鸡子黄像珠子的形状，得到巽木的精华，所以能平息肝火邪风，因为肝对应木属性的巽卦，巽卦主风。龟能产蛋，蛋也是珠子的形状，具备北方真武大帝镇压震卦之木的才能。震也就是雷，对应到人体内也就是胆，但凡是打雷，都必定会起风，雷声停止那么风也会随之安静。亢奋的阳气直接上行至头顶，就像龙直飞冲天一样。能够制服龙的，就是龟。古代的人豢养龙训练龙的办法，已经失传很久了，但大概内容不超过这个范围。

方剂原文

小定风珠方（甘寒咸法）

鸡子黄一枚，生用　真阿胶二钱　生龟板六钱　童便一杯　淡菜三钱

水五杯，先煮龟板、淡菜得二杯，去滓，入阿胶，上火烊化，纳鸡子黄，搅令相得，再冲童便，顿服之。

组成用法

小定风珠方（甘寒咸法）

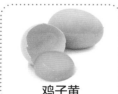

鸡子黄

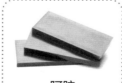
阿胶

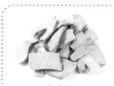
生龟板

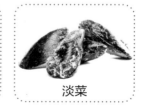
淡菜

加五杯水，先煮龟板和淡菜，煮取二杯，去掉药渣，加入阿胶，在火上熔化，再放入鸡子黄，搅动使其均匀，再把童子尿冲入，一次服用完。

十六、热邪久羁，吸烁真阴，或因误表，或因妄攻，神倦瘈疭，脉气虚弱，舌绛苔少，时时欲脱者，大定风珠主之。

此邪气已去八九，真阴仅存一二之治也。观脉虚苔少可知，故以大队浓浊填阴塞隙，介属潜阳镇定。以鸡子黄一味，从足太阴，下安足三阴，上济手三阴，使上下交合，阴得安其位，斯阳可立根基，俾阴阳有眷属一家之义，庶可不致绝脱欤！

释义

十六、温热邪气长时间羁留，吸收消耗真阴，有的因错用了发汗解表的办法，有的因妄自用了攻下的办法，导致患者出现神色疲倦、手脚抽搐，舌头颜色深红，舌苔稀少，时不时快要虚脱的症状，此时要用大定风珠进行治疗。

这是温热邪气已经祛除十之八九，体内真阴只剩存十之一二时的治疗方法。根据脉象虚弱、舌深红苔稀少就可知，故要用大量性浊味浓之药填充真阴，甲壳类药材能使阳气潜伏镇定。用鸡子黄这一味药材从足太阴经中，向下安定足三阴经，向上救济手三阴经，上下交接联合，阴液得以安定，阳气才有立足的基础，若阴阳协调合并如同一家，就绝不至于虚脱气绝！

方剂原文

大定风珠方（酸甘咸法）

生白芍六钱　　阿胶三钱　　生龟板四钱　　干地黄六钱　　麻仁二钱
五味子二钱　　生牡蛎四钱　麦冬连心，六钱　　炙甘草四钱　　鸡子黄二枚，
生　　鳖甲四钱，生

水八杯，煮取三杯，去滓，再入鸡子黄，搅令相得，分三次服。喘加人参，自汗者加龙骨、人参、小麦，悸者加茯神、人参、小麦。

组成用法

大定风珠方（酸甘咸法）

生白芍六钱；阿胶三钱；生龟板四钱；干地黄六钱；麻仁二钱；五味子二钱；生牡蛎四钱；麦冬六钱，连心；炙甘草四钱；鸡子黄二枚，生；鳖甲四钱，生。

生白芍

生龟板

干地黄

五味子

生牡蛎

鳖甲

加八杯水，煮取三杯，去渣，再加鸡子黄，搅匀，分三次服。若有气喘症状则加人参，有自汗症状加龙骨、人参、小麦，有心悸不安症状加茯神、人参、小麦。

原文

十七、壮火尚盛者，不得用定风珠、复脉。邪少虚多者，不得用黄连阿胶汤。阴虚欲痉者，不得用青蒿鳖甲汤。

此诸方之禁也。前数方虽皆为存阴退热而设，其中有以补阴之品，为退热之用者；有一面补阴，一面搜邪者；有一面填阴，一面护阳者；各宜心领神会，不可混也。

释义

十七、自身亢烈的阳火仍然炽盛的患者，不能用定风珠、复脉汤来治疗。邪气较少而自身虚亏较多的患者，不能用黄连阿胶汤。阴液虚亏快要痉厥的患者，不能用青蒿鳖甲汤。

这是上边论述的那些方剂的禁忌病症。前边的几个方剂的功效虽然都是养阴退热，但其中有将补养阴液的药材，用来退热的，有一方面补养阴液，一方面搜寻邪气的；有一方面填充阴虚，一方面护卫阳气的；不同的方剂都要细心了解认真领会，不能混为一谈。

原文

十八、痉厥神昏，舌短，烦躁，手少阴证未罢者，先与牛黄、紫雪辈，开窍搜邪；再与复脉汤存阴，三甲潜阳。临证细参，勿致倒乱。

痉厥神昏，舌謇烦躁，统而言之为厥阴证。然有手经、足经之分，在上焦以清邪为主，清邪之后，必继以存阴；在下焦以存阴为主，存阴之先，若邪尚有余，必先以搜邪。手少阴证未罢，如寸脉大，口气重，颧赤，白睛赤，热壮之类。

释义

十八、患者手脚抽搐神色昏迷，舌头短缩，烦闷躁动，手少阴心经的病变证候还没有完全治好的情况，先给患者用安宫牛黄丸、紫雪丹一类的药，来清心开窍搜除邪气；再给患者用三甲复脉汤保存阴液，三甲还能够潜镇阳气。

临床用药时要仔细参考症状用药，不要颠倒用药的顺序。

手脚痉挛抽搐神色昏迷，舌头缩短烦闷躁动，这些症状被统称为厥阴证。但是厥阴证又分为手厥阴心包经和足厥阴肝经，病邪位于上焦要以清泻病邪为主，清除病邪之后，一定要继续存养阴液；病邪位于下焦要以存养阴液为主，在存养阴液之前，如果还有邪气残留，必须先搜除邪气。手少阴心经的病症没有完全治愈，会有寸脉大，口气臭，面部两颧赤红，眼白发红，热气壮等症状。

原文

十九、邪气久羁，肌肤甲错，或因下后邪欲溃，或因存阴得液蒸汗，正气已虚，不能即出，阴阳互争而战者，欲作战汗也，复脉汤热饮之。虚盛者加人参；肌肉尚盛者，但令静，勿妄动也。

按 伤寒汗解必在下前，温病多在下后。缚解而后得汗，诚有如吴又可所云者。凡欲汗者，必当先烦，乃有汗而解。若正虚邪重，或邪已深入下焦，得下后里通；或因津液枯燥，服存阴药，液增欲汗，邪正努力纷争，则作战汗，战之得汗则生，汗不得出则死。此系生死关头，在顷刻之间。战者，阳极而似阴也，肌肤业已甲错，其津液之枯燥，固不待言。故以复脉加人参助其一臂之力，送汗出表。

若其人肌肤尚厚，未至大虚者，无取复脉之助正，但当听其自然，勿事骚扰可耳，次日再议补阴未迟。

释义

十九、温热邪气长时间在体内滞留，肌肤变得干枯皱缩粗糙不平，有的因为用了攻下法治疗后，邪气将要被击溃，有的因为存养阴液后得到的阴液蒸发为汗，但是自身正气已经虚亏，不能立刻将邪气逼出，阴气和阳气互相争斗而全身战栗，是将要发生战汗症状的预兆，要用复脉汤趁热服下。正气虚亏严重的要在复脉汤中加入人参；如果肌肉尚且还算强壮，一定让患者安静休养，不要让其随意走动。

按 伤寒病一定是在用攻下法之前先使用发汗解表的方法，温热病则是在用过攻下法之后再用发汗解表的方法治疗。肌肤松解后才能邪随汗出，果真情况和吴又可说的一样。但凡将要出现战汗症状的患者，一定会先感到烦躁不安，直到汗出才能得到疏解。如果正气虚弱而邪气旺盛，或者邪气已经深入下焦，用过攻下法后体内气通；有的因为津液干枯衰竭，服用了存养阴液的药剂后，阴液增加想要出汗，正气和邪气在体内极力争斗，就会出现战汗的症状，全身战栗后有汗出，患者就能够痊愈生还，如果战栗后仍然不出汗，就会死去。这实在是生死关头，只在顷刻之间见分晓。之所以全身战栗，是体内阳气亢盛到了极点而出现了和阴证类似的症状，肌肤已经出现了粗糙不堪如同甲片的症状，那么体内津液枯竭的程度，已经不用说了。所以要用复脉汤加入人参来帮助体内的正气，以此把汗逼出体表。

如果患者的肌肤还算紧密丰厚，津液没有到极其虚亏的程度，就不必用复脉汤来扶养正气，只要顺其自然，不要人为干预打扰即可，第二天再考虑补养阴液也不晚。

原文

二十、时欲漱口不欲咽，大便黑而易者，有瘀血也，犀角地黄汤主之。

邪在血分，不欲饮水，热邪燥液口干，又欲求救于水，故但欲漱口，不欲咽也。瘀血溢于肠间，血色久瘀则黑，血性柔润，故大便黑而易也。犀角味咸，入下焦血分以清热，地黄去积聚而补阴，白芍去恶血，生新血，丹皮泻血中伏火，此蓄血自得下行，故用此轻剂以调之也。

释义

二十、经常想要用水漱口却又不想咽下去，大便呈现黑色而排出又很容易，患者出现这些症状，代表体内有瘀血滞留，要用犀角地黄汤来治疗。

热邪之气位于血分中，所以患者不想喝水，但热邪消灼损耗阴液会引得口干舌燥，又想补充水分自救，所以只想漱口，却不想咽下去。

瘀血渗流到肠道中，时间久了血液的颜色就会变黑，血的性质柔和润滑，所以大便呈现黑色且很容易排出。犀角味道发咸，能深入下焦的血分中去清火泻热，地黄能祛除积聚之物而补养阴液，白芍能祛除瘀血生发新鲜血液，丹皮能清泻血分中隐伏的火气，这是因为本证中的瘀血自身已经下行，所以用轻剂来配合调理即可。

方剂原文

犀角地黄汤方（甘咸微苦法）

干地黄一两　　生白芍三钱　　丹皮三钱　　犀角三钱
水五杯，煮取二杯，分二次服，渣再煮一杯服。

组成用法

犀角地黄汤方（甘咸微苦法）

干地黄一两

生白芍三钱

丹皮三钱

犀角三钱

加五杯水，煮取两杯，分两次服下，用药渣再煮一杯服用。

原文

二十一、少腹坚满，小便自利，夜热昼凉，大便闭，脉沉实者，蓄血也，桃仁承气汤主之，甚则抵当汤。

少腹坚满，法当小便不利，今反自利，则非膀胱气闭可知。夜热者，阴热也；昼凉者，邪气隐伏阴分也。大便闭者，血分结也。故以桃仁承气通血分之闭结也。若闭结太甚，桃仁承气不得行，则非抵当不可，然不可轻用，不得不备一法耳。

释义

二十一、小腹部坚硬胀满，小便排出顺畅，夜晚发热早晨退热身凉，大便秘结不畅，脉象下沉有力，这些症状是下焦有血液蓄积的表现，要用桃仁承气汤来治疗，病情严重的要用抵当汤治疗。

小腹部坚硬胀满，按理说应该小便不通畅，如今反而排出顺畅，那就可以说明这些症状不是因为膀胱气闭引起的。晚上身体发热，即阴分发热；白天退热身凉，是因为邪气隐藏潜伏到了阴分中。大便秘结，是由于血分郁结。所以用桃仁承气汤疏通血分中郁结不通的地方，如果郁结的情况太严重，桃仁承气汤无法疏通畅行，那就必须用抵当汤了，但是不能轻易使用，这只是为了迫不得已的情况才设立的药方。

方剂原文

桃仁承气汤方（苦辛咸寒法）

大黄五钱　芒硝二钱　桃仁三钱　当归三钱　芍药三钱　丹皮三钱

水八杯，煮取三杯，先服一杯，得下止后服，不知，再服。

组成用法

桃仁承气汤方（苦辛咸寒法）

大黄五钱	芒硝二钱	桃仁三钱	当归三钱	芍药三钱	丹皮三钱

加八杯水，煮取三杯，先服一杯，大便通畅就停止服用，大便仍不通就继续服用。

方剂原文

抵当汤方（飞走攻络苦咸法）

大黄五钱　虻虫二十枚，炙干为末　桃仁五钱　水蛭五分，炙干为末

水八杯，煮取三杯，先服一杯，得下止后服，不知，再服。

抵当汤方（飞走攻络苦咸法）

大黄五钱；虻虫二十枚，炙干研磨成末；桃仁五钱；水蛭五分，炙干研磨成末。

大黄

桃仁

水蛭

加八杯水，煮取三杯，先服一杯，大便通畅就停止服用，大便仍不通就继续服用。

原文

二十二、温病脉，法当数，今反不数而濡小者，热撤里虚也。里虚下利稀水，或便脓血者，桃花汤主之。

温病之脉本数，因用清热药撤其热，热撤里虚，脉见濡小，下焦空虚则寒，即不下利，亦当温补，况又下利稀水脓血乎！故用少阴自利，关闸不藏，堵截阳明法。

释义

二十二、温病的脉象，按理来说应当是来去急促的数脉，如今并不急促，反而虚微细弱，这是热邪消退而内里虚亏所表现出来的症状。内里虚亏就会大便稀水，淋漓不停，还有大便中带有脓血的情况，要用桃花汤来治疗。

温病的脉象本来应该是急促的数脉，因为用了清火泻热的药祛除了热邪，虽然热邪撤去但内里虚亏，脉象表现为虚微细弱，下焦部虚弱就会受寒，即使没有腹泻的症状，也应该用温补之法，何况是腹泻稀水且带脓血呢！所以用治疗少阴病腹泻，泄下太过严重，以至于水液不能闭藏的堵截阳明法。

方剂原文

桃花汤方（甘温兼涩法）

赤石脂一两，半整用煎，半为细末调　炮姜五钱　白粳米二合

水八杯，煮取三杯，去渣，入石脂末一钱五分，分三次服。若一服愈，余勿服。虚甚者加人参。

桃花汤方（甘温兼涩法）

赤石脂一两，一半整个煎煮，一半研磨成细末；炮姜五钱；白粳米二合。

赤石脂

炮姜

白粳米

加八杯水，煮取三杯，去渣，加赤石脂粉末一钱五分，分成三次服用。如果服用一次就痊愈，剩下的不要再服用。虚亏极其严重的在药方中加入人参。

原文

二十三、温病七八日以后，脉虚数，舌绛苔少，下利日数十行，完谷不化，身虽热者，桃花粥主之。

上条以脉不数而濡小，下利稀水，定其为虚寒而用温涩。此条脉虽数而日下数十行，至于完谷不化，其里邪已为泄泻下行殆尽。完谷不化，脾阳下陷，火灭之象；脉虽数而虚，苔化而少，身虽余热未退，亦虚热也，纯系关闸不藏见证，补之稍缓则脱。故改桃花汤为粥，取其逗留中焦之意，此条认定完谷不化四字要紧。

释义

二十三、温病发作了七八天之后，脉象虚弱无力但又急促，舌头呈深红色，舌苔稀少，腹泻达到了一天几十次的程度，甚至粪便中还有未消化的谷粒，身上虽然还在发热，但也要用桃花粥来治疗。

上一条因为患者表现出脉象并不急促反而虚微细弱，腹泻排出稀水的症状，判断这是因为体质虚亏兼受寒邪，所以用温涩法治疗。这一条中脉象虽然急促，但腹泻达到了每天几十次，以至于无法完全消化食物，体内的邪气已经随着腹泻泄下的粪便基本排除干净了。脾中阳气虚弱下陷，这是体内阳气衰微的症状；脉象虽然急促又虚弱，舌苔稀少，身上虽然发热还没有消退，但也是体内虚亏有热邪的表现，单纯是肠胃关门不固的症状，补养的稍微晚一步就会导致虚脱。所以把桃花汤改为桃花粥，就是因为桃花粥可以在中焦停留时间较长的原因，这一条中认识清楚"完谷不化"这四个字最要紧。

方剂原文

桃花粥方（甘温兼涩法）

人参三钱　炙甘草三钱　赤石脂六钱，细末　白粳米二合

水十杯，先煮参、草得六杯，去渣，再入粳米煮得三杯，纳石脂末三钱，顿服之。利不止，再服第二杯，如上法；利止停后服。或先因过用寒凉，脉不数，身不热者，加干姜三钱。

桃花粥方（甘温兼涩法）

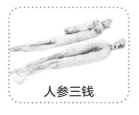

人参三钱

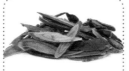

炙甘草三钱

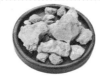

赤石脂六钱，细末

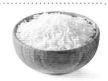

白粳米二合

加十杯水，先放人参和炙甘草，煮取六杯，去渣，再加粳米煮取三杯，加三钱赤石脂粉末，一顿喝下。若腹泻不止，再服第二杯，同上述方法；腹泻止后不再服。因之前过量使用寒凉之药，导致脉象不急促、身上不发热的，再加三钱干姜。

原文

二十四、温病少阴下利，咽痛，胸满，心烦者，猪肤汤主之。

此《伤寒论》原文。按 温病热入少阴，逼液下走，自利咽痛，亦复不少，故采录于此。柯氏云：少阴下利，下焦虚矣。少阴脉循喉咙，其支者出络心，注胸中，咽痛胸满心烦者，肾火不藏，循经而上走于阳分也；阳并于上，阴并于下，火不下交于肾，水不上承于心，此未济之象。猪为水畜而津液在肤，用其肤以除上浮之虚火，佐白蜜、白粉之甘，泻心润肺而和脾，滋化源，培母气，水升火降，上热自除，而下利自止矣。

释义

二十四、温病病邪侵入少阴经，出现腹泻不止，咽喉肿痛，胸中胀满，心烦意乱症状的患者，要用猪肤汤来治疗。

这是《伤寒论》中的原文。温病所感受的温热邪气侵入少阴经，逼迫阴液向下泄行，出现腹泻咽喉肿痛症状的患者，也不在少数，所以采集记录在这里。柯韵伯说：少阴经病变引起的泄下证，是下焦虚亏的表现。足少阴肾经的经脉经过喉咙，支脉环绕笼罩心脏，注入胸中，咽喉疼痛胸内胀满心烦意乱的症状，都是肾火按捺不住，沿着经脉向上行走到阳分中的表现；阳热都合并聚集在上，阴液都被聚积在下，心火不能向下和肾水相交，肾水不能向上承接心火，这是水火不相济的表现。猪在五行中是属水的牲畜，且津液保存在肌肤中，用猪的皮肤来除去向上浮动的虚火，再配合味甘的白蜜和白粉，可以清泻心火滋润肺阴而中和脾胃，滋养人身生化之源，培育生化之母气，肾水上升，心火下降，上部的热邪被清除，那下部的泄利自然就会停止了。

猪肤汤方（甘润法）

猪肤一斤，用白皮从内刮去肥，令如纸薄

上一味，以水一斗，煮取五升，去渣，加白蜜一升，白米粉五合，熬香，和令相得。

组成用法

猪肤汤方（甘润法）

猪皮一斤，选用白色猪皮，从内部刮去肥油，直到猪皮薄如纸。

猪皮

加一斗水，煮取五升，去渣，加一升白蜜、五合白米粉，熬出香味，搅拌均匀。

原文

二十五、温病少阴咽痛者，可与甘草汤，不差者，与桔梗汤。

柯氏云：但咽痛而无下利、胸满、心烦等证，但甘以缓之足矣。不差者，配以桔梗，辛以散之也。其热微，故用此轻剂耳。

释义

二十五、温病的邪气入侵少阴经，出现咽喉干痛症状的患者，可以用甘草汤治疗，如果服药后病情没有好转，就用桔梗汤治疗。

柯韵伯说：只有咽喉疼痛，没有泄下、胸内胀满、心烦意乱等症状，就用甘味药物缓急的方法就足够了。如果服药之后症状没有缓解，就再搭配桔梗，用辛味药物来发散。因为这个病症中的热邪比较轻微，所以用这样轻剂量的药就可以了。

甘草汤方

甘草二两

上一味，以水三升，煮取一升半，去渣，分温再服。

组成用法

甘草汤方

甘草二两

加三升水，煎煮到水量剩约一升半，滤去药渣，分成两次，趁热服下。

桔梗汤方

甘草二两　桔梗二两

法同前。

组成用法

桔梗汤方

甘草二两

桔梗二两

用法和前一个方剂一样。

二十六、温病入少阴，呕而咽中伤，生疮不能语，声不出者，苦酒汤主之。

王氏晋三云：苦酒汤治少阴水亏不能上济君火，而咽生疮声不出者。疮者，疖也。半夏之辛滑，佐以鸡子清之甘润，有利窍通声之功，无燥津涸液之虑。然半夏之功能，全赖苦酒，摄入阴分，劫涩敛疮，即阴火沸腾，亦可因苦酒而降矣，故以为名。

释义

二十六、温病之邪侵入少阴经，呕吐，咽喉溃烂、生疮，不能说话无法发声者，用苦酒汤治疗。

王晋三说：苦酒汤可治少阴肾水虚亏不能向上救济心火，导致咽喉生疮无法说话之症。

疮就是溃疡。方中半夏药性辛滑，配性味甘润的蛋清可利窍通声，也不用忧虑会消灼耗干津液。但半夏的疗效依赖于苦酒，由苦酒带领才能进入阴分，祛除痰液收敛溃疡，即使阴火沸腾，也能凭借苦酒去降火，此方因此而得名。

方剂原文

苦酒汤方（酸甘微辛法）

半夏二钱，制　鸡子一枚，去黄，纳上苦酒鸡子壳中

上二味，纳半夏着苦酒中，以鸡子壳置刀环中，安火上，令三沸，去渣，少少含咽之。不差，更作三剂。

组成用法

苦酒汤方（酸甘微辛法）

半夏二钱，炮制加工；鸡子一枚，去掉鸡子黄，鸡子壳中放入苦酒。

半夏

鸡子

把半夏放到苦酒中，装在鸡蛋壳中放到刀具后的圆环上，放在火上煮沸三次，滤去药渣，药汁一点点含在口中慢慢咽下。如果病情没有好转，就再服用三剂。

原文

二十七、妇女温病，经水适来，脉数耳聋，干呕烦渴，辛凉退热，兼清血分，甚至十数日不解，邪陷发痉者，竹叶玉女煎主之。

此与两感证同法。辛凉解肌，兼清血分者，所以补上中焦之未备；甚至十数日不解，邪陷发痉，外热未除，里热又急，故以玉女煎加竹叶，两清表里之热。

释义

二十七、妇女发作温病，又正好碰上来月经，脉象急促耳朵发聋，干呕烦躁口渴，用辛凉之药退热，同时清泻血分中的邪热，病情严重的患者体内的邪气十几天都没有缓解，邪气下陷导致痉挛抽搐，要用竹叶玉女煎来治疗。

此条病症和表里两感证的治法相同。用辛凉药发解肌表并清泻血分中的邪气的治法，可补充上焦中焦治法中的欠缺；病情严重到十几天都未缓解，邪热下陷致痉挛抽搐，外部热邪没有清除，内里热邪又急躁旺盛，所以要在玉女煎中加竹叶，从两方面同时清除表里的邪热。

方剂原文 **竹叶玉女煎方（辛凉合甘寒微苦法）**

生石膏六钱　干地黄四钱　麦冬四钱　知母二钱　牛膝二钱　竹叶三钱

水八杯，先煮石膏、地黄得五杯，再入余四味，煮成二杯，先服一杯，候六时复之，病解停后服，不解再服。

组成用法

竹叶玉女煎方（辛凉合甘寒微苦法）

生石膏六钱　干地黄四钱　麦冬四钱　知母二钱　牛膝二钱　竹叶三钱

加八杯水，先放石膏和地黄，煮取五杯，再加剩下药材，煮取两杯，先服用一杯，等到十二小时后再喝一杯，病情如果缓解就停止服用，不缓解就继续服用。

原文

二十八、热入血室，医与两清气血，邪去其半，脉数，余邪不解者，护阳和阴汤主之。

此系承上条而言之也。大凡体质素虚之人，驱邪及半，必兼护养元气，仍佐清邪，故以参、甘护元阳，而以白芍、麦冬、生地，和阴清邪也。

二十八、妇女在月经期感受热邪，使热邪侵入血室，医者用同时清除气分、血分中热邪之法治疗后，热邪被清除一大半，但仍脉象急促、邪气滞留无法疏解的，用护阳和阴汤治疗。

这条是承接上一条而论述的。大部分体质素来虚弱的患者，祛除大半邪气后，必须兼顾养护自身元气，清除邪热的药物也仍要搭配使用，所以用人参和甘草来护卫自身元阳之气，又用白芍、麦冬、生地来调和阴气清除邪热。

方剂原文

护阳和阴汤方

白芍五钱　炙甘草二钱　人参二钱　麦冬二钱，连心炒　干地黄三钱，炒

水五杯，煮取二杯，分二次温服。

组成用法

护阳和阴汤方

白芍五钱；炙甘草二钱；人参二钱；麦冬二钱，连心炒制；干地黄三钱，炒制。

白芍

人参

干地黄

所有药物，加入五杯水，煎煮到水量剩约两杯，分成两次趁热服用。

原文

二十九、热入血室，邪去八九，右脉虚数，暮微寒热者，加减复脉汤，仍用参主之。

此热入血室之邪少虚多，亦以复脉为主法。脉右虚数，是邪不独在血分，故仍用参以补气。暮微寒热，不可认作邪实，乃气血俱虚，营卫不和之故。

二十九、妇女来月经时，热邪趁子宫空虚侵入其中的病症，治疗时热邪已经祛除了十之八九，但右手脉象虚弱急促，傍晚时分有轻微的怕冷发热症状的患者，用加减复脉汤治疗，同时还要在药方中加入人参。

这是热邪侵入血室，邪气少而自身虚亏多的证候，仍以复脉汤为主要治法。右手脉象虚弱急促，是因为邪气不只入侵了血分，还入侵了气分，所以仍用人参补养元气。傍晚时分怕冷发热，不能将此症状判断为邪气旺盛，实际上是气血两虚，营气和卫气不能调和的原因。

三十、热病经水适至，十余日不解，舌痿饮冷，心烦热，神气忽清忽乱，脉右长左沉，瘀热在里也，加减桃仁承气汤主之。

前条十数日不解用玉女煎者，以气分之邪尚多，故用气血两解，此条以脉左沉，不与右之长同，而神气忽乱，定其为蓄血，故以逐血分瘀热为急务也。

释义

三十、妇女患温热病时正好碰到月经来潮，病情十几天都没有缓解，舌头软弱伸卷无力，喜欢喝冷水，心里烦躁灼热，神志一会儿清醒一会儿迷乱，右手脉体长而直，左手脉象脉位低沉，这是热邪和瘀血在体内相结合的表现，要用加减桃仁承气汤来治疗。

之前所论述的病情十几天没有缓解，用竹叶玉女煎来治疗的一条，是因为病症中气分中的邪气尚且旺盛，所以用同时清除气分和血分中病邪的办法，而这条病症中根据左手脉象低沉，和右手脉位长直的情况不同，而且神志有时迷乱的症状，可以判定这是因为体内有瘀血蓄积，所以以驱逐血分中的瘀血热邪为最要紧的事。

加减桃仁承气汤方（苦辛走络法）

大黄三钱，制　桃仁三钱，炒　细生地六钱　丹皮四钱　泽兰二钱　人中白二钱

水八杯，煮取三杯，先服一杯，候六时，得下黑血，下后神清渴减，止后服。不知，渐进。

组成用法

加减桃仁承气汤方（苦辛走络法）

大黄三钱，炮制；桃仁三钱，炒制；细生地黄六钱；丹皮四钱；泽兰二钱；人中白二钱。

大黄

桃仁

细生地黄

加八杯水，煮取三杯，先服一杯，等待十二小时，如果有黑血随大便排出，且排出后神志清醒，口渴的症状减轻，就停止服药，如果没有好转，就继续服用。

原文

三十一、温病愈后，嗽稀痰而不咳，彻夜不寐者，半夏汤主之。

此中焦阳气素虚之人，偶感温病，医以辛凉甘寒，或苦寒清温热，不知十衰七八之戒，用药过剂，以致中焦反停寒饮，令胃不和，故不寐也。《素问》云：胃不和则卧不安，饮以半夏汤，覆杯则寐。

盖阳气下交于阴则寐，胃居中焦，为阳气下交之道路，中寒饮聚，致命阳气欲下交而无路可循，故不寐也。半夏逐痰饮而和胃，秫米秉燥金之气而成。故能补阳明燥气之不及而渗其饮，饮退则胃和，寐可立至，故曰覆杯则寐也。

释义

三十一、温病瘥愈之后，不咳嗽，却吐稀痰，整晚睡不着觉的患者，用半夏汤来治疗。

这是中焦阳气本来就一直虚弱的人，偶尔有温邪侵体而患病，医者用辛凉甘寒或苦寒药物治疗，来清泻温热邪气，却不懂病邪清除十之七八后就要停手的道理，用药剂量过大而导致中焦反而有寒饮滞留，令胃气难以调和，所以睡不着觉。《素问》中说：胃气不和就难以安枕，服用半夏汤，放下杯子就能睡着。

阳气下行和阴气相交人就能睡着，胃位于中焦，是阳气下行和阴气汇合的必经之路，中焦寒饮滞留导致阳气想下行和阴气相交却无路可行，故难以入睡。半夏汤既能逐痰液寒饮，又可缓和胃气，高粱米秉阳明燥金之气而生成。故能补充人体缺乏的阳明燥金之气而消化体内聚积的痰液寒饮，寒饮消退，胃气自然中和，困意立马就来，所以说放下杯子就能睡着。

方剂原文

半夏汤
（辛甘淡法）

半夏八钱，制　秫米二两

水八杯，煮取三杯，分三次温服。

组成用法

半夏汤（辛甘淡法）

半夏八钱，炮制

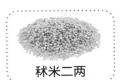

秫米二两

所有药物，加入八杯水，煎煮到水量剩约三杯，分成三次趁热服下。

原文

三十二、饮退则寐，舌滑，食不进者，半夏桂枝汤主之。

此以胃腑虽和，营卫不和，阳未卒复，故以前半夏汤合桂枝汤，调其营卫，和其中阳，自能食也。

释义

三十二、寒饮消退后便能睡着，但舌苔水滑，食欲不佳难以进食，出现这些症状的患者，用半夏桂枝汤治疗。

这是因为胃腑虽然调理缓和，但营气和卫气不和，阳气还没有完全恢复，所以用之前提到的半夏汤配合桂枝汤，调理营气和卫气，缓和阳气，自然就能进食了。

半夏桂枝汤方（辛温甘淡法）

半夏六钱　秫米一两　白芍六钱　桂枝四钱　炙甘草一钱　生姜三钱　大枣去核，二枚

水八杯，煮取三杯，分温三服。

组成用法

半夏桂枝汤方（辛温甘淡法）

半夏六钱；秫米一两；白芍六钱；桂枝四钱；炙甘草一钱；生姜三钱；大枣两枚，去核。

半夏

桂枝

炙甘草

生姜

所有药物，加入八杯水，煎煮到水量剩约三杯，分成三次趁热服用。

原文

三十三、温病解后，脉迟，身凉如水，冷汗自出者，桂枝汤主之。

此亦阳气素虚之体质，热邪甫退，即露阳虚，故以桂枝汤复其阳也。

释义

三十三、温病邪气疏解后，出现脉象迟缓，身体发凉像冰水一样，自身出冷汗症状的患者，用桂枝汤来治疗。

这是患者属于自身阳气向来虚弱的体质，温热邪气刚刚退去，就表现出阳气虚亏的症状。所以用桂枝汤补养恢复患者自身的阳气。

● 方剂"桂枝汤"见 12 页，但这里所用桂枝分量同芍药，也不用啜饮热粥来让身体出汗。

原文

三十四、温病愈后，面色萎黄，舌淡，不欲饮水，脉迟而弦，不食者，小建中汤主之。

此亦阳虚之质也，故以小建中，小小建其中焦之阳气，中阳复则能食，能食则诸阳皆可复也。

释义

三十四、温病痉愈后，脸色萎靡发黄，舌色浅淡，不想喝水，脉象迟缓，紧绷如弦，不愿进食，有这些症状的患者，要用小建中汤治疗。

这也是阳气虚弱的体质，所以给其服用小建中汤，缓缓建立患者中焦处的阳气，中焦阳气恢复自然便能进食，能够进食那么其他的阳气就都能恢复了。

方剂原文

小建中汤方（甘温法）

白芍六钱，酒炒　桂枝四钱　甘草三钱，炙　生姜三钱　大枣二枚，去核　胶饴五钱

水八杯，煮取三杯，去渣，入胶饴，上火烊化，分温三服。

组成用法

小建中汤方（甘温法）

白芍六钱，用酒炒制；桂枝四钱；甘草三钱，炙烤；生姜三钱；大枣两枚，去核；饴糖五钱。

白芍

桂枝

饴糖

加八杯水，煮取三杯，去渣，加饴糖，放火上加热融化，分成三服，趁热服下。

原文

三十五、温病愈后，或一月，至一年，面微赤，脉数，暮热，常思饮不欲食者，五汁饮主之，牛乳饮亦主之。病后肌肤枯燥，小便溺管痛，或微燥咳，或不思食，皆胃阴虚也，与益胃、五汁辈。

前复脉等汤，复下焦之阴，此由中焦胃用之阴不降，胃体之阳独亢，故以甘润法救胃用，配胃体，则自然欲食，断不可与俗套开胃健食之辛燥药，致令燥咳成痨也。

释义

三十五、温病痊愈后，或者一个月，甚至一年后，出现面色略微发红，脉象急促，傍晚身体发热，经常想喝水却不想吃饭症状的患者，要用五汁饮治疗，用牛乳饮治疗也可以。如果病后出现皮肤干燥粗糙，小便时尿道疼痛，或者轻微的干咳，或者食欲不佳不想吃饭的症状，这都是胃中阴津虚亏的表现，要用益胃汤、五汁饮一类的药治疗。

之前提到的复脉汤等汤药，都是恢复下焦阴津的，这条病症是由于中焦胃部所需的阴气不足，而胃部本体的阳气独自旺盛导致的，所以用甘润法挽救胃部所需阴气，来匹配胃本体的阳气，阴阳相合，自然就想要进食了，一定不能让患者服用一般的开胃健食的辛燥药物，会导致干咳发展成肺痨病。

○ 方剂"**五汁饮**"见20页，"**牛乳饮**"见159页，"**益胃汤**"见79页。

暑温　伏暑

原文

三十六、暑邪深入少阴消渴者，连梅汤主之，入厥阴麻痹者，连梅汤主之；心热烦躁神迷甚者，先与紫雪丹，再与连梅汤。

肾主五液而恶燥，暑先入心，助心火独亢于上，肾液不供，故消渴也。再心与肾均为少阴，主火，暑为火邪，以火从火，二火相搏，水难为济，不消渴得乎！以黄连泻壮火，使不烁津，以乌梅之酸以生津，合黄连酸苦为阴；以色黑沉降之阿胶救肾水，麦冬、生地合乌梅酸甘化阴，庶消渴可止也。

肝主筋而受液于肾，热邪伤阴，筋经无所秉受，故麻痹也。再包络与肝均为厥阴，主风木。暑先入心，包络代受，风火相搏，不麻痹得乎！以黄连泻克水之火，以乌梅得木气之先，补肝之正，阿胶增液而息肝风，冬、地补水以柔木，庶麻痹可止也。心热烦躁神迷甚，先与紫雪丹者，开暑邪之出路，俾梅、连有入路也。

释义

三十六、暑热邪气深入至少阴经，导致患者出现极度口渴，即使大量饮水也无法解渴的症状，要用连梅汤来治疗；热邪侵入厥阴经，导致患者出现肢体麻痹的症状，也应该用连梅汤疗；如果心内发热、烦躁不安、神志昏迷情况严重的，先用紫雪丹，再用连梅汤治疗。

肾主管汗、涕、泪、涎、唾这五种人体内的津液，所以最怕干燥，暑邪致病，都从入侵手少阴心经开始，协助心火在上焦独自亢盛，肾之津液不能供养心阴，所以患者出现极度口渴，饮水不解的症状。况且心和肾都隶属于少阴经，主管火气，暑热邪气也是火邪，火邪与火气相遇，二火相互搏斗，水液难以向上救济，怎么可能不出现消渴的症状呢！用黄连清泻体内旺盛的病火，使其不会损耗津液，用味酸的乌梅生发津液，乌梅黄连酸苦合并，能够生化阴气；再用颜色黑，性沉降的阿胶救济肾水，麦冬、生地黄配合乌梅，合并出酸甜之味可以生化阴液，由此消渴证就可以停止了。

肝主管筋脉，赖以滋养的阴液都来自肾，暑热邪气损伤肾水阴液，筋脉经络失去阴液滋养，所以出现四肢麻痹的症状。此外心包络和肝都隶属于厥阴经，肝主风，五行属木，暑热邪气先侵入心脏，病变由心包络代替心脏承受，风火相搏，怎么可能不四肢麻痹呢！用黄连清泻能消灼克制水液的邪火，再用承受了春天生发木气的乌梅去补养肝自身的正气，阿胶可增补阴液平息肝风，麦冬、生地黄补养水液滋润肝木，由此四肢麻痹的症状就可以停止了。心内发热烦躁不安、神志昏迷情况严重的患者，先用紫雪丹是为了开通暑邪之气往外散出的道路，使得乌梅、黄连的药力能沿路直入体内。

方剂原文　连梅汤方（酸甘化阴酸苦泄热法）

云连二钱　乌梅三钱，去核　麦冬三钱，连心　生地三钱　阿胶二钱

水五杯，煮取二杯，分二次服。脉虚大而芤者，加人参。

组成用法

连梅汤方（酸甘化阴酸苦泄热法）

 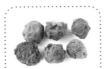   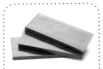

| 云连二钱 | 乌梅三钱，去核 | 麦冬三钱，连心 | 生地黄三钱 | 阿胶二钱 |

加五杯水，煮取二杯，分两次服。脉象虚浮洪大而中空者，在药方中加入人参。

原文

三十七、暑邪深入厥阴，舌灰，消渴，心下板实，呕恶吐蛔，寒热，下利血水，甚至声音不出，上下格拒者，椒梅汤主之。

此土败木乘，正虚邪炽，最危之候，故以酸苦泄热，辅正驱邪立法，据理制方，冀其转关耳。

释义

三十七、暑热邪气深入入侵到厥阴经中，

舌苔颜色发灰，口中干渴，大量喝水却不缓解，胃脘部板结硬实，呕吐恶心，甚至吐出蛔虫，

怕寒发热，腹泻下利，大便带有血水，病情严重的甚至发不出声音，上下都堵塞不通的患者，用椒梅汤治疗。

这是脾土虚败，肝木趁机来犯，正气虚弱邪火炽热的表现，是病症最危险的时候，故用酸苦药清泻热邪，用正气祛除邪气的方法来辅佐，根据病理制定此药方，希望能催动病情转化，寻得一线生机。

方剂原文

椒梅汤方

黄连二钱　黄芩二钱　干姜二钱　白芍三钱，生　川椒三钱，炒黑

乌梅三钱，去核　人参二钱　枳实一钱五分　半夏二钱

水八杯，煮取三杯，分三次服。

组成用法

椒梅汤方

黄连二钱；黄芩二钱；干姜二钱；白芍三钱，生；川椒三钱，炒黑；乌梅三钱，去核；人参二钱；枳实一钱五分；半夏二钱。

| 黄连 | 黄芩 | 川椒 | 乌梅 | 人参 | 枳实 |

所有药物，加入八杯水，煎煮到水量剩约三杯，分成三次服下。

原文

三十八、暑邪误治，胃口伤残，延及中下，气塞填胸，燥乱口渴，邪结内踞，清浊交混者，来复丹主之。

此正气误伤于药，邪气得以窃据于中，固结而不可解，攻补难施之危证，勉立旋转清浊一法耳。

释义

三十八、暑热病用了错误的办法治疗，导致胃气受损，并且病邪一直蔓延到中焦和下焦，邪气堵塞填满胸部，烦躁心乱，口中干渴，邪气在体内郁结盘踞，清气和浊气混合相交的患者，用来复丹治疗。

这是自身正气误被药物所伤，邪气才有机会偷偷盘踞在中焦，固定郁结而不能疏解，这是攻法和补发都难以施行的危险病症，只能勉强制定一个升清降浊的方法罢了。

来复丹方（酸温法）

太阴元精石一两　　舶上硫黄一两　　硝石一两，同硫黄为末，微火炒结砂子大　　橘红二钱　　青皮二钱，去白　　五灵脂二钱，澄去砂，炒令烟尽

组成用法

来复丹方（酸温法）

太阴元精石一两；舶上硫黄一两；硝石一两，和硫黄一起研磨成末，用小火炒制成沙粒大小的结块；橘红二钱；青皮二钱，摘去白色的橘络；五灵脂二钱，用水淘澄去其中的沙石，用火炒至不再冒烟。

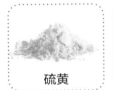
硫黄

硝石

橘红

青皮

五灵脂

原文

　　三十九、暑邪久热，寝不安，食不甘，神识不清，阴液元气两伤者，三才汤主之。

　　凡热病久入下焦，消烁真阴，必以复阴为主。其或元气亦伤，又必兼护其阳。三才汤两复阴阳，而偏于复阴为多者也。温热、温疫未传，邪退八九之际，亦有用处。暑温未传，亦有用复脉、三甲、黄连阿胶等汤之处。彼此互参，勿得偏执。盖暑温不列于诸温之内，而另立一门者，以后夏至为病暑，湿气大动，不兼湿不得名暑温，仍归温热门矣。既兼湿，则受病之初，自不得与诸温同法，若病至未传，湿邪已化，惟余热伤之际，其大略多与诸温同法；其不同者，前后数条，已另立法矣。

释义

　　三十九、暑热邪气长时间停留，导致难以安睡，饮食不香，神志昏迷。阴液和元气都受

到损伤的患者，用三才汤治疗。

　　但凡是热邪之病长时间深入侵害下焦，消耗灼伤真阴的情况，治疗时都要以恢复阴精为

主。其中有些患者元气也同样受损，又必须同时护卫其自身阳气。三才汤既能恢复阴精，也可护卫阳气，而又更多偏向于恢复阴精。温热病和温疫没有传变，病症后期邪气已退去了十之八九时，三才汤也有功效。暑温病后期，也有要用到复脉汤、三甲复脉汤、黄连阿胶汤的情况。病症之间彼此相互参考，不要偏向固执于其中一种。暑温病之所以不和诸多温病同为一列，反而另立一门，是因为夏至之后受风邪

侵体所患的病为暑病，此时正值湿气旺盛，如果不同时感受湿邪，所患的病就不能称为暑温病，仍然归属于温热一门中。如果同时受湿邪侵体，那么刚患病的时候，就不能和诸多温病用一样的方法治疗，如果病情发展到后期，湿邪已经被化解，只留下热邪损伤阴液的时候，那么治疗方法大致上和诸多温病相同；其中有不同的情况，在本书的前文和后文中，也已经另外确立了治疗方法。

方剂原文

三才汤方（甘凉法）

人参三钱　天冬二钱　干地黄五钱

水五杯，浓煎两杯，分二次温服。欲复阴者，加麦冬、五味子。欲复阳者，加茯苓、炙甘草。

组成用法

三才汤方（甘凉法）

人参三钱

天冬二钱

干地黄五钱

加五杯水，浓煎至两杯，分两次趁热服下。想要恢复阴精的，加入麦冬和五味子，如果偏向于恢复阳气，就加入茯苓和炙甘草。

原文

　　四十、蓄血，热入血室，与温热同法。

释义

　　四十、暑温病一门中的瘀血蓄积、热邪侵入子宫的证候，治疗方法和温热病中的蓄血证，热入血室证是一样的。

原文

　　四十一、伏暑、湿温胁痛，或咳，或不咳，无寒，但潮热，或竟寒热如疟状，不可误认柴胡证，香附旋覆花汤主之；久不解者，间用控涎丹。

按 伏暑、湿温，积留支饮，悬于胁下，而成胁痛之证甚多，即《金匮》水在肝而用十枣之证。彼因里水久积，非峻攻不可；此因时令之邪，与里水新搏，其根不固，不必用十枣之太峻，只以香附、旋覆善通肝络，而逐胁下之饮；苏子，杏仁，降肺气而化饮；所谓建金以平木；广皮、半夏消痰饮之正；茯苓、薏仁开太阳而阖阳明，所谓治水者必实土，中流涨者开支河之法也。用之得当，不过三、五日自愈。其或前医不识病因，不合治法，致使水无出路，久居胁下，恐成悬饮内痛之证，为患非轻，虽不必用十枣之峻，然不能出其范围，故改用陈无择之控涎丹，缓攻其饮。

释义

四十一、伏暑病、湿温病出现两胁疼痛的症状，有的咳嗽，有的不咳嗽，患者不畏寒，但在午后会一阵一阵地发热，还有的竟然畏寒发热，有类似疟疾的症状，这些症状不能错误地认为是小柴胡证，而应该用香附旋覆花汤来治疗，病情长时间不缓解的患者，可以间隔着用控涎丹治疗。

按 伏暑病和湿温病，有水饮在胸膈处蓄积滞留，悬停在胁肋下，导致两胁疼痛病症的情况很多，也就是《金匮要略》中论述的水气停留在肝而用十枣汤治疗的病症。这种病症是因为内里水气长时间积留，不用猛烈攻下的方法是行不通的；而本种病症则是因为当时行令的邪气侵体，与体内郁积的水饮相互搏斗，病根还没有发展牢固，所以没必要用十枣汤这种药性凶猛的方法。只用香附、旋覆花来疏通肝脏的经脉，以此来祛除胁肋下郁积的水饮；苏子和杏仁有平降肺气而化解水饮的作用，所谓的培育金气用来平息木气就是如此；广陈皮和半夏消解痰液水饮；茯苓和薏仁开解太阳膀胱经而收合阳明经，所谓的要治理水气，必须先充实土气就是如此，这就是河水主流暴涨，要开通支流来治理的方法。如果治疗方法使用恰当，不过三五天，此病就可以痊愈。有的患者或许因为之前的医生不了解病症发作的原因，治疗方法不合适，导致水气没有散出的渠道，长时间居留在胁肋下，就可能会发展成水饮悬停而两胁疼痛的病症，这种病症病情不轻，虽然不至于用凶猛攻下的十枣汤，但也不能离开此药的范围，所以改用陈无择的控涎丹，缓缓攻下患者体内滞留的水饮。

方剂原文

香附旋覆花汤方（苦辛淡合芳香开络法）

生香附三钱　旋覆花三钱，绢包　苏子霜三钱　广皮二钱　半夏五钱　茯苓块三钱　薏仁五钱

水八杯，煮取三杯，分三次温服。腹满者，加厚朴。痛甚者，加降香末。

香附旋覆花汤方（苦辛淡合芳香开络法）

生香附三钱；旋覆花三钱，用绢包裹；苏子霜三钱；广陈皮二钱；半夏五钱；茯苓块三钱；薏仁五钱。

生香附

旋覆花

苏子霜

广陈皮

加八杯水，煮取三杯，分三次温服。腹中胀满者加厚朴。两胁疼痛严重者加降香末。

方剂原文

控涎丹方（苦寒从治法）

甘遂（去心制）　大戟（去皮制）　白芥子

上等分为细末，神曲糊为丸，梧子大，每服九丸，姜汤下，壮者加之，羸者减之，以知为度。

控涎丹方（苦寒从治法）

甘遂去心，炮制

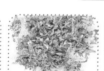
大戟去皮，炮制

白芥子

所有药物等量，研成细末，神曲糊调和为丸，大小同梧桐子，每次服九丸，用姜汤送服，身体强壮者可增加剂量，身体羸弱者减少剂量，以见效作为衡量标准。

寒湿

原文

四十二、湿之为物也，在天之阳时为雨露，阴时为霜雪，在山为泉，在川为水，包含于土中者为湿。其在人身也，上焦与肺合，中焦与脾合，其流于下焦也，与少阴癸水合。

此统举湿在天地人身之大纲，异出同源，以明土为杂气，水为天一所生，无处不合者也。上焦与肺合者，肺主太阴湿土之气，肺病湿则气不得化，有霜雾之象，向之火制金者，今反水克火矣，故肺病而心亦病也。观《素问》寒水司天之年，则曰阳气不令，湿土司天之年，则曰阳光不治自知，故上焦一以开肺气救心阳为治。中焦与脾合者，脾主湿土之质，为受湿之区，故中焦湿证最多；脾与胃为夫妻，脾病而胃不能独治，再胃之脏象为土，土恶湿也，故开沟渠，运中阳，崇刚土，作堤防之治，悉载中焦。上中不治，其势必流于下焦。《易》曰：水流湿。《素问》曰：湿伤于下。下焦乃少阴癸水，湿之质即水也，焉得不与肾水相合。吾见湿流下焦。邪水旺一分，正水反亏一分，正愈亏而邪愈旺，不可为矣。夫肾之真水，生于一阳，坎中满也，故治少阴之湿，一以护肾阳，使火能生土为主，肾与膀胱为夫妻，泄膀胱之积水，从下治，亦所以安肾中真阳也。脾为肾之上游，升脾阳，从上治，亦所以使水不没肾中真阳也。其病厥阴也奈何？盖水能生木，水太过，木反不生，木无生气，自失其疏泄之任，《经》有"风湿交争，风不胜湿"之文，可知湿土太过，则风木亦有不胜之时，故治厥阴之湿，以复其风木之本性，使能疏泄为主也。

本论原以温热为主，而类及于四时杂感。以宋元以来，不明仲景伤寒一书专为伤寒而设，乃以伤寒一书，应四时无穷之变，殊不合拍，遂至人著一书，而悉以伤寒名书。陶氏则以一人而屡着伤寒书，且多立妄诞不经名色，使后世学人，如行昏雾之中，渺不自觉其身之坠于渊也。今胪列四时杂感，春温、夏热、长夏暑湿、秋燥、冬寒，得其要领，效如反掌。夫春温、夏热、秋燥，所伤皆阴液也，学人苟能时时预护，处处堤防，岂复有精竭人亡之虑。伤寒所伤者阳气也，学人诚能保护得法，自无寒化热而伤阴，水负火而难救之虞。即使有受伤处，临证者知何者当护阳，何者当救阴，何者当先护阳，何者当先救阴，因端竟委，可备知终始而超道妙之神。瑭所以三致意者，乃在湿温一证。盖土为杂气，寄旺四时，藏垢纳污，无所不受，其间错综变化，不可枚举。其在上焦也，如伤寒；其在下焦也，如内伤；其在中焦也，或如外感，或如内伤。至人之受病也，亦有外感，亦有内伤，使学人心摇目眩，无从捉摸。其变证也，则有湿痹、水气、咳嗽、痰饮、黄汗、黄瘅、肿胀、疟疾、痢疾、淋症、带症、便血、疝气、痔疮、痈脓等证，较之风火燥寒四门之中，倍而又倍，苟非条分缕析，体贴入微，未有不张冠李戴者。

释义

四十二、湿是自然界中的一种物质，在天气温暖时变化为雨水和露水，在天气寒凉时变化为霜雪，在山中形成泉水，在河川成为流水，被土壤所包含就成为湿气。如果进入人体，在上焦部和肺相合，在中焦则和脾相合，如果流

188

传到下焦部，就和属少阴癸水的肾脏相合。

这是统一列举了湿在天地人身之间存在的大致形态。虽然形态各异，但都出自同一个源头，这已经表明湿土之气是一种复杂的气，水湿是以天为源头而生化出来的，没有哪处是不能相合的。在人体上焦和肺部相合，是因为肺主管太阴湿土之气，肺如果感受湿邪而发病，就不能散化湿气，进而会出现如同霜雪在肺部弥漫的情况，一向都是心之火气克制肺之金气，如今反而被肺中的水气克制了心火，所以说肺部一旦发病那么心脏也会病变。

观看《素问》中的论述说太阳寒水担任司天之气时，阳气势微，无法正常发挥作用，太阴湿土作为司天之气的年份，阳光不能正常温暖万物，所以治疗上焦病症，首先要以开散肺气，拯救心阳作为治疗重点。中焦湿邪之所以和脾相合，是因为脾是和太阴湿土相对应的脏器，是承受湿气的地方，所以中焦最容易出现湿证；脾和胃一脏一腑犹如夫妻互相依靠，脾脏有病，胃就无法独自支撑功能的运转，而且胃也是属土的脏器，土最怕湿，所以打开水道，运作中焦阳气，培育健壮的土气，用作抵挡湿气的堤防，这些治疗方法都记载在中焦篇中。上焦和中焦的湿邪如果不加以治疗，一定会流传到下焦中。《易经》中说：水往湿处流。《素问》中说：湿邪会损伤下焦部。下焦是少阴癸水，也就是肾水储存之地，湿邪的本质本来就是水，怎么会不和肾水相合呢。在我看来，湿邪流变进入下焦，湿邪之水旺盛一分，人体正气之水就亏损一分，正气越亏损，邪气就越旺盛，逐渐病症就难以治疗了。肾中的真水，是从元阳之气中化生出来的，正如八卦中坎卦一阳藏于二阴，真阳中满充实的卦象，所以治疗侵入少阴经中的湿邪，首先就要以护卫肾中真阳之气，让火能生土作为主要治疗方法；肾和膀胱一脏一腑，关系犹如夫妻一般紧密，因此清泻膀胱中积蓄的水液，从下焦着手来治疗，也是安定肾中真

阳之气的方法。脾在中焦，位于肾的上方，升发脾中阳气，从上焦着手治疗，也是为了让水液不要淹没肾中的真阳之气。如果病变发生在厥阴肝经又会怎么样呢？因为水能生木，但水气太过旺盛，木气反而不能升发，肝木没有了生生之气，自然就会失去其负责疏散清泻的功能，《内经》中记载了"风邪和湿邪交相争斗，风邪不能胜过湿邪"的条文，可以知道如果湿土之气太过旺盛，那么风木也有战胜不了的时候，所以治疗侵入厥阴经中的湿邪，要以恢复风木肝脏的本来功能，让其可以疏通散泄为主要方向。

本论的内容本来是以温热病为主，而又涉及四时节气由不同病邪导致的外感病。从宋代、元代之后，行医之人不明白张仲景的《伤寒论》一书是为了伤寒病专门设立的，于是用《伤寒论》一本书里的内容，去应对治疗一年四季有无穷无尽变化的外感病邪之症，导致用药非常不合适，又导致人人只要写成一本医书，就全都用伤寒来命名。陶节庵则以一人之力而写出了多本伤寒书，而且书里有大量荒诞不经的论述，导致后代学医之人，好像行走在昏暗的大雾中，缥缈不定，甚至没有发觉自己已经坠入深渊之中。如今依次列举了一年四季因为各种邪气导致的外感病症，春天的温病、夏天的热病、长夏季节的暑湿之病，秋天的燥病，冬天的寒病，如果能明白各种不同的邪气致病的原理，那么治疗要取得好的效果便是易如反掌。春天的温病、夏天的热病、秋天的燥病，损伤的都是人体内的阴液，学医之人如果能经常预防保护阴液，处处小心防止阴液损伤，怎么还会有阴精枯竭致人死亡的忧虑呢。伤寒病损伤的是人体的阳气，学医之人如果能将阳气保护得当，自然不会有寒邪转化为热邪来损伤阴液，水败于火而难以挽救火邪的忧虑。即使有受损的地方，临床诊治时医生也会明白什么病情要保护阳气，什么病情要救治阴液，什么病情应该以保护阳

气为先，什么病情应该以救治阴液为先，寻求病症从头到尾的发展规律，可以了解清楚来龙去脉，对症下药更加得心应手。我再三强调的，是湿温病的证候。因为土气是变化复杂的气，旺盛于一年四季的最后一个月份，藏污纳垢，能和所有的邪污浊气混合，这其中错综复杂的变化，难以一一列举。湿邪入侵上焦，病症表现如伤寒病；湿邪入侵下焦，病症表现出内伤的症状；湿邪入侵中焦，有的病症和外感病类似，有的病症和内伤病类似。至于人因为湿邪而生病，有的是外感湿邪而病，有的是内生湿邪而病，这使得学医之人眼花缭乱，心中迷惑，难以掌握治疗的方法。而湿邪致病所流传变化出的变证，有湿痹、水气、咳嗽、痰饮、黄汗、黄疸、肿胀、疟疾、痢疾、淋证、带下证、便血、疝气、痔疮、痈脓等病症，和风、火、燥、寒四门中的变证相比，数量是这些病症的好几倍，如果不是详细分条剖析，观察入微，细心琢磨，难免不会有张冠李戴的错误。

原文

四十三、湿久不治，伏足少阴，舌白身痛，足跗浮肿，鹿附汤主之。

湿伏少阴，故以鹿茸补督脉之阳。督脉根于少阴，所谓八脉丽于肝肾也；督脉总督诸阳，此阳一升，则诸阳听令。附子补肾中真阳，通行十二经，佐之以菟丝，凭空行气而升发少阴，则身痛可休。独以一味草果，温太阴独胜之寒以醒脾阳，则地气上蒸天气之白苔可除；且草果，子也，凡子皆达下焦。以茯苓淡渗，佐附子开膀胱，小便得利，而跗肿可愈矣。

释义

四十三、湿邪侵体，长时间没有得到治疗，隐伏于足少阴肾经中，出现舌苔发白身体疼痛，脚背浮肿症状的患者，用鹿附汤来治疗。

湿邪隐伏在足少阴肾经中，所以要用鹿茸来补养督脉中的阳气。督脉的根源在少阴经，这就是所谓的奇经八脉都属于肝肾；全身的阳气都有督脉总管，所以督脉的阳气一旦上升，全身所有阳气都听从其的调令。附子可以补养肾中真阳之气，使其在十二经脉中周转运行，再用菟丝子辅佐，来升发少阴之气，如此身体疼痛的症状便会渐渐好转。单独用草果这味药，能温热太阴经中偏胜的寒湿，来振奋脾中阳气，则地气向上蒸发和向下沉降的天气相接，舌头上的白苔便可消除；而且草果是种子类的药材，凡是种子类的药材，其药力都能通达下焦。用茯苓利水渗湿，配合附子打开膀胱，小便通利，那么脚背的浮肿就会消除了。

方剂原文

鹿附汤方（苦辛咸法）

鹿茸五钱　附子三钱　草果一钱　菟丝子三钱　茯苓五钱

水五杯，煮取二杯，日再服，渣再煮一杯服。

组成用法

鹿附汤方（苦辛咸法）

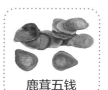
鹿茸五钱

附子三钱

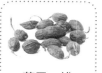
草果一钱

菟丝子三钱

茯苓五钱

加五杯水，煮取二杯，一天服用两次，药渣再加水煮出一杯服用。

原文

四十四、湿久，脾阳消乏，肾阳亦惫者，安肾汤主之。

凡肾阳惫者，必补督脉，故以鹿茸为君，附子、韭子等补肾中真阳，但以苓、术二味，渗湿而补脾阳，釜底增薪法也（其曰安肾者，肾以阳为体，体立而用安矣）。

释义

四十四、湿邪入侵已久，脾中阳气消耗乏力，肾中阳气也疲倦虚损者，用安肾汤治疗。

但凡是肾中阳气疲倦虚损的，必须补养督脉，所以用鹿茸作为主要药材，搭配附子、韭子来补养肾中的真阳之气；又用茯苓、茅术这两味药材，下渗排湿，以此来补养脾中阳气，这是釜底增薪的办法（之所以取名为安肾汤，是因为肾的根本是阳气，阳气充足那么功能就能正常运转）。

方剂原文

安肾汤方（辛甘温法）

鹿茸三钱　　胡芦巴三钱　　补骨脂三钱　　韭子一钱　　大茴香二钱　附子二钱　　茅术二钱　　茯苓三钱　　菟丝子三钱

水八杯，煮取三杯，分三次服。大便溏者，加赤石脂。久病恶汤者，可用贰拾分作丸。

组成用法

安肾汤方（辛甘温法）

鹿茸三钱；胡芦巴三钱；补骨脂三钱；韭子一钱；大茴香二钱；附子二钱；茅术二钱；茯苓三钱；菟丝子三钱。

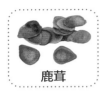
鹿茸

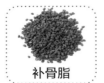
补骨脂

附子

茯苓

菟丝子

加八杯水，煮取三杯，分三次服。大便稀溏患者，加赤石脂。久病不愿喝汤药者，可以用二十剂药做成药丸。

原文

四十五、湿久伤阳，痿弱不振，肢体麻痹，痔疮下血，术附姜苓汤主之。

按 痔疮有寒湿、热湿之分，下血亦有寒湿、热湿之分，本论不及备载，但载寒湿痔疮下者，以世医但知有热湿痔疮下血，悉以槐花、地榆从事，并不知有寒湿之因，畏姜、附如虎，故因下焦寒湿而类及之，方则两补脾肾两阳也。

释义

四十五、湿邪侵体时间久了损伤阳气，患者出现精神萎靡虚弱，肢体麻痹，痔疮便血的症状，此时应该用术附姜苓汤来治疗。

按 痔疮分寒湿导致的和热湿导致的，下利便血也有寒湿和热湿的区别，本书不能一一记录完备，只记载了寒湿导致痔疮便血的病症，这是因为医生都只知道热湿导致痔疮便血的症状，全都用槐花、地榆来治疗，并不知还有寒湿这种原因，对于干姜、附子丝毫不敢使用，像畏惧老虎一般，故在论述下焦寒湿病时提及此病，治疗药方则是从两方面补养脾和肾中的阳气。

方剂原文

术附姜苓汤方（辛温苦淡法）

生白术五钱　附子三钱　干姜三钱　茯苓五钱

水五杯，煮取二杯，日再服。

组成用法

术附姜苓汤方（辛温苦淡法）

生白术五钱

附子三钱

干姜三钱

茯苓五钱

所有药物，加入五杯水，煎煮到水量剩约二杯，一天服用两次。

原文

四十六、先便后血，小肠寒湿，黄土汤主之。

此因上条而类及，以补偏救弊也，义见前条注下。前方纯用刚者，此方则以刚药健脾而渗湿，柔药保肝肾之阴，而补丧失之血，刚柔相济，又立一法，以开学人门径。后世黑地黄丸法，盖仿诸此。

释义

四十六、患者出现先大便再出血的症状，这是因为小肠寒湿，应该用黄土汤治疗。

这一条是由上一条而延伸到的内容，是用来补充偏颇改变弊端的，具体含义可以参考上一条的注解。前一条的药方使用的药材全都是刚燥猛烈的药物，这条方剂则是用刚燥猛烈的药物健壮脾阳而下渗排湿，再用柔润温和的药物保护肝肾中的阴液，来补充消损失去的血液，刚燥之药和柔润之药相互配合，又确立了一种治疗方法，也打开了后世学医之人的门径。后世出现的黑地黄丸方剂，都是仿照这个药方配制的。

黄土汤方（甘苦合用刚柔互济法）

甘草三两　　干地黄三两　　白术三两　　附子三两，炮　　阿胶三两
黄芩三两　　灶中黄土半斤

水八升，煮取二升，分温二服（分量服法，悉录古方，未敢增减，用者自行斟酌可也）。

组成用法

黄土汤方（甘苦合用刚柔互济法）

甘草三两；干地黄三两；白术三两；附子三两，炮制；阿胶三两；黄芩三两；灶中黄土半斤。

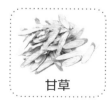

甘草

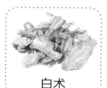

干地黄

白术

黄芩

灶中黄土

加八升水，煮取二升，分成两次趁热服下（药材的分量和服用的方法，都是抄录古代的药方，没有擅自增加或减少，用此方的医者可以自行斟酌）。

原文

四十七、秋湿内伏，冬寒外加，脉紧无汗，恶寒身痛，喘咳稀痰，胸满，舌白滑，恶水不欲饮，甚则倚息不得卧，腹中微胀，小青龙汤主之；脉数有汗，小青龙去麻、辛主之；大汗出者，倍桂枝，减干姜，加麻黄根。

此条以《经》有"秋伤于湿，冬生咳嗽"之明文，故补三焦饮症数则，略示门径。

即如此症，以喘咳痰稀，不欲饮水，胸满腹胀，舌白，定其为伏湿痰饮所致。以脉紧无汗，为遇寒而发，故用仲景先师辛温甘酸之小青龙，外发寒而内蠲饮，龙行而火随，故寒可去；龙动而水行，故饮可蠲。以自汗脉数（此因饮邪上冲肺气之数，不可认为火数），为遇风而发，不可再行误汗伤阳，使饮无畏忌，故去汤中之麻黄、细辛，发太阳、少阴之表者。倍桂枝以安其表。汗甚则以麻黄根收表疏之汗。夫根有归束之义，麻黄能行太阳之表，即以其根归束太阳之气也。大汗出减干姜者，畏其辛而致汗也。有汗去麻、辛不去干姜者，干姜根而中实，色黄而圆（土象也，土性缓），不比麻黄干而中空，色青而直（木象也，木性急，干姜岂性缓药哉！较之麻黄为缓耳。且干姜得丙火煅炼而成，能守中阳，麻黄则纯行卫阳，故其慓急之性，远甚于干姜也），细辛细而辛窜，走络最急也（且少阴经之报使，误发少阴汗者，必伐血）。

释义

四十七、秋季湿邪入侵，在体内隐伏，冬天又加上外感寒邪侵体，脉象紧绷有力，不出汗，怕寒，身上疼痛，喘气咳嗽有稀痰吐出，胸中胀满，舌苔发白滑腻，厌恶喝水不想喝下，病情严重的甚至躺下便不能呼吸，腹中轻微胀满，出现这些症状，应该用小青龙汤治疗；脉象来去急促，有汗出，用小青龙汤去掉其中的麻黄、细辛来治疗；大量出汗的患者，药方中的桂枝剂量加倍，减少干姜的剂量，再加入麻黄根来治疗。

这条论述是因为《内经》中有"秋天被湿邪损伤身体，冬天就会患上咳嗽的证候"的明文记载，所以补充了数条上中下三焦的痰饮证，粗略地展示大致的治疗方法。

例如此病症，根据喘气咳嗽吐出稀痰，不想喝水，胸中胀满腹部肿胀，舌苔发白，可以确定是湿邪隐伏在体内，痰饮郁积而导致的。因为脉象紧绷，不出汗，这是遇到寒邪侵体而发病的表现，所以用先师张仲景创设的性味辛温甘酸的小青龙汤来治疗，向外发散寒气，在内祛除痰饮，龙行动起来，火必定随行，所以寒气便可被散出；龙活动起来水便也能随之流动，所以滞留的痰饮便可被祛除。因为有汗出且脉象急促（这是因为水饮病邪向上冒犯肺气所导致的脉象急促，不能认为是火邪导致的急促），所以可以判定为是遇到了风邪所以导致病症发作，不能再错误使用发汗的治法来损伤阳气，导致水饮病邪更加无所畏惧，所以去掉小青龙汤药方中麻黄、细辛这些会发散太阳经、少阴经表面邪气的药材。加倍使用桂枝来安定肌表。出汗严重就用麻黄根来收拢肌表发散的汗液。因为根有收拢约束的意义，麻黄能发散太阳经表面的邪气，所以用麻黄之根来约束太阳经的卫表之气。大量出汗所以减去药方中的干姜，原因是畏惧其辛散的药性会导致出汗更多。有汗出所以去掉麻黄、细辛，却不去掉干姜，原因在于干姜是根块类药物，但中间部位是实心的，颜色发黄，形状类圆（这是五行中属土象的表现，土性药物药力和缓），不像麻黄是枝干类药物，中间部位为空心，颜色发青形状挺直（这是五行中属木象的表现，木性药物药力急促，干姜又怎么会是药性和缓的药物呢！不过是和麻黄比起来相对和缓罢了。而且干姜是经过太阳之火炙烤曝晒而形成的，能够守卫中焦阳气；麻黄则单纯只能运行卫阳之气，所以其凶猛急促的药性，远远超过干姜），细辛形状细小而味辛性走窜，在经络中通行最为急速（而且细辛是少阴经的引经药，如果错误发散了少阴经的汗液，一定会损耗血液）。

小青龙汤方（辛甘复酸法）

麻黄三钱，去节　甘草三钱，炙　桂枝五钱，去皮　芍药三钱　五味二钱　干姜三钱　半夏五钱　细辛二钱

水八碗，先煮麻黄减一碗许，去上沫，纳诸药，煮取三碗，去滓，温服一碗。得效，缓后服，不知，再服。

组成用法

小青龙汤方（辛甘复酸法）

麻黄三钱，去掉结节；甘草三钱，炙制；桂枝五钱，去皮；芍药三钱；五味子二钱；干姜三钱；半夏五钱；细辛二钱。

| 麻黄 | 甘草 | 桂枝 | 芍药 | 五味子 | 半夏 |

加八碗水，先煮麻黄，使水量少约一碗，去浮沫，加其他药材，煮取三碗，去渣，趁热服用一碗。如果见效，就缓和一会儿之后再服，如果不见效，就接着服用。

原文

四十八、喘咳息促，吐稀涎，脉洪数，右大于左，喉哑，是为热饮，麻杏石甘汤主之。

《金匮》谓病痰饮者，当以温药和之。盖饮属阴邪，非温不化，故饮病当温者，十有八九，然当清者，亦有一二。如此证息促，知在上焦；涎稀，知非劳伤之咳，亦非火邪之但咳无痰而喉哑者可比；右大于左，纯然肺病，此乃饮邪隔拒，心气壅遏，肺气不能下达。音出于肺，金实不鸣。故以麻黄中空而达外，杏仁中实而降里，石膏辛淡性寒，质重而气清轻，合麻杏而宣气分之郁热，甘草之甘以缓急，补土以生金也。

释义

四十八、喘气咳嗽呼吸急促，吐出稀清痰涎，脉象洪大急促，右手脉象比左手脉象更加洪大，喉咙沙哑，这是热饮在体内郁结的症状，用麻杏石甘汤治疗。

《金匮要略》中说患痰饮证的患者，应该用温热的药材去调和。这是因为痰饮属于阴性病邪，不用温热药材无法化解，所以患痰饮病应该用温热药材治疗的情况，大约占总数的十之八九，然而应该用清凉药材治疗的情况，也有十之一二。例如此条证候，喘息急促，便可明白病邪位于上焦；痰涎清稀，可以明白不是

内伤劳损导致的咳嗽，也不是火邪侵体导致的干咳无痰，喉咙沙哑的病症；右手脉象比左手更大，完全是肺部有病变的表现，这是因为痰饮病邪阻隔上焦，导致心气郁积堵塞，肺气不能下降而导致的。声音是从肺部发出的，肺属金而内部拥堵，导致无法发出声音。所以用性质中空的麻黄来向外发散邪气，用中间实心的杏仁来平降内里的肺气，石膏味辛淡而药性寒凉，质沉重而气味轻清，配合麻黄和杏仁可以宣散气分中郁结的热邪，甘草味甘，可以缓和紧急的病情，补养土气用来生发金气。

方剂原文

麻杏石甘汤方（辛凉甘淡法）

麻黄三钱，去节　杏仁三钱，去皮尖碾细　石膏三钱，碾　甘草二钱，炙

水八杯，先煮麻黄，减二杯，去沫，纳诸药，煮取三杯，先服一杯，以喉亮为度。

组成用法

麻杏石甘汤方（辛凉甘淡法）

麻黄三钱，去除根茎结节；杏仁三钱，去皮和尖碾为细末；石膏三钱，碾末；甘草二钱，炙制。

麻黄

杏仁

石膏

加八杯水，先煮麻黄，使水量减少两杯，去浮沫，再放其他药材，煮取三杯，先服下一杯，以喉咙有无恢复清亮作为是否痊愈的参考标准。

原文

四十九、支饮不得息，葶苈大枣泻肺汤主之。

支饮上壅胸膈，直阻肺气，不令下降，呼息难通，非用急法不可。故以禀金火之气，破癥瘕积聚，通利水道，性急之葶苈，急泻肺中之壅塞；然其性剽悍，药必入胃过脾，恐伤脾胃中和之气，故以守中缓中之大枣，护脾胃而监制之，使不旁伤他脏，一急一缓，一苦一甘，相须成功也。

释义

四十九、痰饮、水气停留于胸膈形成的支饮证，导致患者呼吸困难，应该用葶苈大枣泻肺汤来治疗。

痰饮水气滞留，向上堵塞胸膈，直接阻挡肺气，使其不能下降，呼气和吸气不通畅，必须用药性急速见效快的方法来治疗。所以用承受了金气和火气而生成，并能破除积留聚集的瘀块、畅通利行排水之道的药性急促的葶苈来快速清泻肺中堆积阻塞的痰饮水气。但葶苈药性凶猛强悍，进入胃中后一定会经过脾脏，唯恐其会损伤脾胃元气，所以用能够守卫中焦缓和中焦的大枣，护卫脾胃而监管制约葶苈，让其药性得以约束，不至于损伤旁边的其他脏腑，一个药性急促，一个药性缓和，一个味苦一个味甘，相互辅佐制约才能成功治愈病症。

方剂原文

葶苈大枣泻肺汤（苦辛甘法）

苦葶苈三钱，炒香碾细　大枣五枚，去核

水五杯，煮成二杯，分二次服，得效，减其制，不效，再作服，衰其大半而止。

组成用法

葶苈大枣泻肺汤（苦辛甘法）

苦葶苈三钱，炒香后碾为细末；大枣五枚，去核。

苦葶苈

大枣

加五杯水，煮成两杯，分两次服，如果有效，就减少剂量，没有效就再照原样煎煮服用，病邪祛除一大半后就要停止用药。

原文

五十、饮家反渴，必重用辛，上焦加干姜、桂枝，中焦加枳实、橘皮，下焦加附子、生姜。

《金匮》谓干姜、桂枝为热药也，服之当遂渴，今反不渴者，饮也。是以不渴定其为饮，人所易知也。又云："水在肺，其人渴"，是饮家亦有渴症，人所不知。今人见渴投凉，轻则用花粉、冬、地，重则用石膏、知母，全然不识病情。盖火咳无痰，劳咳胶痰，饮咳稀痰，兼风寒则难出，不兼风寒则易出，深则难出，浅则易出。其在上焦也，郁遏肺气，不能清肃下降，反挟心火上升烁咽，渴欲饮水，愈饮愈渴，饮后水不得行，则愈饮愈咳，愈咳愈渴，明知其为饮而渴也，用辛何妨，《内经》所谓辛能润是也。以干姜峻散肺中寒水之气，而补肺金之体，使肺气得宣，而渴止咳定矣。其在中焦也，水停心下，郁遏心气不得下降，反来上烁咽喉，又格拒肾中真液，不得上潮于喉，故嗌干而渴也。重用枳实急通幽门，使水得下行而脏气各安其位，各司其事，不渴不咳矣。其在下焦也，水郁膀胱，格拒真水不得外滋上潮，且邪水旺一分，真水反亏一分，藏真水者，肾也，肾恶燥，又肾脉入心，由心入肺，从肺系上循喉咙，平人之不渴者；全赖此脉之通调，开窍于舌下玉英、廉泉，今下焦水积而肾脉不得通调，故亦渴也。附子合生姜为真武法，补北方司水之神，使邪水畅流，而真水滋生矣。大抵饮家当恶水，不渴者其病犹轻，渴者其病必重。如温热应渴，渴者犹轻，不渴者甚重，反象也。所谓加者，于应用方中，重加之也。

释义

五十、痰饮致病的患者反而感到口渴，在治疗时必须使用大剂量的辛类药物，如果病邪在上焦，就在药方中加入干姜和桂枝，病邪在中焦就加枳实和橘皮，病邪在下焦加附子和生姜。

《金匮要略》认为干姜和桂枝是温热类的药物，只要服用就应该会感觉口渴，如果服用了反而不觉得渴，是因为体内有水饮滞留。因此根据口内不渴的症状判断是内有水饮滞留的病症，这是人们都容易明白的。书里又说："水饮滞留在肺，患者会口渴"，也就是说水饮证中也会出现口渴的症状，这是人们不知道的。如今的医者一见到口渴的症状就用寒凉的药物治疗，症状轻的就用花粉、麦冬、生地等药，症状严重的就用石膏、知母一类的药材，完全不了解病情的真正情况。大概来说，因为火邪

导致的咳嗽没有痰液，因为劳累内伤导致的咳嗽会咳出黏液胶痰，因为水饮内滞导致的咳嗽会咳出稀薄痰液，如果同时感受了风寒邪气，那么痰液就会难以吐出，如果没有兼并感受风寒邪气，痰液就容易吐出来，病灶位置深就难以咳出痰液，病灶位置浅就容易吐出。水饮在上焦部位积留，郁积遏制肺气，让其不能清肃下降，反而挟带着心火向上生发，消灼损耗咽喉的津液，口渴便想要喝水，越喝水口越渴，明明已经知道这口渴的症状是因为内滞水饮导致的，那么用辛热的药材又有什么错，这就是《内经》中所说的辛热药物也能滋润的道理。用干姜强势温热发散肺中的寒水邪气，同时补养肺部本身的金气，使肺气得以宣发，这样口渴就会停止，咳嗽的症状也渐渐消失。水饮如果在中焦部位积留，水饮停聚在心下，郁结遏

制心气不能下降，反而向上逆犯消灼咽喉津液，又格挡阻滞肾脏中的真阴，不让真阴向上滋润喉咙，所以喉咙发干而口渴。用大剂量的枳实快速打开疏通幽门，让水液得以下行，五脏之气安定在自己的位置上，各自行使职能，就不会感到口渴，也不会咳嗽了。如果水饮在下焦部位积留，水气郁积在膀胱，格挡阻滞真阴之水，使其不能向外滋养向上润泽，而且水饮病邪旺盛一分，真阴之水就亏损一分，蕴藏真阴之水的，是人体内的肾脏，肾脏最怕燥邪，况且肾脉延入心中，由心入肺，从肺系向上循行至喉咙，平常人们之所以不觉得口渴，都依赖此条经脉的通行调和，在舌头下的玉英穴和廉泉穴处开窍，由此输送津液，如今下焦部水饮郁积而肾经脉络不能通行调和，所以患者感到口渴。附子加生姜是来源于真武汤的治法，能够补养北方掌管水的神明，让病邪之水畅行流出，真阴之水便可以滋润生长。大概来说，患水饮证的患者应该厌恶喝水，不感觉口渴者病情尚轻，感觉口渴的患者病情一定非常严重。像温热病的患者应该有口渴的症状，口渴的患者病情轻，不口渴的患者病情严重，这正是相反的现象。至于文中所说的"加"，是指在使用药方时，加重此药的剂量。

原文

　　五十一、饮家阴吹，脉弦而迟，不得固执《金匮》法，当反用之，橘半桂苓枳姜汤主之。

　　《金匮》谓阴吹正喧，猪膏发煎主之。盖以胃中津液不足，大肠津液枯槁，气不后行，逼走前阴，故重用润法，俾津液充足流行，浊气仍归旧路矣。若饮家之阴吹，则大不然。盖痰饮蟠踞中焦，必有不寐、不食、不饥、不便、恶水等证，脉不数而迟弦，其为非津液之枯槁，乃津液之积聚胃口可知。故用九窍不和，皆属胃病例，峻通胃液下行，使大肠得胃中津液滋润而病如失矣。此证系余治验，故附录于此，以开一条门径。

释义

　　五十一、患痰饮证的妇女若出现阴道排气、脉如琴弦端直挺然而又迟缓的症状，不能固执使用《金匮要略》中的方法，而应反其道而行，用作用相反的橘半桂苓枳姜汤来治疗。

　　《金匮要略》认为有阴道排气，喧哗作响的症状，应该用猪膏发煎来治疗。这是因为胃中津液不足，大肠中津液枯燥干涸，气体不能向后排出，被迫走入前阴，从中排出，所以要着重使用滋润法来治疗，使得津液充足能够流动通行，污浊之气仍然归入从前的道路中排出。

如果患有痰饮证的妇女出现了阴道排气的症状，治疗方法就大不相同了。因为痰液水饮盘踞驻扎在中焦，患者一定会出现睡不着、不能进食、不觉得饥饿、不排便、厌恶喝水等症状，脉象不急促，反而缓慢且按之如琴弦，由此可以知道，这不是因为津液枯燥干涸，而是因为津液积聚在胃脘部导致的。所以用九窍不和，都属于胃病的原理，强势疏通胃肠，使胃中津液向下利行，大肠得到胃中津液的滋润，病症自然就消失了。此证是经过我临床治疗验证过的，所以附录在此，为后世之人开辟一条新的门路。

橘半桂苓枳姜汤（苦辛淡法）

半夏二两　小枳实一两　橘皮六钱　桂枝一两　茯苓块六钱　生姜六钱

甘澜水十碗，煮成四碗，分四次，日三夜一服，以愈为度。愈后以温中补脾，使饮不聚为要。其下焦虚寒者，温下焦。肥人用温燥法，瘦人用温平法。

组成用法

橘半桂苓枳姜汤（苦辛淡法）

半夏二两　　小枳实一两　　橘皮六钱　　桂枝一两　　茯苓块六钱　　生姜六钱

加十碗甘澜水，煮成四碗，分四次服，白天三次晚上一次，以痊愈为停药标准。愈后用温中法补养脾脏，以水饮不再积聚为要。下焦虚寒者，温补下焦。肥胖者用温燥法，瘦弱者用温平法。

原文

五十二、暴感寒湿成疝，寒热往来，脉弦反数，舌白滑，或无苔不渴，当脐痛，或胁下痛，椒桂汤主之。

此小邪中里证也。疝，气结如山也。此肝脏本虚，或素有肝郁，或因暴怒，又猝感寒湿，秋月多得之。既有寒热之表证，又有脐痛之里证，表里俱急，不得不用两解。方以川椒、吴萸、小茴香直入肝脏之里，又芳香化浊流气；以柴胡从少阳领邪出表，病在肝治胆也；又以桂枝协济柴胡者，病在少阴，治在太阳也，《经》所谓病在脏治其腑之义也，况又有寒热之表证乎！佐以青皮、广皮，从中达外，峻伐肝邪也；使以良姜，温下焦之里也，水用急流，驱浊阴使无留滞也。

释义

五十二、突然外感猛烈的寒湿之气导致疝气发作，发热和怕冷的症状交替出现，脉象如琴弦端直且急促，舌苔发白滑腻，有的没有舌苔，也不口渴，肚脐周围疼痛，有的两胁下疼痛，出现这些症状的患者，用椒桂汤治疗。

这是少许病邪侵入内里的证候，疝的意思，就是形容邪气郁积，堆积如山。这是因为肝脏原本就虚弱，或者一直都有肝气郁结，有的因为暴怒，又突然感受寒湿邪气，秋天经常出现这种病症。既有怕冷发热这些肌表的症状，又有肚脐疼痛这些内里的症状。肌表和内里症状都紧急，不得不用两解表里的方法来治疗。方中川椒、吴茱萸、小茴香直接通入肝脏内里，又能芳香化浊，流通气机；用柴胡从少阳经中引领邪气排出肌表，这是病邪在肝脏而治疗从胆入手的道理；又用桂枝协助接济柴胡，这是病邪位于少阴经，从太阳经入手治疗的道理，《内经》中所说的病灶在脏器，治疗在腑器就是这个意思，况且还有怕寒发热的肌表证候呢！用青皮和广陈皮辅佐，将邪气从内通达出外，猛烈攻伐肝脏中的邪气；再用高良姜作为使药，温热下焦内里，用急流水煎药，祛除污浊阴邪，使其不能遗留存滞。

椒桂汤方（苦辛通法）

川椒六钱，炒黑　桂枝六钱　良姜三钱　柴胡六钱　小茴香四钱　广皮三钱　吴茱萸四钱，泡淡　青皮三钱

急流水八碗，煮成三碗，温服一碗，覆被令微汗佳；不汗，服第二碗，接饮生姜汤促之；得汗，次早服第三碗，不必覆被再令汗。

组成用法

椒桂汤方（苦辛通法）

川椒六钱，炒黑；桂枝六钱；高良姜三钱；柴胡六钱；小茴香四钱；广皮三钱；吴茱萸四钱，泡淡；青皮三钱。

川椒　　桂枝　　高良姜

加八碗急流水，煮成三碗，温服一碗，盖被使微微出汗最好；不出汗再服第二碗，接着喝生姜汤促使发汗；若出汗，第二天早上再服第三碗，不用再盖被令其出汗。

原文

五十三、寒疝脉弦紧，胁下偏痛，发热，大黄附子汤主之。

此邪居厥阴，表里俱急，故用温下法以两解之也。脉弦为肝郁，紧，里寒也；胁下偏痛，肝胆经络为寒湿所搏，郁于血分而为痛也；发热者，胆因肝而郁也。故用附子温里通阳，细辛暖水脏而散寒湿之邪；肝胆无出路，故用大黄，借胃腑以为出路也；大黄之苦，合附子、细辛之辛，苦与辛合，能降能通，通则不痛也。

五十三、寒疝证，脉象如琴弦挺然端直而紧绷，两胁下有一侧疼痛，身体发热，出现这些症状，应该用大黄附子汤治疗。

这是病邪居留在厥阴经的表现，肌表和内里的症状都紧急，故用温下法同时疏解表里的邪气。脉如琴弦代表肝气郁结，脉象紧绷是内里阴寒；两胁一侧疼痛是因为肝胆的经络被寒湿邪气侵犯，郁结在血分中而出现疼痛症状；身体发热由胆之经气受肝脏病变影响，无法疏泄所致。故用附子温热内里散通阳气，用细辛温暖藏水之肾脏，疏散寒湿邪气；肝胆没有能使邪气外出的道路，用大黄通泄，使胃腑成为邪气外出的道路；大黄味苦，加上辛味的附子、细辛，苦和辛配合，既能平降邪气，又能疏通外泄，脏腑中郁结的邪气都被疏通，自然就不会疼痛了。

方剂原文 大黄附子汤方

大黄五钱　熟附子五钱

细辛三钱

水五杯，煮取两杯，分温二服。

组成用法

大黄附子汤方

| 大黄五钱 | 熟附子五钱 | 细辛三钱 |

加五杯水，煮取两杯，分两次温服。

原文

五十四、寒疝，少腹或脐旁，下引睾丸，或掣胁，下掣腰，痛不可忍者，天台乌药散主之。

此寒湿客于肝肾小肠而为病，故方用温通足厥阴、手太阳之药也。乌药祛膀胱冷气，能消肿止痛；木香透络定痛；青皮行气伐肝；良姜温脏劫寒；茴香温关元，暖腰肾，又能透络定痛；槟榔至坚，直达肛门散结气，使坚者溃，聚者散，引诸药逐浊气，由肛门而出；川楝导小肠湿热，由小便下行，炒以斩关夺门之巴豆，用气味而不用形质，使巴豆帅气药散无形之寒，随槟榔下出肛门；川楝得巴豆迅烈之气，逐有形之湿，从小便而去，俾有形无形之结邪，一齐解散而病根拔矣。

五十四、寒疝证，小腹部或者肚脐周围，下方涉及睾丸，或者牵引到两胁，向下发展到腰，这些部位疼痛难忍的患者，用天台乌药散治疗。

这是由寒湿邪气停滞于肝肾小肠而致的病症，所以药方中用了能温热疏通足厥阴肝经、手太阳小肠经的药材。乌药可以祛除膀胱经中的寒凉之气，能够消肿止痛；木香可透发经络镇定疼痛；青皮疏肝行气，能抑制偏胜的肝气；高良姜温暖脏腑拦截寒气；茴香温热关元穴，暖化腰肾，还能透发经络镇定疼痛；槟榔性质最为坚硬，可以直通肛门疏散瘀结之气，使顽固坚硬的病灶溃败，积聚的病邪疏散，带领各味药材驱逐污浊邪气，从肛门排出；川楝子疏导小肠中的湿热之气，从小便中排出，和药性猛烈的巴豆一起炒制，只用巴豆的气味而不用形质，让巴豆统帅气药疏散无形的寒邪，随着槟榔一起下行从肛门排出；川楝子得到巴豆迅速猛烈的药气协助，驱逐有形的湿邪，从小便中排出，如此有形和无形的郁结邪气都被一起解除驱散，病根便被连根拔起了。

方剂原文

天台乌药散方（苦辛热急通法）

乌药五钱　木香五钱　小茴香五钱，炒黑　良姜五钱，炒　青皮五钱　川楝子十枚　巴豆七十二粒　槟榔五钱

先以巴豆微打破，加麸数合，炒川楝子，以巴豆黑透为度，去巴豆、麸子不用，但以川楝同前药为极细末，黄酒和服一钱。不能饮者，姜汤代之。重者日再服，痛不可忍者，日三服。

组成用法

天台乌药散方（苦辛热急通法）

乌药五钱；木香五钱；小茴香五钱，炒黑；高良姜五钱，炒制；青皮五钱；川楝子十枚；巴豆七十二粒；槟榔五钱。

| 乌药 | 木香 | 小茴香 | 川楝子 | 巴豆 | 槟榔 |

把巴豆微微打破，加几合麸皮，和川楝子一起炒，以巴豆黑透为准，去巴豆和麸皮，取川楝子和其他药材一起磨成极细的末，用黄酒调和服用一钱。不能喝酒就用姜汤代替。病情重者一天服两次，疼痛无法忍受者一天服三次。

湿温

原文

　　五十五、湿温久羁，三焦弥漫，神昏窍阻，少腹硬满，大便不下，宣清导浊汤主之。

　　此湿久郁结于下焦气分，闭塞不通之象，故用能升、能降、苦泄滞、淡

渗湿之猪苓，合甘少淡多之茯苓，以渗湿利气；寒水石色白性寒，由肺直达肛门，宣湿清热，盖膀胱主气化，肺开气化之源，肺藏魄，肛门曰魄门，肺与大肠相表里之义也；晚蚕砂化浊中清气，大凡肉体未有死而不腐者，蚕则僵而不腐，得清气之纯粹者也，故其粪不臭不变色，得蚕之纯清，虽走浊道而清气独全，既能下走少腹之浊部，又能化浊湿而使之归清，以己之正，正人之不正也，用晚者，本年再生之蚕，取其生化最速也；皂荚辛咸性燥，入肺与大肠，金能退暑，燥能除湿，辛能通上下关窍，子更直达下焦，通大便之虚闭，合之前药，俾郁结之湿邪，由大便而一齐解散矣。二苓、寒石化无形之气；蚕砂、皂子逐有形之湿也。

五十五、湿温邪气长时间在体内滞留，弥漫到上中下三焦，患者出现神志昏迷清窍闭阻，小腹部坚硬胀满，大便不通的症状，应该用宣清导浊汤来治疗。

这是湿邪郁结在下焦部的气分中，导致气分闭塞不通的症状，所以用能升能降，苦味清泻滞结、淡味渗透排湿的猪苓，配合甘味少、淡味多的茯苓，用来排湿利气；寒水石颜色发

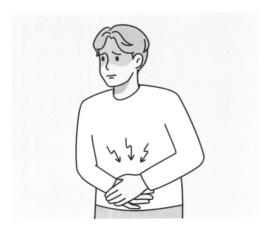

白药性阴寒，从肺部直接通达肛门，宣散湿气清泻热邪，因为膀胱主气化，肺开宣气化的源头，魄藏于肺中，肛门又叫作魄门，也就是肺和大肠互为表里的意思。晚蚕砂可以化解浊气生发清气，大部分肉体没有能够在死后却不腐烂的，蚕在死后却僵硬而不腐烂，这是因为蚕得到了最纯粹的清气，所以蚕的粪便不臭也不变色，获得了蚕最纯粹的清气，即使从浊道排出但清气却保留完整，既能向下到达小腹部污浊的通道，又能化解污浊的湿邪使其回归为清气，用自身的正气，来扶正人体中的不正之气，之所以用晚蚕砂，是因为在一年内再次出生的蚕，生长变化是最迅速的；皂荚味道辛咸药性干燥，能通入肺和大肠，金之属性能够退去暑热，燥之药性能够排除湿邪，辛之味道能打通上下关窍，其皂角子更能直接通达下焦，疏通大便的虚弱闭塞，配合之前的药材，那么体内郁结的湿邪，就都随着大便化解除了。茯苓、猪苓和寒水石化解无形的湿气，晚蚕砂和皂荚则驱逐有形的湿邪。

方剂原文

宣清导浊汤（苦辛淡法）

猪苓五钱　茯苓六钱　寒水石六钱　晚蚕砂四钱　皂荚子三钱，去皮

水五杯，煮成两杯，分二次服，以大便通快为度。

组成用法

宣清导浊汤（苦辛淡法）

猪苓五钱

茯苓六钱

寒水石六钱

晚蚕砂四钱

皂荚子三钱，去皮

加五杯水，煮成两杯，分两次服用，以大便通畅为依据来决定是否停药。

原文

五十六、湿凝气阻，三焦俱闭，二便不通，半硫丸主之。

热伤气，湿亦伤气者何？热伤气者，肺主气而属金，火克金则肺所主之气伤矣。湿伤气者，肺主天气，脾主地气，俱属太阴湿土，湿气太过，反伤本脏化气，湿久浊凝，至于下焦，气不惟伤而且阻矣。

气为湿阻，故二便不通，今人之通大便，悉用大黄，不知大黄性寒，主热结有形之燥粪；若湿阻无形之气，气既伤而且阻，非温补真阳不可。硫黄热而不燥，能疏利大肠，半夏能入阴，燥胜湿，辛下气，温开郁，三焦通而二便利矣。

释义

五十六、湿邪凝结气机不通，上中下三焦的气机都闭塞郁结，大小便也不通畅，出现这些症状的患者，用半硫丸治疗。

热邪会损伤气机，湿气为何也会损伤气机呢？热邪损伤气机是因为肺主管气而属金，火克金，故肺受热邪损害，其所主管的气机也受伤。湿邪损伤气机是因为肺主天气，脾主地气，二脏都属太阴湿土，湿气太过旺盛反而会损伤本脏化生的湿气，湿气长时间凝结变污浊，连累到下焦，气机不光会受到损伤，还会被阻塞。

气机被湿邪阻塞，故大小便不通，如今行医之人为使大便通畅，全部都用大黄，却不知大黄药性寒凉，主治热邪郁结有形的干燥粪便；若是湿气阻塞的无形之气，不仅气机会受损，还会阻塞不通，必须用温热补养真阳之气的办法来治疗才行。硫黄药性温热却不干燥，能疏通泄利大肠，半夏能入阴分，药性干燥能战胜湿邪，味辛能下通利气，性温能开泄郁结，上中下三焦气机通畅，大小便自然就顺畅通利了。

方剂原文

半硫丸（酸辛温法）

石硫黄　半夏制

上二味，各等分为细末，蒸饼为丸梧子大，每服一、二钱，白开水送下。

半硫丸（酸辛温法）

石硫黄

半夏，炮制

以上两味药材等量，研成细末，用蒸饼制成梧桐子大小的丸药，一次服一到二钱，白开水送服。

原文

五十七、浊湿久留，下注于肛，气闭肛门坠痛，胃不喜食，舌苔腐白，术附汤主之。

此浊湿久留肠胃，至肾阳亦困，而肛门坠痛也。肛门之脉曰尻，肾虚则痛，气结亦痛。但气结之痛有二：寒湿、热湿也。热湿气实之坠痛，如滞下门中用黄连、槟榔之证是也。此则气虚而为寒湿所闭，故以参、附峻补肾中元阳之气，姜、术补脾中健运之气，朴、橘行浊湿之滞气，俾虚者充，闭者通，浊者行，而坠痛自止，胃开进食矣。

释义

五十七、污浊湿邪长时间在体内居留，向下注入肛门，气机闭阻，所以肛门有坠痛之感，不想进食，舌苔腐腻发白，这种病症应该用术附汤治疗。

这是因为污浊的湿邪长时间在肠胃中滞留，导致肾中真阳之气被围困，所以肛门出现坠痛的感觉。肛门的脉络所分布的地方叫作尻，肾气虚弱会疼痛，气机郁结也会疼痛。但气机郁结导致的疼痛分为两种情况：分别是寒湿和热湿。热湿郁结导致的肛门坠痛大多都是实痛，例如滞下一门中用黄连、槟榔治疗的证候就是如此。本条叙述的则是因为气虚所以被寒湿邪气所闭阻的病症，所以用人参、附子猛烈补养肾中的元阳之气，炮姜、茅术健壮脾脏促进运化，厚朴、橘皮通行滞留的污浊湿气，使得虚弱者得到充盈，闭塞者得以畅通，污浊者得以运行，那么坠痛的症状自然就停止了，胃口打开得以饮食。

方剂原文

术附汤方（苦辛温法）

生茅术五钱　人参二钱　厚朴三钱　生附子三钱　炮姜三钱　广皮三钱

水五杯，煮成两杯，先服一杯；约三时，再服一杯，以肛痛愈为度。

术附汤方（苦辛温法）

生茅术五钱

人参二钱

厚朴三钱

生附子三钱

炮姜三钱

广皮三钱

加五杯水，煮成两杯，先服一杯；约六小时后再服一杯，肛门不再疼痛就停药。

原文

五十八、疟邪久羁，因疟成劳，谓之劳疟；络虚而痛，阳虚而胀，胁有疟母，邪留正伤，加味异功汤主之。

此证气血两伤，《经》云：劳者温之。故以异功温补中焦之气，归、桂合异功温养下焦之血，以姜、枣调和营卫，使气血相生而劳疟自愈。此方补气，人所易见，补血人所不知。《经》谓：中焦受气，取汁变化而赤，是谓血，凡阴阳两伤者，必于气中补血，定例也。

释义

五十八、疟疾病邪在体内长时间滞留，从疟疾发展成虚劳证的，称之为劳疟；脉络虚弱而疼痛，阳气虚弱而胀满，两胁下有瘀血结块成为疟母，这是邪气居留，正气损伤的症状，要用加味异功汤来治疗。

这种病症属于气血两伤，《内经》中说："因劳损而患病的患者要用温补之法。"所以用加味异功汤温热补养患者中焦元气，当归和肉桂配合异功温热养护下焦的血分，用生姜、大枣来调和人体营卫之气，使得气分和血分相互生发，那么劳疟自然就会痊愈了。这条药方可以补养气分，是人们都容易看出来的，能够补养血分却不为人所知。《内经》中说："中焦受气，取汁变化而赤，是谓血。"但凡是阴气和阳气都受到损伤的病症，都必须通过补气来补血，这是固定的规律。

方剂原文

加味异功汤方（辛甘温阳法）

人参三钱　当归一钱五分　肉桂一钱五分　炙甘草二钱　茯苓三钱　白术三钱，炒焦　生姜三钱　大枣二枚，去核　广皮二钱

水五杯，煮成两杯，渣再煮一杯，分三次服。

加味异功汤方（辛甘温阳法）

人参三钱；当归一钱五分；肉桂一钱五分；炙甘草二钱；茯苓三钱；白术三钱，炒焦；生姜三钱；大枣两枚，去核；广皮二钱。

| 人参 | 当归 | 肉桂 | 炙甘草 | 白术 | 大枣 |

所有药物，加入五杯水，煮成两杯，滤出药渣再煮一杯，分三次服用。

原文

五十九、疟久不解，胁下成块，谓之疟母，鳖甲煎丸主之。

疟邪久扰，正气必虚，清阳失转运之机，浊阴生窃踞之渐，气闭则痰凝血滞，而块势成矣。胁下乃少阳厥阴所过之地，按 少阳、厥阴为枢，疟不离乎肝胆，久扰则脏腑皆困，转枢失职，故结成积块，居于所部之分。谓之疟母者，以其由疟而成，且无已时也。

释义

五十九、疟疾长时间没有治愈，两胁下瘀血郁结成块，称之为疟母，此病应该用鳖甲煎丸治疗。

疟疾病邪长时间侵扰身体，人体内的正气必定虚弱，清阳之气失去了转化运行的功能，而浊阴之气渐渐有了盘踞于此的形势，气机闭塞则导致痰饮凝结瘀血滞留，痞块渐渐成型。

两胁下是少阳经和厥阴经所经过的地方，按：足少阳胆经和足厥阴肝经是人体的重要枢纽，疟疾病邪盘踞的位置离不开肝胆，长时间侵扰那么脏器和腑器都避免不了被围困，气机转化的枢纽失去职能，所以郁结成积块，位于足少阳胆经和足厥阴肝经所分布的地方。疟母之所以叫这个名字，是因为它是由疟疾形成的，而且几乎没有完全治愈的可能。

方剂原文

鳖甲煎丸方

鳖甲十二分，炙 乌扇三分，烧 黄芩三分 柴胡六分 鼠妇三分，熬 干姜三分 大黄三分 芍药五分 桂枝三分 葶苈一分，熬 石韦三分，去毛 厚朴三分 牡丹皮五分 瞿麦二分 紫葳三分 半夏一分 人参一分 䗪虫五分，熬 阿胶三分，炒 蜂窝四分，炙 赤

硝十二分　蜣螂六分，熬　桃仁二分

上二十三味，为细末。取煅灶下灰一斗，清酒一斤五斗，浸灰，俟酒尽一半，煮鳖甲于中，煮令泛烂如胶漆，绞取汁，纳诸药煎为丸，如梧子大。空心服七丸，日三服。

组成用法

鳖甲煎丸方

鳖甲十二分，炙制；乌扇三分，烧制；黄芩三分；柴胡六分；鼠妇三分，熬制；干姜三分；大黄三分；芍药五分；桂枝三分；葶苈一分，熬制；石韦三分，去毛；厚朴三分；牡丹皮五分；瞿麦二分；紫葳三分；半夏一分；人参一分；蟅虫五分，熬制；阿胶三分，炒制；蜂窝四分，炙制；赤硝十二分；蜣螂六分，熬制；桃仁二分。

鳖甲

柴胡

干姜

瞿麦

葶苈

桃仁

以上二十三味药材都研成细末，取锻铁炉下的灶灰一斗，用一斤五斗的清酒浸泡灶灰，等酒被灶灰吸收一半后，放鳖甲煎煮，煮到软烂融化如胶似漆时绞取汁水，再放其他药材煎煮，制成梧桐子一般大的药丸，每次空腹服七丸，一天服三次。

原文

六十、太阴三疟 ❶，腹胀不渴，呕水，温脾汤主之。

三疟本系深入脏真之痼疾，往往经年不愈，现脾胃症，犹属稍轻。腹胀不渴，脾寒也，故以草果温太阴独胜之寒，辅以厚朴消胀。呕水者，胃寒也。故以生姜降逆，辅以茯苓渗湿而养正。蜀漆乃常山苗，其性急走疟邪，导以桂枝，外达太阳也。

词解

❶ 三疟：病邪隐伏，每三天发作一次的疟疾称为三疟证。

释义

六十、太阴经上有疟疾病邪隐伏，每三天发作一次，称为太阴三疟证，患者出现腹部胀满、口中不渴、呕出水液症状的，应该用温脾汤治疗。

三疟证本是病邪深入脏腑真气的痼疾，常数年而难愈，在脾胃上表现出症状尚属病情较轻。腹部胀满口不渴是因为脾中虚寒，故用草果温热太阴经中偏胜的寒气，用厚朴辅佐消除胀满。呕吐水液是因为胃中虚寒，故用生姜平降呕逆之气，用茯苓辅助渗湿排水以扶养正气。蜀漆为常山幼苗，药性急促，可除疟疾病邪，用桂枝开导，病邪就可外达太阳经而散出体外。

温脾汤方（苦辛温里法）

草果二钱　桂枝三钱　生姜五钱　茯苓五钱　蜀漆三钱，炒　厚朴三钱

水五杯，煮取两杯，分二次温服。

组成用法

温脾汤方（苦辛温里法）

草果二钱

桂枝三钱

生姜五钱

茯苓五钱

蜀漆三钱，炒制

厚朴三钱

所有药物，加入五杯水，煮取两杯，分两次温服。

原文

六十一、少阴三疟，久而不愈，形寒嗜卧，舌淡脉微，发时不渴，气血两虚，扶阳汤主之。

《疟论》篇：黄帝问曰："时有间二日，或至数日发，或渴或不渴，其故何也？"岐伯曰："其间日者，邪气客于六腑，而有时与卫气相失，不能相得，故休数日乃作也。疟者，阴阳更胜也。或甚或不甚，故或渴或不渴。"《刺疟篇》曰：足少阴之疟，令人呕吐甚，多寒热，热多寒少，欲闭户牖而处，其病难已。夫少阴疟，邪入至深，本难速已；三疟又系积重难反，与卫气相失之证，久不愈，其常也。既已久不愈矣，气也、血也，有不随时日耗散也哉！形寒嗜卧，少阴本证，舌淡脉微不渴，阳微之象。故以鹿茸为君，峻补督脉，一者八脉丽于肝肾，少阴虚，则八脉亦虚；一者督脉总督诸阳，为卫气之根本。人参、附子、桂枝，随鹿茸而峻补太阳，以实卫气；当归随鹿茸以补血中之气，通阴中之阳；单以蜀漆一味，急提难出之疟邪，随诸阳药努力奋争，由卫而出。阴脏阴证，故汤以扶阳为名。

释义

六十一、少阴经上的三疟证，很长时间都没有治愈，身体虚寒怕冷，喜欢睡觉，舌质淡，脉象微弱，病症发作时口中不渴，气分和血分都虚弱，有这些症状的患者，用扶阳汤来治疗。

《疟论》中记载：黄帝问道："疟疾有时间隔两天发作，有的间隔长达几天才发作，有的口渴，有的不渴，这是因为什么呢？"岐伯回答说："间隔几天才发作的疟疾，是因为病邪之气滞留在六个腑器之中，有的时候和卫气相互远离，不能相遇，所以停止几天才发作。疟疾，就是体内阴气和阳气更迭斗争，相互取胜的结果。有时阳热之气更盛，有时阳热之气不旺盛，所以会出现有时渴有时不渴的症状。"《刺疟篇》中说：足少阴肾经上的疟疾，使得患者严重呕吐，大多都怕寒发热，发热的情况多，怕冷的情况少，还想要紧闭门窗而自己静处，这病症很难治愈。在少阴经上的疟疾，病邪之气已经侵入体内很深了，本来就已经很难

快速治愈了；三疟证又更是属于积累深重难以改变，和卫气相离甚远难以互相搏斗的病症。长时间不能治愈，是此病常见的情况。既然长时间不能治愈，气分和血分，哪里还有不随着时间而日渐消耗虚弱的道理呢！身体虚寒怕冷，喜欢睡觉，是少阴病变本来就有的证候，舌质淡而脉象微弱，口中不渴，则是阳气虚微的表现。所以用鹿茸作为主要药材，猛补督脉，一方面是因为奇经八脉隶属于肝肾，少阴经虚弱，那么奇经八脉也跟着虚弱；另一方面督脉总管监督全身的阳气，是卫气的根本。人参、附子、桂枝，跟随鹿茸猛补太阳经，用来充实卫气；当归跟随鹿茸去补养血液中的元气，疏通阴中之阳；单独用蜀漆一味药，急速提升体内很难逼出的疟疾病邪，再配合各种温阳之药努力协助正气和病邪搏斗，使得邪气从卫气中排出。因为这属于阴脏中的阴寒之证，所以治疗用的汤药被命名为扶阳汤。

扶阳汤（辛甘温阳法）

方剂原文

鹿茸五钱，生锉末，先用黄酒煎得　熟附子三钱　人参二钱　粗桂枝三钱　当归二钱　蜀漆三钱，炒黑

水八杯，加入鹿茸酒，煎成三小杯，日三服。

组成用法

扶阳汤（辛甘温阳法）

鹿茸五钱，生鹿茸锉成末，用黄酒煎透；熟附子三钱；人参二钱；粗桂枝三钱；当归二钱；蜀漆三钱，炒黑。

鹿茸

熟附子

人参

当归

所有药物，加八杯水，再加入鹿茸酒，煮成三小杯，每天服三次。

211

六十二、厥阴三疟，日久不已，劳则发热，或有癥结，气逆欲呕，减味乌梅丸法主之。

凡厥阴病甚，未有不犯阳明者。邪不深不成三疟，三疟本有难已之势，既久不已，阴阳两伤。劳则内发热者，阴气伤也；癥结者，阴邪也；气逆欲呕者，厥阴犯阳明，而阳明之阳将惫也。故以乌梅丸法之刚柔并用，柔以救阴，而顺厥阴刚脏之体，刚以救阳，而充阳明阳腑之体也。

释义

六十二、厥阴经上的三疟证，病邪滞留很长时间都没有祛除，患者出现一劳作就发热，或者有郁结的癥块，胃气上逆想要呕吐的症状，应该用减味乌梅丸来治疗。

但凡是厥阴经上的病变非常严重，没有不侵犯到阳明经的。邪气如果不是侵入的很深，也不会形成三疟证，三疟证本来就已经病势深重难以治愈，既然长时间没有治愈，阴气和阳气必然都会受到损伤。一劳作就发热的症状，是阴气受损的表现，在内郁结的癥块，是阴寒之邪；胃气上逆想要呕吐，是因为厥阴肝经上逆冒犯阳明胃经，导致阳明胃经的阳气受损虚弱。所以用刚药和柔药一起使用的乌梅丸法来治疗，柔性药物来救济阴精，以此来柔顺厥阴经肝脏刚硬的本体，用刚性药物振发阳气，用来充实阳明经胃腑的本体。

减味乌梅丸法（酸苦为阴，辛甘为阳复法）

（以下方中多无分量，以分量本难预定，用者临时斟酌可也）

半夏　黄连　干姜　吴萸　茯苓　桂枝　白芍　川椒（炒黑）　乌梅

组成用法

减味乌梅丸法（酸苦为阴，辛甘为阳复法）

半夏

黄连

吴茱萸

干姜

茯苓

桂枝

白芍

川椒，炒黑

乌梅

以上药材在药方中大都没有定量，因为药量原本就难以提前确定，用的人在临床对症时自行斟酌分量。

原文

六十三、酒客久痢，饮食不减，茵陈白芷汤主之。

久痢无他证，而且能饮食如故，知其病之未伤脏真胃土，而在肠中也；痢久不止者，酒客湿热下注，故以风药之辛，佐以苦味入肠，芳香凉淡也。盖辛能胜湿而升脾阳，苦能渗湿清热，芳香悦脾而燥湿，凉能清热，淡能渗湿也，俾湿热去而脾阳升，痢自止矣。

释义

六十三、嗜酒之人患了痢疾，很长时间都没有治愈，但饮食没有减少，有此症状的患者，用茵陈白芷汤来治疗。

长时间患痢疾，但没有出现其他症状，而且饮水进食都和从前一样，可以知道这是病邪还没有损伤脾胃内脏中的真气，而是位于肠道中；痢疾之所以长时间不能停止，是因为爱喝酒的人，体内有湿热之气，向下注入大肠中导致的，所以用辛味的风药，配合能进入大肠中的苦味药物，再加上芳香清凉，淡渗排湿的药物组成药方。因为辛味药物能战胜湿邪，从而生发脾中阳气，苦味药物能够排湿清凉泻热，芳香药物可以健运脾气而燥湿，寒凉药物可以清泻火热，淡味药物能够渗水排湿，使湿热邪气被除去，脾中阳气生发，那么痢疾自然就会停止了。

方剂原文

茵陈白芷汤方（苦辛淡法）

绵茵陈　白芷　北秦皮　茯苓皮　黄柏　藿香

组成用法

茵陈白芷汤方（苦辛淡法）

| 绵茵陈 | 白芷 | 北秦皮 | 茯苓皮 | 黄柏 | 藿香 |

原文

六十四、老年久痢，脾阳受伤，食滑便溏，肾阳亦衰，双补汤主之。

老年下虚久痢，伤脾而及肾，食滑便溏，亦系脾肾两伤。无腹痛、肛坠、气胀等证，邪少虚多矣。故以人参、山药、茯苓、莲子、芡实甘温而淡者补脾渗湿，再莲子、芡实水中之谷，补土而不克水者也；以补骨、苁蓉、巴戟、菟丝、覆盆、萸肉、五味酸甘微辛者，升补肾脏阴中之阳，而兼能益精气安五脏者也。此条与上条当对看。上条以酒客久痢，脏真未伤而湿热尚重，故虽日久仍以清热渗湿为主；此条以老年久痢，湿热无多而脏真已歉，故虽滞下不净，一以补脏固正，立法于此，亦可以悟治病之必先识证也。

释义

六十四、老年人患痢疾，长时间都没有治愈，脾中阳气受损，饮食滑利大便溏稀，肾中阳气也衰弱，此时应该用双补汤来治疗。

老年人下焦虚弱，长时间有痢疾，损伤脾脏又祸及肾脏，饮食滑利大便溏稀，这也属于脾和肾都受损的表现。没有腹部疼痛、肛门坠痛、气胀这些症状出现，说明是病邪较少，而虚弱的情况更严重。所以用人参、山药、茯苓、莲子、芡实这些甘温味淡的药材补养脾脏而渗利排湿，而且莲子和芡实是在水中生长的谷物，是既能够补养脾土又不会克制肾水的药材；再用补骨脂、肉苁蓉、巴戟天、菟丝子、覆盆子、

山萸肉、五味子这些酸甘微辛的药材，来升发补养肾脏阴液中的阳气，同时还能补益精气安定五脏。这一条和上一条应该相互对照着看。上一条是嗜酒之人患痢疾时间很久，五脏真气没有损伤，但湿热邪气还很深重，所以虽然患病时间久但治疗方法依然以清凉泻热渗利排湿为主；这一条则讲的是老年人长时间患痢疾，湿热病邪并不多，但是内脏真气却受损，所以虽然下利腹泻还没有排干净，但也要用补养脏器，培固正气的方法来治疗，把方法在此确立对照，也可以领悟治疗病症必须先辨识清楚病症才可以的道理。

方剂原文

双补汤方

人参　山药　茯苓　莲子　芡实　补骨脂　苁蓉　萸肉　五味子
巴戟天　菟丝子　覆盆子

组成用法

双补汤方

人参

山药

茯苓

莲子

芡实

补骨脂

肉苁蓉

山萸肉

五味子

巴戟天

菟丝子

覆盆子

原文

六十五、久痢小便不通，厌食欲呕，加减理阴煎主之。

此由阳而伤及阴也。小便不通，阴液涸矣；厌食欲呕，脾胃两阳败矣。故以熟地、白芍、五味收三阴之阴，附子通肾阳，炮姜理脾阳，茯苓理胃阳也。按 原方通守兼施，刚柔互用，而名理阴煎者，意在偏护阴也。熟地守下焦血分，甘草守中焦气分，当归通下焦血分，炮姜通中焦气分，盖气能统血，由气分之通，及血分之守，此其所以为理也。此方去甘草、当归，加白芍、五味、附子、茯苓者，为其厌食欲呕也。若久痢阳不见伤，无食少欲呕之象，但阴伤甚者，又可以去刚增柔矣。用成方总以活泼流动，对症审药为要。

释义

六十五、患痢疾后长时间没治愈，患者出现小便不通畅，厌恶进食想要呕吐的症状，应该用加减理阴煎来治疗。

这是因为痢疾使阳气受损，又从阳气连累损及阴气而导致的。小便不通是因为体内阴液干涸；厌恶进食想呕吐是因为脾脏和胃腑中的阳气都受到损伤。故用熟地黄、白芍、五味子来收敛三个阴脏中的阴液，附子疏通肾中阳气，炮姜温养脾中阳气，茯苓调理胃中阳气。按：加减理阴煎原方中疏通之药和固守之药同用，刚燥药物和柔润药物搭配，之所以命名为理阴煎，意思就在于原方偏向于护养阴液。熟地黄守护下焦血分，甘草护卫中焦气分，当归疏通下焦血分，炮姜疏通中焦气分，因气能统血，依靠气分的通畅来守护滋养阴血，这就是药方名字中有"理"字的原因。本方去掉原方中的甘草和当归，加白芍、五味子、附子和茯苓是为了治疗患者厌恶饮食想呕吐的症状。若患者痢疾患病时间长但阳气不见损伤，没有饮食减少想呕吐的表现，只有阴液受损，又可去掉刚燥药物，增加柔润药物的剂量。使用古人的成方时，总要以灵活变化，临床审查病症斟酌用药为关键。

方剂原文

加减理阴煎方

熟地　白芍　附子　五味　炮姜　茯苓

组成用法

加减理阴煎方

熟地黄

白芍

附子

五味子

炮姜

茯苓

六十六、久病带瘀血，肛中气坠，腹中不痛，断下渗湿汤主之。

此涩血分之法也。腹不痛，无积滞可知，无积滞，故用涩也。然腹中虽无积滞，而肛门下坠，痢带瘀血，是气分之湿热久而入于血分，故重用樗根皮之苦燥湿、寒胜热。涩以断下，专入血分而涩血为君；地榆得先春之气，木火之精，去瘀生新；茅术、黄柏、赤苓、猪苓开膀胱，使气分之湿热，由前阴而去，不致遗留于血分也，楂肉亦为化瘀而设，银花为败毒而然。

释义

六十六、患痢疾时间很久，患者出现大便中有瘀血，肛门坠胀，腹部不疼痛的症状，应该用断下渗湿汤治疗。

这是固涩血分的治疗方法，腹部并不疼痛，由此可知腹中没有积滞，没有积滞，所以可以用固涩的方法。但是腹中虽然没有积滞，却有肛门坠胀的症状，腹泻下利，大便还带有瘀血，这是因为气分中的湿热病邪时间久了之后侵入

了血分中，所以大剂量地使用性味苦寒的樗根皮来燥湿清热。其味道苦涩能够停止腹泻下利，专门进入血分中固涩血液，是本方中的主要药材；地榆获得了早春季节的生发之气，木火的精华，能够祛除瘀血生发新鲜血液；茅术、黄柏、赤苓、猪苓能够开通膀胱，让气分中的湿热邪气，从前阴中随小便排出，不至于遗留在血分中；山楂肉也是为了化解瘀血而加入的，银花则是为了清热败毒。

方剂原文

断下渗湿汤方（苦辛淡法）

樗根皮一两，炒黑　生茅术一钱　生黄柏一钱　地榆一钱五分，炒黑　楂肉三钱，炒黑　银花一钱五分，炒黑　赤苓三钱　猪苓一钱五分

水八杯，煮成三杯，分三次服。

组成用法

断下渗湿汤方（苦辛淡法）

樗根皮一两，炒黑；生茅术一钱；生黄柏一钱；地榆一钱五分，炒黑；山楂肉三钱，炒黑；银花一钱五分，炒黑；赤苓三钱；猪苓一钱五分。

| 樗根皮 | 生茅术 | 生黄柏 | 地榆 | 银花 | 赤苓 |

所有药物，加入八杯水，煮成三杯，分三次服用。

原文

六十七、下痢无度，脉微细，肢厥，不进食，桃花汤主之。

此涩阳明阳分法也。下痢无度，关闸不藏，脉微细，肢厥，阳欲脱也。故以赤石脂急涩下焦，粳米合石脂堵截阳明，干姜温里而回阳，俾痢止则阴留，阴留则阳斯恋矣。

释义

六十七、下焦腹泻次数繁多没有节制，脉象微弱细小，四肢厥冷，不想进食，有此症状的患者，应该用桃花汤治疗。

这是固涩阳明经中阳分的方法。腹泻下利停不住，以至于水液不能固藏，脉象微弱细小，四肢厥冷，这是阳气快要溃散的症状。所以用赤石脂紧急固涩下焦，粳米配合赤石脂堵截阳明经中的阴液，干姜温热内里恢复阳气，使得痢疾停止，那么阴液就能留存，阴液留存那么阳气就可以依附于阴液而保存了。

⊙ **方剂"桃花汤"见 176 页。**

原文

六十八、久痢，阴伤气陷，肛坠尻酸，地黄余粮汤主之。

此涩少阴阴分法也。肛门坠而尻脉酸，肾虚而津液消亡之象。故以熟地、五味补肾而酸甘化阴；余粮固涩下焦，而酸可除，坠可止，痢可愈也。

释义

六十八、痢疾发作时间久了，阴液损伤，气亏于下陷，肛门坠胀，尻部发酸，出现这些症状的患者，用地黄余粮汤治疗。

这是固涩少阴经阴分的方法。肛门坠胀而尻部经脉发酸，这是肾脏虚亏而且津液消耗干涸的表现。所以用熟地黄和五味子补养肾脏，酸甘之味可以化生阴津；用禹余粮固涩下焦，那么酸楚之感可以消除，坠胀的感觉也会停止，痢疾便可以治愈了。

方剂原文 地黄余粮汤方（酸甘兼涩法）

熟地黄　禹余粮　五味子

组成用法

地黄余粮汤方（酸甘兼涩法）

| 熟地黄 | 禹余粮 | 五味子 |

原文

六十九、久病伤肾，下焦不固，肠膩滑下，纳谷运迟，三神丸主之。

此涩少阴阴中之阳法也。肠膩滑下，知下焦之不固；纳谷运迟，在久痢之后，不惟脾阳不运，而肾中真阳亦衰矣。故用三神丸温补肾阳，五味兼收其阴，肉果涩自滑之脱也。

释义

六十九、痢疾患病时间久了之后损伤肾脏，患者出现下焦肛门不能固守，肠道中的膏脂滑泄下利，进食之后运作缓慢的症状，应该用三神丸来治疗。

这是固涩少阴经阴中阳气的方法。肠道中

膏脂滑泄下利，由此可知下焦不能固敛；进食之后运作缓慢，是因为长时间患痢疾之后，不仅脾脏中的阳气不能正常运作，连肾脏中的真阳之气也受到损伤导致虚亏。所以用三神丸温热补养肾中阳气，五味子同时收敛阴液，肉果固涩自身滑利脱水的症状。

方剂原文 三神丸方

五味子　补骨脂　肉果
（去净油）

组成用法

三神丸方

五味子

补骨脂

肉果，将油去净

原文

七十、久痢伤阴，口渴舌干，微热微咳，人参乌梅汤主之。

口渴微咳于久痢之后，无湿热客邪款证，故知其阴液太伤，热病液涸，急以救阴为务。

释义

七十、长时间患痢疾后损伤阴津，患者出现口渴舌干，身体轻微发热，有轻微咳嗽的症状，应该用人参乌梅汤治疗。

口干渴，轻微咳嗽的症状出现在长时间患

痢疾之后，同时没有出现湿热邪气侵体会导致的其他症状，由此可以知道患者体内的阴液受到了严重的损耗，温热病导致的津液干涸，必须首先将挽救阴津作为治疗重点。

人参乌梅汤（酸甘化阴法）

人参　莲子（炒）　炙甘草　乌梅　木瓜　山药

组成用法

人参乌梅汤（酸甘化阴法）

| 人参 | 莲子，炒制 | 炙甘草 | 乌梅 | 木瓜 | 山药 |

原文

　　七十一、痢久阴阳两伤，少腹肛坠，腰胯脊髀酸痛，由脏腑伤及奇经，参茸汤主之。

　　少腹坠，冲脉虚也；肛坠，下焦之阴虚也；腰，肾之府也；胯，胆之穴也（谓环跳）；脊，太阳夹督脉之部也；髀，阳明部也；俱酸痛者，由阴络而伤及奇经也。参补阳明，鹿补督脉，归、茴补冲脉，菟丝、附子升少阴，杜仲主腰痛，俾八脉有权，肝肾有养，而痛可止，坠可升提也。

释义

　　七十一、患痢疾时间长了之后阴气和阳气都受到损伤，患者出现小腹部和肛门坠胀，腰部、胯部、脊背、大腿酸涩疼痛的症状，这是病邪从脏腑传变到了奇经八脉中导致的，应该用参茸汤治疗。

　　小腹坠胀，这是冲脉虚亏的症状；肛门坠胀，是下焦阴气虚损的表现；腰是肾所在的位置；胯是胆经穴位所在的地方（称之为环跳穴）；脊背，是太阳经包夹督脉的地方；髀是阳明经所在的位置；之所以都酸涩疼痛，是因为阴络损伤连累波及了奇经八脉。人参补养阳明经，鹿茸补养督脉，当归、茴香补养冲脉，菟丝子、附子升发少阴经中的阳气，杜仲主治腰部疼痛的症状，使奇经八脉的功能正常发挥，肝肾得到补养，那么疼痛的症状便可以停止，坠胀的部位便可以恢复提升。

参茸汤（辛甘温法）

人参　鹿茸　附子　当归（炒）　茴香（炒）　菟丝子　杜仲

参茸汤（辛甘温法）

 人参　 鹿茸　 附子　 当归，炒制　 茴香，炒制　 菟丝子　 杜仲

原文

七十二、久痢伤及厥阴，上犯阳明，气上撞心，饥不欲食，干呕腹痛，乌梅圆主之。

肝为刚脏，内寄相火，非纯刚所能折；阳明腑，非刚药不复其体。仲景厥阴篇中，列乌梅圆治木犯阳明之吐蛔，自注曰：又主久痢方。然久痢之症不一，亦非可一概用之者也。叶氏于木犯阳明之疟痢，必用其法而化裁之，大抵柔则加白芍、木瓜之类，刚则加吴萸、香附之类，多不用桂枝、细辛、黄柏，其与久痢纯然厥阴见证，而无犯阳明之呕而不食撞心者，则又纯乎用柔，是治厥阴久痢之又一法也。

释义

七十二、痢疾长时间不痊愈连累厥阴经受损，肝气上逆冒犯阳明经，患者出现自我感觉有气从小腹上行冲撞心脏、饥饿但不想进食、干呕且腹部疼痛的症状，应用乌梅圆治疗。

肝是有刚强之性的脏器，内里有相火寄存，不是纯用刚燥之药就能降服治愈的；阳明经上的胃腑，则必须用刚燥之药才能恢复其本体功能。张仲景在厥阴篇中，列举乌梅圆治疗肝木之气逆犯阳明经导致患者口中吐出蛔虫之症的例子，自己注释说：此药方还可以治疗长时间患痢疾的证候。但是长时间患痢疾导致的症状都不一样，此药方也不能一概久痢证全都使用。叶天士治疗肝木之气逆犯阳明经的疟疾和痢疾，用的药方都是从乌梅圆方中变化裁夺出来的，大致来说，需要柔润肝木就加入白芍、木瓜之类的药物，需要刚燥肝木就加入吴茱萸、香附之类的药材，大多数都不用桂枝、细辛、黄柏，对于长时间患痢疾后只有厥阴经病变的症状出现，没有肝气逆犯阳明经导致的呕吐、不思饮食，气逆上行冲撞心脏症状的患者，则又只使用柔润的药物，这是治疗厥阴经久痢的又一种方法。

方剂原文

乌梅圆方

乌梅　细辛　干姜　黄连　当归　附子　蜀椒（炒焦去汗）　桂枝　人参　黄柏

组成用法

乌梅圆方

乌梅

细辛

干姜

黄连

当归

附子

蜀椒，炒焦去汗

桂枝

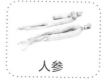

人参

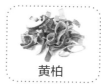

黄柏

原文

七十三、休息痢经年不愈，下焦阴阳皆虚，不能收摄，少腹气结，有似癥瘕，参芍汤主之。

休息痢者，或作或止，止而复作，故名休息，古称难治。所以然者，正气尚旺之人，即受暑、湿、水、谷、血、食之邪太重，必日数十行，而为胀、为痛、为里急后重等证，必不或作或辍也。其成休息证者，大抵有二，皆以正虚之故。一则正虚留邪在络，至其年月日时复发，而见积滞腹痛之实证者，可遵仲景凡病至其年月日时复发者当下之例，而用少少温下法，兼通络脉，以去其隐伏之邪；或丸药缓攻，俟积尽而即补之；或攻补兼施，中下并治，此虚中之实证也。一则纯然虚证，以痢久滑泄太过，下焦阴阳两伤，气结似乎癥瘕，而实非癥瘕，舍温补其何从！故以参、苓、炙草守补中焦，参、附固下焦之阳，白芍、五味收三阴之阴，而以少阴为主，盖肾司二便也。汤名参芍者，取阴阳兼固之义也。

释义

七十三、休息痢长年都不痊愈，下焦部阴气和阳气都虚弱受损，不能收敛固摄；小腹部有气郁结成块，类似于癥瘕之证，患者出现这些症状，应该用参芍汤来治疗。

所谓的休息痢，是指痢疾一阵发作一阵停止，停止之后又会复发，所以命名为休息痢，古人认为是非常难治愈的病症。之所以造成这种情况，是因为自身正气尚且旺盛的人，如果感受了严重的暑、湿、水、谷、血、食等方面的邪气，必定会每天下利腹泻多达几十次，表现出腹部胀气、疼痛、里急后重的症状，必定不会出现有时发作有时停止的情况。痢疾之所以发展形成休息痢之证，大致上有两种情况，都是因为正气虚弱的原因。一是因为正气虚弱导致有残留的邪气隐伏在经络中，到某年某月某日某时便重新发作，导致出现郁积内滞腹中疼痛的实证，这种病症可以用张仲景所说的：但凡病症在第二年的同一时间又复发的，都应该用下法来治疗的例子，所以采用剂量轻微的温热下法，同时疏通经脉，以此来祛除经脉中隐伏的病邪；或者用丸药来轻缓攻下，等到郁积内滞排除干净就立即改用补养之法；还有的攻下和补养之法一同施行，中焦和下焦一起治疗，这是治疗虚中有实的病症的方法。还有一种就是单纯的虚证，因为患痢疾时间太久，滑利腹泻太过严重，下焦阴气和阳气都受到损伤，邪气郁结好像癥瘕之证，但实际上并不是癥瘕，如果治疗时舍去温补之法不用又该用什么呢？所以用人参、茯苓、炙甘草守卫补养中焦，人参、附子稳固下焦的阳气，白芍、五味子收敛三阴经中的阴液，在三阴经中又主要以少阴经为主，这是因为肾脏主管大小便。药汤之所以命名为参芍汤，是取用了它能同时稳固阴阳两气的意思。

方剂原文 参芍汤方（辛甘为阳酸甘化阴复法）

人参　白芍　附子　茯苓　炙甘草　五味子

组成用法

参芍汤方（辛甘为阳酸甘化阴复法）

| 人参 | 白芍 | 附子 | 茯苓 | 炙甘草 | 五味子 |

原文

七十四、噤口痢，热气上冲，肠中逆阻似闭，腹痛在下尤甚者，白头翁汤主之。

此噤口痢之实证，而偏于热重之方也。

释义

七十四、噤口痢，患者感觉腹内有热气向上逆冲，肠道中浊气上逆阻滞好似闭塞不通，腹部疼痛，尤其是下腹部最为严重，这种情况用白头翁汤来治疗。

这是噤口痢的实性证候，又偏向于热重的治疗方法。

◎ 方剂"白头翁汤"见 158 页。

原文

七十五、噤口痢，左脉细数，右手脉弦，干呕腹痛，里急后重，积下不爽，加减泻心汤主之。

此亦噤口痢之实证，而偏于湿热太重者也。脉细数，温热着里之象；右手弦者，木入土中之象也。故以泻心去守中之品，而补以运之，辛以开之，苦以降之；加银花之败热毒，楂炭之克血积，木香之通气积，白芍以收阴气，更能于土中拔木也。

释义

七十五、噤口痢，左手脉象细弱急速，右手脉象紧绷如弦，患者有干呕、腹中疼痛、里急后重，大便不爽利的症状，应该用加减泻心汤治疗。

这是噤口痢的实性证候，又偏向于湿热邪气太重的情况。脉象细弱急速，是内里温热邪气旺盛的表现；右手脉象紧绷如弦，这是肝木之气入侵脾土的现象。所以用泻心汤，去掉其中的甘温守中之药，用运化湿热邪气的药物来补上，辛味之药开宣邪气，苦味之药平降泄出；再加入金银花清热败毒，山楂炭攻克积滞瘀血，木香疏通郁积之气，白芍收敛阴气，能够拔除脾土中的肝木之气。

方剂原文

加减泻心汤方（苦辛寒法）

川连　黄芩　干姜　银花　楂炭　白芍　木香汁

组成用法

加减泻心汤方（苦辛寒法）

| 川连 | 黄芩 | 干姜 | 金银花 | 山楂炭 | 白芍 | 木香汁 |

原文

七十六、噤口痢，呕恶不饥，积少痛缓，形衰脉弦，舌白不渴，加味参苓白术散主之。

此噤口痢邪少虚多，治中焦之法也。积少痛缓，则知邪少；舌白者无热；

形衰不渴，不饥不食，则知胃关欲闭矣；脉弦者，《金匮》谓：弦则为减，盖谓阴精阳气俱不足也。《灵枢》谓：诸小脉者，阴阳形气俱不足，勿取以针，调以甘药也。仲景实本于此而作建中汤，治诸虚不足，为一切虚劳之祖方。李东垣又从此化出补中益气、升阳益气，清暑益气等汤，皆甘温除大热法，究不若建中之纯，盖建中以德胜，而补中以才胜者也。调以甘药者，十二经皆秉气于胃，胃复则十二经之诸虚不足，皆可复也。叶氏治虚多脉弦之噤口痢，仿古之参苓白术散而加之者，亦同诸虚不足调以甘药之义，又从仲景、东垣两法化出，而以急复胃气为要者也。

释义

七十六、噤口痢，患者有呕吐恶心，不感觉饥饿，肠道中的积滞比较少，腹部疼痛不明显，形体衰弱，脉象紧绷如弦，舌苔发白不感觉口渴的症状，应该用加味参苓白术散来治疗。

这是噤口痢中病邪少虚亏多的一种证候，要用治理中焦的方法来治疗。肠道中的积滞比较少，腹部疼痛不明显，由此可知病邪成分少；舌苔发白的患者体内没有热邪；形态衰弱不觉得口渴，也不感觉饿，不愿意进食，由此可知患者胃气虚亏无法受纳运化；脉象紧绷如弦的患者，《金匮要略》中认为：脉象如弦则代表势弱，也就是说阴精和阳气都不充足。《灵枢》中说：诸多脉象细小的情况，是真阴真阳，形体和气分都不充足的症状，不要用针刺的方式治疗，而应该用甘味药材来调理身体。张仲景实际上就是以此为根本而创立了建中汤一方，用来治疗因虚弱不足导致的各种病症，这是所有虚弱劳损之病治疗方法的最初版本。李东垣又以此药方为基础，化生出了补中益气汤、升阳益气汤、清暑益气汤等汤药药方，都是用甘温之药祛除大量热邪的方法，但终究比不上建中汤的方法来的精妙，这是因为建中汤通过调和内里，温热中焦，将病邪缓缓劝伏，而补中汤则是通过益气升阳将病邪制伏。之所以用甘味药材来调理，是因为十二经脉所秉受的补养之气都来自胃，胃气恢复那么十二经脉上的各种虚弱不足之症，便都可以恢复了。叶天士在治疗虚弱多脉象紧绷如弦的噤口痢时，仿照参苓白术散的古方而创造出来的加味参苓白术散，和诸多虚弱不足之症应该用甘味药材调理的道理是一样的，又从张仲景、李东垣的两个治疗方法中变化裁夺而成，将快速恢复胃气作为头等要事。

加味参苓白术散方

人参二钱　白术一钱五分，炒焦　茯苓一钱五分　扁豆二钱，炒　薏仁一钱五分　桔梗一钱　砂仁七分，炒　炮姜一钱　肉豆蔻一钱　炙甘草五分

共为极细末，每服一钱五分，香粳米汤调服，日二次。

组成用法

加味参苓白术散方

人参二钱；白术一钱五分，炒焦；茯苓一钱五分；扁豆二钱，炒制；薏仁一钱五分；桔梗一钱；砂仁七分，炒制；炮姜一钱；肉豆蔻一钱；炙甘草五分。

人参

白术

茯苓

扁豆

砂仁

肉豆蔻

所有药物一起磨成极细的末，每次服一钱五分，用香粳米汤调和送服，一天服两次。

原文

七十七、噤口痢，胃关不开，由于肾关不开者，肉苁蓉汤主之。

此噤口痢邪少虚多，治下焦之法也。盖噤口日久，有责在胃者，上条是也；亦有由于肾关不开，而胃关愈闭者，则当以下焦为主。方之重用苁蓉者，以苁蓉感马精而生，精血所生之草而有肉者也。马为火畜，精为水阴，禀少阴水火之气而归于太阴坤土之药，其性温润平和，有从容之意，故得苁蓉之名，补下焦阳中之阴有殊功。《本经》称其强阴益精，消癥瘕，强阴者，火气也，益精者，水气也，瘕乃气血积聚有形之邪，水火既济，中土气盛，而积聚自消。兹以噤口痢阴阳俱损，水土两伤，而又滞下之积聚未清，苁蓉乃确当之品也；佐以附子补阴中之阳，人参、干姜补土，当归、白芍补肝肾，芍用桂制者，恐其呆滞，且束入少阴血分也。

释义

七十七、噤口痢，因为肾气虚亏，连累导致胃关紧闭不开的情况，这种症状应该用肉苁蓉汤来治疗。

这是噤口痢中病邪少虚亏多的一种证候，要用治理下焦的方法来治疗。因为患噤口痢时间太久导致的病症有很多种，病灶表现在胃部的情况，已经在上一条中叙述了。还有因为肾气虚亏导致肾关不开，所以胃关更加紧闭的情况，这种症状则要以治疗下焦为主。药方中着

重使用大量肉苁蓉，是因为肉苁蓉是大地感受马的精液后生成的，由动物精血所滋润生发出来的有肉质的草药。马是五行属火的牲畜，精是属阴的水液，秉受少阴水火之气生长而归根于太阴坤土的药材，药性温润平和，有舒缓从容的意思，所以被称为苁蓉，在补养下焦阳中之阴方面效果非常显著。《神农本草经》中称肉苁蓉能强阴益精，消除腹中肿块。能强阴的，是属火之气，能益精的，是属水之气，癥瘕肿块是气分和血分积留聚集成的有形病邪，水火

如果相济，中焦脾土之气旺盛，那么积聚的肿块自然会消除。此条中的噤口痢证，阴气和阳气都受损，肾水和脾土都受伤，又有积聚内滞于下没有清除，肉苁蓉的确是最恰当的药物；

再用附子辅佐，补养阴中之阳，人参和干姜补养脾土，当归和白芍补养肝肾，白芍之所以用肉桂炮制，是担心它有呆滞的药性，被束缚不能进入少阴经的血分中。

方剂原文

肉苁蓉汤（辛甘法）

肉苁蓉一两，泡淡　附子二钱　人参二钱　干姜炭二钱　当归二钱　白芍三钱，肉桂汤浸炒

水八杯，煮取三杯，分三次缓缓服，胃稍开，再作服。

组成用法

肉苁蓉汤（辛甘法）

肉苁蓉一两，泡淡；附子二钱；人参二钱；干姜炭二钱；当归二钱；白芍三钱，用肉桂汤浸泡炒制。

肉苁蓉

附子

人参

当归

加八杯水，煮取三杯，分三次慢慢服下，胃关稍微打开一些，再继续服用。

秋燥

原文

七十八、燥久伤及肝肾之阴，上盛下虚，昼凉夜热，或干咳，或不咳，甚则痉厥者，三甲复脉汤主之，定风珠亦主之，专翁大生膏亦主之。

肾主五液而恶燥，或由外感邪气久羁而伤及肾阴，或不由外感而内伤致燥，均以培养津液为主。肝木全赖肾水滋养，肾水枯竭，肝断不能独治。所谓乙癸同源，故肝肾并称也。三方由浅入深，定风浓于复脉，皆用汤，从急治。专翁取乾坤之静，多用血肉之品，熬膏为丸，从缓治。盖下焦深远，草木无情，故用有情缓治。再暴虚易复者，则用二汤；久虚难复者，则用专翁。专翁之妙，以下焦丧失皆腥臭脂膏，即以腥臭脂膏补之，较之丹溪之知柏地黄，

云治雷龙之火而安肾燥，明眼自能辨之。盖凡甘能补，凡苦能泻，独不知苦先入心，其化以燥乎！再雷龙不能以刚药直折也，肾水足则静，自能安其专翁之性；肾水亏则动而燥，因燥而燥也。善安雷龙者，莫如专翁，观者察之。

释义

七十八、秋季人体被燥邪侵袭，病邪在体内停留时间过久，导致肝肾阴液受到损伤，热淫于上，阳虚于下，白天身体发凉，晚上又发烧身热，有的干咳，有的不咳嗽，严重的甚至会痉挛晕厥，这种病症可以用三甲复脉汤治疗，也可以用定风珠，用专翁大生膏也有效果。

肾主管五液，不喜干燥，有的因为外感病邪之气在体内长时间羁留所以损伤肾中阴液，有的不是因为外感邪气，而是因为内里受到损伤导致阴液干燥，这些都要以培育养护津液作为主要的治疗方法。肝木之气都依赖于肾水的滋养，肾中阴液枯竭，肝木必定受到影响，不能独自支撑功能运转。这就是所说的乙癸同源，所以肝肾要并列来讨论。上边列举的三个方剂由浅入深，大定风珠和三甲复脉汤相比，质地更加浓厚，两者都属于汤药，是药性迅急能快速发挥药效的方剂，适合治疗急性病症。专翁大生膏有补阴潜阳，镇静乾坤的意义，药方中大多选取血肉有情的动物药，熬制成膏做成药丸，是药性和缓的方剂，适合治疗慢性病症。

因为下焦位置深远，草木无情之药质地轻清，无法下降到达，所以用血肉有情的动物药缓缓治疗。此外突然极度虚损但容易恢复的患者，就用药性急速的两种汤剂来治疗；长时间虚损不容易快速恢复的患者，就用专翁大生膏治疗。专翁大生膏的精妙之处就在于，下焦发病会失泄腥臭脂膏之物，专翁大生膏便用腥臭脂膏类的药物去补充。朱丹溪的知柏地黄丸，声称其能治疗上亢的肝肾阳虚之火，滋润缓解肾中的干燥，但和专翁大生膏相比，贤明的医生自然能辨明两者的差别。大致来说，但凡甘味药材都能滋补，但凡苦味药物都能清泻，但是唯独不知道苦味药物首先会进入心经，都可能会变化为燥气！此外肝肾阳虚之火也不能用刚燥的药物直接降伏，肾中水液充足阳气就会平静，自然就能安定保持肾脏收敛的性能；肾水虚亏阳气便会动荡不安，导致肾水干燥，这是由干燥导致的躁动。善于安定肝肾之火的方剂，莫不如专翁大生膏，医者可以在临床时观察鉴定。

◎ 方剂"三甲复脉汤"见 169 页，"定风珠"见 170 页。

方剂原文

专翁大生膏（酸甘咸法）

人参二斤，无力者以制洋参代之　茯苓二斤　龟板一斤，另熬胶　乌骨鸡一对　鳖甲一斤，另熬胶　牡蛎一斤　鲍鱼二斤　海参二斤　白芍二斤　五味子半斤　麦冬二斤，不去心　羊腰子八对　猪脊髓一斤　鸡子黄二十丸　阿胶二斤　莲子二斤　芡实三斤　熟地黄三斤　沙苑蒺藜一斤　白蜜一斤　枸杞子一斤，炒黑

上药分四铜锅（忌铁器，搅用铜勺），以有情归有情者二，无情归无情者二，

文火细炼三昼夜，去渣；再熬六昼夜；陆续合为一锅，煎炼成膏，末下三胶，合蜜和匀，以方中有粉无汁之茯苓、白芍、莲子、芡实为细末，合膏为丸。每服二钱，渐加至三钱，日三服，约一日一两，期年为度。每殒胎必三月，肝虚而热者，加天冬一斤，桑寄生一斤，同熬膏，再加鹿茸二十四两为末。

组成用法

专翕大生膏（酸甘咸法）

人参二斤，无力购买的用制洋参代替；茯苓二斤；龟板一斤，单独另外熬胶；乌骨鸡一对；鳖甲一斤，单独另外熬胶；牡蛎一斤；鲍鱼二斤；海参二斤；白芍二斤；五味子半斤；麦冬二斤，不去心；羊腰子八对；猪脊髓一斤；鸡子黄二十丸；阿胶二斤；莲子二斤；芡实三斤；熟地黄三斤；沙苑蒺藜一斤；白蜜一斤；枸杞子一斤，炒黑。

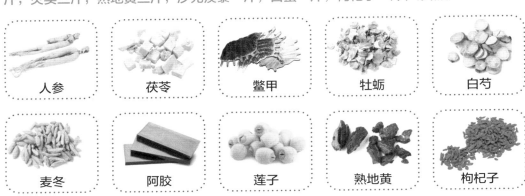

| 人参 | 茯苓 | 鳖甲 | 牡蛎 | 白芍 |
| 麦冬 | 阿胶 | 莲子 | 熟地黄 | 枸杞子 |

以上药材分别用四口铜锅来制作（忌用铁器，搅动药物也要用铜勺），把血肉有情的动物药分别放入两口铜锅，草木无情之药分别放入另两口铜锅，用小火细熬三天三夜，去渣，再熬六天六夜，慢慢合到一口锅中，煎煮炼制成膏状，最后放入龟板胶、鳖甲胶和阿胶，加白蜜搅匀，将方中只有粉末没有汁水的茯苓、白芍、莲子、芡实研成细末，和药膏混合制作成丸药。每次服二钱，慢慢加至三钱，一天服三次，共约一两，以一年为期限。孕妇每次必在怀胎三个月时流产的属于肝气虚弱，内存热邪，在方中加一斤天冬、一斤桑寄生，一起煮成药膏，再加二十四两鹿茸研成细末。

卷四 杂说

汗论

汗也者，合阳气阴精蒸化而出者也。《内经》云：人之汗，以天地之雨名之。盖汗之为物，以阳气为运用，以阴精为材料。阴精有余，阳气不足，则汗不能自出，不出则死；阳气有余，阴精不足，多能自出，再发则痉，痉亦死；或熏灼而不出，不出亦死也。其有阴精有余，阳气不足，又为寒邪肃杀之气所搏，不能自出者，必用辛温味薄急走之药，以运用其阳气，仲景之治伤寒是也。《伤寒》一书，始终以救阳气为主。其有阳气有余，阴气不足，又为温热升发之气所烁，而汗自出，或不出者，必用辛凉以止其自出之汗，用甘凉甘润培养其阴精为材料，以为正汗之地，本论之治温热是也。本论始终以救阴精为主。此伤寒所以不可不发汗，温热病断不可发汗之大较也。唐宋以来，多昧于此，是以人各着一伤寒书，而病温热者之祸亟矣。呜呼！天道欤？抑人事欤？

释义

汗液是阳气蒸化阴精后从人体内排出的东西。《内经》上说：人出汗，就好像天地下雨。要形成汗液，就需要运用阳气，再以阴精作为材料。如果人体内阴精有余，但阳气不充足，无法完全蒸化阴精，汗液就无法自行排出，不出汗可能会导致患者死亡。如果阳气过多，但阴精不够，那么汗液很容易自行排出，这时如果再使用发汗的方法就会引发痉挛，痉挛也会导致患者死亡。有时使用了熏灼法来发汗却仍然不出汗，这种情况也会导致死亡。那些因为阴精有余，但阳气不足，又被寒冷阴邪的肃杀之气从外入侵身体，导致汗液不能自行排出的患者，必须用性辛温味薄、能够快速窜走发泄的药物，来调动自身阳气运作，这是张仲景用来治疗伤寒的方法。《伤寒论》这本书，从头到尾的治疗方法都以挽救阳气为主。有些人阳气过多、阴气不足，又遇到温热升发之气，阴精被其消灼，有的汗液自行排出，有的不出汗，这时必须用性辛凉的药物止住其自行排出的汗，再用甘凉甘润的药物培育养护自身的阴精来作为发汗的材料，恢复正常出汗的功能，这是本书关于治疗温热之病的方法。本书从头至尾以挽救阴精为主。这就是伤寒不能不用发汗的方法，温热病绝对不能用发汗的方法之间的区别。自唐代宋代以来，许多大夫不明白这个道理，所以人人都只对《伤寒论》一书进行自己的注解，但患温热病的患者却屡次受到灾祸。唉，这是上天之意吗？还是人为造成的呢？

风论

《内经》曰："风为百病之长。"又曰："风者善行而数变。"夫风何以为百病之长乎？《大易》曰："元者，善之长也。"盖冬至四十五日，以后夜半少阳起而立春，于立春前十五日交大寒节，而厥阴风木行令，所以疏泄一年之阳气，以布德行仁，生养万物者也。故王者功德既成以后，制礼作乐，舞八佾而宣八风，所谓四时和，八风理，而民不夭折。风非害人者也，人之腠理密而精气足者，岂以是而病哉！而不然者，则病斯起矣。以天地生生之具，反为人受害之物，恩极大而害亦广矣。盖风之体不一，而风之用有殊。春风自下而上，夏风横行空中，秋风自上而下，冬风刮地而行。其方位也，则有四正四隅，此方位之合于四时八节。立春起艮方，从东北隅而来，名之曰条风，八节各随其方而起，常理也。如立春起坤方，谓之冲风，又谓之虚邪贼风，为其乘月建之虚，则其变也。春初之风，则夹寒水之母气；春末之风，则带火热之子气；夏初之风，则木气未尽，而炎火渐生；长夏之风，则挟暑气、湿气、木气（未为木库），大雨而后暴凉，则挟寒水之气；久晴不雨，以其近秋也，而先行燥气，是长夏之风，无所不兼，而人则无所不病矣。初秋则挟湿气，季秋则兼寒水之气，所以报冬气也。初冬犹兼燥金之气，正冬则寒水本令，而季冬又报来春风木之气，纸鸢起矣。再由五运六气而推，大运如甲己之岁，其风多兼湿气；一年六气中，客气所加何气，则风亦兼其气而行令焉。然则五运六气非风不行，风也者，六气之帅也，诸病之领袖也，故曰：百病之长也。其数变也奈何？如夏日早南风，少移时则由西而北而东，方南风之时，则晴而热，由北而东，则雨而寒矣。四时皆有早暮之变，不若夏日之数而易见耳。夫夏日日长日化，以盛万物也，而病亦因之而盛，《阴符》所谓害生于恩也。无论四时之风，皆带凉气者，木以水为母也；转化转热者，木生火也；且其体无微不入，其用无处不有，学人诚能体察风之体用，而于六淫之病，思过半矣。前人多守定一桂枝，以为治风之祖方；下此则以羌、防、柴、葛为治风之要药，皆未体风之情与《内经》之精义者也。桂枝汤在伤寒书内，所治之风，风兼寒者也，治风之变法也，若风之不兼寒者，则从《内经》风淫于内，治以辛凉，佐以苦甘，治风之正法也。以辛凉为正而甘温为变者何？风者，木也，辛凉者，金气，金能制木故也。风转化转热，辛凉苦甘则化凉气也。

释义

　　《内经》中说："风邪是外邪致病的主导因素。"又说："风邪容易走窜，常和其他外邪兼合而发生改变。"风邪为什么会成为外邪致病的主要因素呢？《周易》中说："所谓的元，是众善之首。"大概冬至的第四十五天之后，后半夜开始有微弱的阳气升发，逐渐进入立春，在立春的前十五天和大寒节气相交，这时正是一年中极阴极寒的时刻，厥阴风木成为主导，所以一年的阳气在此时开始逐渐疏通畅达，就像布施功德实行仁义，万物由此得以生生不息一样。所以帝王在完成功业之后，都会制定礼仪制作音乐，用八佾之舞蹈来宣扬礼乐教化，这就是所说的四时平和，八风协调，百姓就不会夭折，而得以健康长寿。风本来不是对人体有害的东西，人如果肌肉紧实精神充足，怎么会因为风得病呢？但如果人的身体情况刚好相反，那么疾病就会开始发作了。本来是帮助天地万物生生不息的，却反而成了危害人身体的东西，恩泽虽然很大，但危害也同样广泛啊。因为风的性质不同，所以在作用上也有差别。春天的风由地面吹向天空，夏天的风则在空中横行，秋天的风由空中吹向地下，冬天的风紧贴着地面刮行。至于风的方位，则分为正东、正西、正南、正北四个正的方向和东北、东南、西北、西南四个斜的方向，这八个方位的风和一年四季中的八个节气相对应。立春的风起源于艮方，从东北方向来，名字叫作条风，八个节气的风都按照它们的方位发源，这是正常的规律。如果立春的风起源于坤方，就叫作冲风，又被称为虚邪贼风，它趁着当月当权得令的月地支正在虚弱的时候，改变了方位。初春时节的风，则夹杂着生成它的寒水之气；暮春时节的风，则带有由它生成的火热之气。初夏时节的风，木气还没有完全散尽，同时火热之气又慢慢生成；长夏时节的风，挟带着暑气、湿气、木气，大雨之后骤然转凉，是挟带了寒水之气；

天气长时间晴朗不下雨，是因为临近秋天，干燥之气开始流行，所以长夏时节的风，包含所有风气，人在这个时节有可能得各种各样的病。初秋季节的风挟带长夏的湿气，秋末的风则挟带寒水之气，这是预告着冬季的时气要到了。初冬季节的风还兼有秋季的燥金之气，正冬时节则是寒水之气正当令主权，到了冬末，来年春天的风木之气又来到，纸鸢又可以借风而起。再通过五运六气来推导，比如尾数为四和九的年份整年的岁运，这些年份的风大多兼带着湿气；一年中的风、寒、暑、湿、燥、火六气，各自主令期间所出现的异常气候是何种，那么主令之气就挟带着这种客气来当权行令。但是五运六气离开风就无法施行，风是六气中的统帅，是诸多病症产生的主导因素，所以又称它为：百病之长。风的变化多端又该怎么解释呢？比如夏季的早上为南风，不久就变为由西向北或向东的风，盛行南风的时候，天气晴朗而炎热，由北向东之后，则多雨而寒冷。一年四季每天都有早晚的变化，只不过不像夏天变化的多而且明显罢了。夏天是促进生长和变化的季节，万物得以旺盛，但病症也因此更多地发生，这就是《阴符经》所说的"害生于恩"。无论四季中的哪种风，都挟带着凉气，这是因为木是依靠水来生长的；之所以能转化为热能，是因为木可以生出火来；况且风邪的形体具有无孔不入的特点，而且产生的作用随处可见，学医之人如果真的能体会察觉风邪的存在特点和作用，那么对于六淫导致的病症，就明白了一大半了。之前的医者只守着一味桂枝汤证，认为它是祖传下来治疗风邪疾病的良方，之后又把羌活、防风、柴胡、葛根作为治疗风邪的主要用药，这都是没有彻底体会到风邪的情状特点和《内经》中的精髓要义的人。《伤寒论》这本书里提到的桂枝汤，所能治疗的风邪，是兼有寒邪的风邪，这是在治疗发生了变化的风邪。如果风邪中没有夹杂着寒邪，那么就要遵从《内经》"风淫于内，治以辛凉，佐以甘苦"的方法，这是治疗正常风邪的办法。为什么把辛凉作为正常方法，却把甘温作为变化的方法呢？这是因为风属木，而辛凉的药物属金，金能够克制木。风转化为热能，辛凉苦甘也能相应地转化为寒凉的金气。

本论起银翘散论

本论第一方用桂枝汤者，以初春余寒之气未消，虽曰风温（系少阳之气），少阳紧承厥阴，厥阴根乎寒水，初起恶寒之证尚多，故仍以桂枝为首，犹时文之领上文来脉也。本论方法之始，实始于银翘散。

释义

本论之所以把桂枝汤作为第一个方剂，是因为初春季节，寒邪之气没有完全消散，虽然病症名字叫作风温病（由初春少阳之气导致），但少阳之气和极阴之气紧密相连，极阴之气发根于太阳寒水，因此病症刚发作时大多表现出怕冷的症状，所以仍把桂枝汤放在首位，就好像如今的文章要承接上文的来龙去脉一样。本论治疗温病的方法，其实是以银翘散作为开始。

寒疫论

世多言寒疫者，究其病状，则憎寒壮热，头痛骨节烦疼，虽发热而不甚渴，时行则里巷之中，病俱相类，若役使者然，非若温病之不甚头痛骨痛而渴甚，故名曰寒疫耳。盖六气寒水司天在泉 ❶，或五运寒水太过之岁，或六气中加临之客气为寒水，不论四时，或有是证。其未化热而恶寒之时，则用辛温解肌；既化热之后，如风温证者，则用辛凉清热，无二理也。

词解

❶ 司天在泉：司天，主管上半年的气运情况；在泉，主管下半年的气运情况。

释义

一种人们通常叫作寒疫的病，研究这种病的症状，表现为怕冷、发高热、头疼、关节疼痛，虽然发热，但没有非常口渴的感觉，经常在同一片的街巷之中大面积流行，而且患者的症状都非常相似，就好像是被人指使一样，症状和温病的头和关节不甚疼痛但是感觉非常口渴的症状不同，所以就被称为寒疫。当六气之中的

太阳寒水作为客气掌管上半年或下半年的气运情况时，或者五运中太阳寒水太过旺盛的年份，又或者六气之中太阳寒水成为加临的客气，那么无论一年四季何时，都会有这种病症出现。患者仍旧表现出怕冷的热性病变症状时，应该用辛温发汗的方法；等到热性病变的症状退去，症状表现类似于风温病的，就用辛凉清热的方法，这是同样的道理。

温病起手太阴论

原文

四时温病，多似伤寒；伤寒起足太阳，今谓温病起手太阴，何以手太阴亦主外感乎？手太阴之见证，何以大略似足太阳乎？手足有上下之分，阴阳有反正之义，庸可混乎！《素问·平人气象论》曰：藏真高于肺，以行营卫阴阳也。《伤寒论》中，分营分卫，言阴言阳，以外感初起，必由卫而营，由阳而阴。足太阳如人家大门，由外以统内，主营卫阴阳；手太阴为华盖，三才之天，由上以统下，亦由外以包内，亦主营卫阴阳，故大略相同也。大虽同而细终异，异者何？如太阳之窍主出，太阴之窍兼主出入；太阳之窍开于下，太阴之窍开于上之类，学者须于同中求异，异中验同，同异互参，真诠自见。

释义

四季的温病，很多症状都和伤寒病相似；伤寒从人体的足太阳膀胱经起源，如今说温病从人体的手太阴肺经起源，那为什么说手太阴肺经也主外感之表证呢？手太阴肺经病对外表现出来的病症，为什么和足太阳膀胱经病大致相似呢？手和脚有上肢下肢之分，阴阳也有正反不同的含义，怎么能混淆呢？《素问·平人气象论》说：藏真之气上藏于肺，调动全身营卫之气和阴阳的运行。《伤寒论》中有关于营卫之分和阴阳之说的论述，这是因为外感表证刚发作时，一定会从脉外的卫气传向脉内的营

气，由阳发展到阴。足太阳膀胱经就像一户人家的大门，向外开口而统管内部，主管营卫阴阳；手太阴肺经就像头顶的伞盖，是天、地、人三才中的天，从上统管下部，也从外部包围内部，也主管营卫阴阳，所以两者大致相同。虽然大体相同但细节上终归有所差异，不同的地方是什么呢？足太阳之窍是膀胱，主管向外排出，手太阴之窍是肺，不仅向外排气，还兼管向内吸收；足太阳之窍开在人体下部，手太阴之窍开在人体上部，学医之人要懂得在相同中寻求不同之处，在不同中寻找相同之处，相同和差异互相参考，真理自然就会显露出来。

燥气论

原文

　　前三焦篇所序之燥气，皆言化热伤津之证，治以辛甘微凉（金必克木，木受克，则子为母复仇，火来胜复矣），未及寒化。盖燥气寒化，乃燥气之正，《素问》谓"阳明所至为清劲"是也。《素问》又谓"燥急而泽"（土为金母，水为金子也），本论多类及于寒湿、伏暑门中，如腹痛呕吐之类，《经》谓"燥淫所胜，民病善呕，心胁痛不能转侧"者是也。治以苦温，《内经》治燥之正法也。前人有六气之中，惟燥不为病之说。盖以燥统于寒（吴氏《素问》注云：寒统燥湿，暑统风火，故云寒暑六入也），而近于寒，凡是燥病，只以为寒，而不知其为燥也。合六气而观之，余俱主生，独燥主杀，岂不为病者乎！细读《素问》自知。再前三篇原为温病而设，而类及于暑温、湿温，其于伏暑、湿温门中，尤必三致意者，盖以秋日暑湿踞于内，新凉燥气加于外，燥湿兼至，最难界限清楚，稍不确当，其败坏不可胜言。《经》谓粗工治病，湿证未已，燥证复起，盖谓此也（湿有兼热兼寒，暑有兼风兼燥，燥有寒化热化。先将暑湿燥分开，再将寒热辨明，自有准的）。

释义

　　前文上中下三焦篇中论述的燥气，都讲的是燥气化为热气灼伤阴津的病例，用辛甘微凉的药物来治疗（金气必定会克制木气，木气被金气克制，那木气之子火气就会为母复仇，火气又来克制金气），没有提到燥气寒化的病例，是因为燥气向寒邪转化，是燥气正常的变证，《素问》中说："阳明燥金之气来到后，气候清冷干燥"就是指这种现象。《素问》中又说"燥气发展到极致就会变得润泽"（土气为金气之母，水气为金气之子），本书中关于这一类的内容大多归纳到了寒湿、伏暑门中，例如腹痛呕吐一类，就是《内经》中说的："燥气太过旺盛，百姓患病往往都要呕吐，胸口两侧疼痛，难以侧身转动"一类。用性味苦温的药物治疗，是《内经》中治疗燥气的正确方法。前人有风、寒、暑、湿、燥、火六气之中，只有燥气不会导致人体生病的说法，一般都把燥气包括到寒气中（吴氏在《素问》中注释道：寒气统管燥气和湿气，暑气统管风气和火气，所以说寒气和暑气就包括了六气在内了），和寒气相似，但凡遇到燥气导致的病症，只以为是寒气导致的，却不知道实际上是燥气导致的。把六气合并到一起来看，其余五气都主管万物生长，只有燥气主肃杀之气，这怎么可能不成为病症的起因呢！仔细阅读《素问》自己就会明白这个道理。而且本书的前三篇原本就是为了温病而设立的，而类目涉及暑温、湿温等病症，尤其是分布在伏暑、湿温两门中的，尤其再三强调说明过，这是因为秋天暑热湿气在体内盘踞，新生的凉燥之气在体外施加，燥气和湿气同时存在，很难分出明显清楚的界限，在治疗时稍有不当之处，就会产生非常严重的后果。《内经》中说："医术不精的大夫治病，湿邪的病症还没有治好，燥邪的病症就又发作了"，指的就是这种情况（湿气兼有热邪和寒邪，暑气兼有风邪和燥邪，

燥气会出现热化和寒化的情况，诊断时要先分清暑气、湿气和燥气，再分清楚寒化还是热化的情况，对症下药自然会准确）。

风温、温热气复论

原文

仲景谓腰以上肿当发汗，腰以下肿当利小便，盖指湿家风水、皮水之肿而言。又谓无水虚肿，当发其汗，盖指阳气闭结而阴不虚者言也。若温热大伤阴气之后，由阴精损及阳气，愈后阳气暴复，阴尚亏歉之至，岂可发汗利小便哉！吴又可于气复条下，谓血乃气之根据归，气先血而生，无所根据归，故暂浮肿，但静养节饮食自愈。余见世人每遇浮肿，便于淡渗利小便方法，岂不畏津液消亡而成三消证，快利津液为肺痈肺痿证，与阴虚、咳嗽身热之劳损证哉！余治是证，悉用复脉汤，重加甘草，只补其未足之阴，以配其已复之阳，而肿自消。千治千得，无少差谬，敢以告后之治温热气复者。暑温、湿温不在此例。

释义

张仲景认为腰部以上肿胀的，应该用药物发汗治疗，腰部以下肿胀的，应该用可以利小便的药物治疗，这是针对患有湿气病的人出现风水肿和皮水肿而提出的。张仲景还认为没有水分停滞而导致的虚肿，应该用药物使患者发汗，这是针对因为阳气封闭而结但阴气并不虚弱的患者提出的。如果温热病大大损伤了阴精之后，再因为阴精损耗导致阳气受损，病好后阳气短时间内大量恢复，但阴精尚且处于亏空受损的状态，这时候怎么能发汗和利小便呢！吴又可在他关于气复一条的论述下，称血是气依附回归的地方，气如果比血先生成，就没有可以依附回归的地方，所以会导致人体暂时浮肿，但只要静静调养，饮食上稍加节制就能自行痊愈。我看到许多医生一遇到身体浮肿的患者，就用味甘利湿能通小便的药物来治疗，难道不担心津损耗消亡后演变为三消证，津液快速消耗后出现肺痈肺痿的症状，以及阴精虚弱、咳嗽发热等劳损身体的症状吗？我在治疗这种病症时，都用复脉汤，加入大剂量的甘草，只是需要补足人体本身缺少的阴精，用来和人体内已经恢复的阳气相配合，那么肿胀自然就会消除。经过这种治疗方法的患者，一千个里面都几乎没有出现任何差错，这才敢以此告知今后的医生，如何治疗温热病痊愈后阳气恢复而肿胀的病症。但是暑温、湿温等病导致的肿胀病症不包含在此类中。

治血论

　　人之血，即天地之水也，在卦为坎（坎为血卦）。治水者不求之水之所以治，而但曰治水，吾未见其能治也。盖善治水者，不治水而治气。坎之上下两阴爻，水也；坎之中阳，气也；其原分自乾之中阳，乾之上下两阳，臣与民也；乾之中阳，在上为君，在下为师；天下有君师各行其道于天下，而彝伦不叙者乎？天下有彝伦攸叙，而水不治者乎？此《洪范》所以归本皇极，而与《禹贡》相为表里者也。故善治血者，不求之有形之血，而求之无形之气。盖阳能统阴，阴不能统阳；气能生血，血不能生气。倘气有未和，如男子不能正家而责之无知之妇人，不亦拙乎？至于治之之法，上焦之血，责之肺气，或心气；中焦之血，责之胃气，或脾气；下焦之血，责之肝气、肾气、八脉之气。治水与血之法，间亦有用通者，开支河也；有用塞者，崇堤防也。然皆已病之后，不得不与治其末；而非未病之先，专治其本之道也。

释义

　　人体内的血液就好像天地之间的水，在八卦卦象上为坎卦（坎卦为血卦）。治水的人如果不去寻找为什么发生水灾的原因，而只知道说治理水灾，我没有看到他真的能治理好水灾的表现。因为善于治水的人，不会直接治理水灾，而是会先治理气候。坎卦的上下两爻都是阴爻，代表着水；中间为阳爻，代表气；它的阳爻原本是从乾卦中的阳爻分化出来的。乾卦的上下两爻都是阳爻，代表着臣子与百姓；乾卦中间的阳爻，在上代表君主，在下代表老师；天下如果有君主和老师能够各行其道各司其职，那么伦理纲常怎么会没有秩序呢？天下如果伦理纲常井井有条，哪有治不好的水灾呢？这是《尚书·洪范》中关于万物变化遵守帝王大中至正之道的解释，与《禹贡》互为表里，相互对应。

所以善于治血的人，不只追求治理好有具体形态的血，而是着重从没有具体形态的气入手。这是因为阳可以统管阴，而阴不能统管阳；气可以生出血液，而血液不能生出气。如果人体内的气运行不协调，就像男子不能管理维持好家庭，却只知道一味责怪无知的妇人，这不是很可笑吗？至于治疗血的办法，上焦的血病，要从肺气或者心气上重点入手；中焦血病，要从胃气或脾气上着重下手；下焦血病，要从肝气、肾气、八脉之气上探究原因。治理水灾和治疗血病的办法，这中间有的使用疏通的办法，例如开发河流支流；有用堵塞的办法的，例如修建巩固堤防。但是这些都是在病灾发生后，不得不去治理它的最终结果；并不是在病灾发生之前，就专门去治理它的本质问题的方法。

卷五 解产难

产后三大证论一

原文

产后惊风之说，由来已久，方中行先生驳之最详，兹不复议。《金匮》谓新产妇人有三病：一者病痉、二者病郁冒、三者大便难。新产血虚，多汗出，喜中风，故令人病痉；亡血复汗，故令郁冒；亡津液胃燥，故大便难。产妇郁冒，其脉微弱，呕不能食，大便反坚，但头汗出，所以然者，血虚而厥，厥而必冒，冒家欲解，必大汗出，以血虚下厥，孤阳上出，故头汗出。所以产妇喜汗出者，亡阴血虚，阳气独盛，故当汗出，阴阳乃复。大便坚，呕不能食，小柴胡汤主之。病解能食，七、八日复发热者，此为胃实，大承气汤主之。按：此论乃产后大势之全体也，而方则为汗出中风一偏之证而设。故沈目南谓仲景本意，发明产后气血虽虚，然有实证，即当治实，不可顾虑其虚，反致病剧也。

释义

产后惊风这种说法，从古至今流传已久，方中行先生对它的辩论最为详细，在此不再重复讨论。《金匮要略》一书中说新生产的妇人容易出现三种病症：一是痉挛病、二是郁冒病、三是大便艰难。妇人刚生产之后血气虚空，大量的汗液冒出，容易被风邪侵入身体，所以引发筋脉痉挛；血液大量流失又出了汗，所以导致昏冒神志不清的病症；体内的阴精津液大量损耗导致胃中干燥，所以大便困难。产妇昏迷不清，脉象微弱，呕吐不能进食，大便坚硬，只有头部出汗，之所以出现这些症状，是因为阴血亏空导致阳气旺盛上行，阳气旺盛上行必定导致头晕目眩，想要解除头晕目眩的症状，一定要大量出汗，因为阴血亏空下行，只有阳气向上亢奋，所以只有头部出汗。所以产妇之所以喜欢出汗，是因为阴精消亡血气虚空，阳气独自旺盛，只有等到汗液排出，阴阳才能恢复平衡。大便坚硬，呕吐不能进食，主要用小柴胡汤来治疗。病情得到缓解后就能进食，七八天之后再度发热的患者，是胃实证，主要用大承气汤来治疗。编者按：本论述包括产后大致的所有病症，但药方只为了出汗中风一类病症而设立。所以沈目南称张仲景本来的意思，是为了阐释说明妇女刚生产后虽然血气虚亏，但如果出现了实性证候，就应当先治疗实性证候，不能因为担忧考虑其虚亏的情况，反而让病症加重。

产后三大证论二

按　产后亦有不因中风，而本脏自病郁冒、痉厥、大便难三大证者。盖血虚则厥，阳孤则冒，液短则大便难。冒者汗者，脉多洪大而芤；痉者厥者，脉则弦数，叶氏谓之肝风内动，余每用三甲复脉，大小定风珠及专翁大生膏（方法注论悉载下焦篇），浅深次第，临时斟酌。

释义

按　妇人生产完后也有不是因为风邪侵害，而是本体的五脏六腑自行发病而导致出现郁冒、痉厥、大便艰难三大症状的例子。大概来说，血液亏虚会导致晕厥，阳气独自上行会导致头晕目眩，体内津液短缺会导致大便艰难。头晕目眩和大量出汗的患者，脉象强而有力但逐渐衰减，并且浮大而软，按之中空；身体痉挛和突然晕厥的患者，脉象像琴弦一样紧绷且脉率偏快，叶天士认为这是肝风内动的症状，我一般用三甲复脉汤、大小定风珠和专翁大生膏（药物具体方法和注释论述都在下焦篇中详细记载）来治疗，至于用药的剂量和顺序，则要临床根据病情的具体情况来斟酌。

产后三大证论三

《心典》云："血虚汗出，筋脉失养，风入而益其劲，此筋病也；亡阴血虚，阳气遂厥，而寒复郁之，则头眩而目瞀，此神病也；胃藏津液而灌溉诸阳，亡津液胃燥，则大肠失其润而大便难，此液病也。三者不同，其为亡血伤津则一，故皆为产后所有之病"。即此推之，凡产后血虚诸证，可心领而神会矣。按：以上三大证，皆可用三甲复脉、大小定风珠、专翁膏主之。盖此六方，皆能润筋，皆能守神，皆能增液故也，但有浅深次第之不同耳。产后无他病，但大便难者，可与增液汤。以上七方，产后血虚液短，虽微有外感，或外感已去大半，邪少虚多者，便可选用，不必俟外感尽净而后用之也。再产后误用风药，误用辛温刚燥，致令津液受伤者，并可以前七方斟酌救之。余制此七方，实从《金匮》原文体会而来，用之无不应手而效，故敢以告来者。

释义

《金匮要略心典》中说："血液虚亏又大量出汗，筋脉失于调养，风邪侵入身体而催使病症加重，这是筋脉之病；阴精消亡血液虚亏，阳气因此亢奋向上，寒邪又在此时发作就导致患者头晕目眩，这是神志之病；胃里容纳津液来滋养灌溉全身的诸多阳经，津液消亡就会导致胃中干燥，大肠失去了润泽所以大便艰难，这是津液之病。三种病症不同，但都由亡血伤津这一种原因导致，所以都是产后容易出现的病症"。由此推论，凡是遇到产后血气亏虚的病症，就能心里明白而深刻领会了。按：以上三种证候，都可以用三甲复脉汤、大小定风珠、专翁膏的药方来作为主要治疗方法。因为这六种药方，都能舒润筋脉，都能养护患者的神气，也都能增长津液，只不过有效果明显程度和用药顺序不同的区别。妇人生产完后没有其他病症，只有大便艰难的，可以用增液汤治疗。以上的七种药方，但凡产后血气虚亏津液短缺，虽然受到轻微的外邪侵体，或者外邪感染的病症已经好了一大半，体内风邪轻微但虚亏严重的，都可以选择使用，不用等到外邪感染的病症全部痊愈再去使用。还有产后误用祛风药物的，或者误用了性味辛温刚燥的药物，使得津液被灼伤消亡的，都可以用前边的七种方法来斟酌救治。我制作的这七个药方，实际上是从《金匮要略》的原文中有所感悟后得来的，在临床使用上得心应手，药到病除，这才敢告诉今后学医之人。

产后瘀血论

原文

张石顽云："产后元气亏损，恶露乘虚上攻，眼花头眩，或心下满闷，神昏口噤，或痰涎壅盛者，急用热童便主之。或血下多而晕，或神昏烦乱，芎归汤加人参、泽兰、童便，兼补而散之（此条极须斟酌，血下多而晕，血虚可知，岂有再用芎、归、泽兰辛窜走血中气分之品，以益其虚哉！其方全赖人参固之，然人参在今日，值重难办，方既不善，人参又不易得，莫若用三甲复脉、大小定风珠之为愈也，明者悟之）。又败血上冲有三：或歌舞谈笑，或怒骂坐卧，甚则逾墙上屋，此败血冲心多死，用花蕊石散，或琥珀黑龙丹，如虽闷乱，不至癫狂者，失笑散加郁金；若饱闷呕恶腹满胀痛者，此败血冲胃，五积散或平胃加姜、桂，不应，送来复丹，呕逆复胀，血化为水者，《金匮》下瘀血汤；若面赤呕逆欲死，或喘急者，此败血冲肺，人参、苏木，甚则加芒硝汤荡涤之。大抵冲心者，十难救一，冲胃者五死五生，冲肺者十全一二。又产后口鼻起黑色而鼻衄者，是胃气虚败而血滞也，急用人参苏木，稍迟不救"。愚按 产后原有瘀血上冲等证，张氏论之详矣。产后瘀血实证，必有腹痛拒按情形，如果痛处拒按，轻者用生化汤，重者用回生丹最妙。盖回生丹以醋煮大黄，直入病所而不伤他脏，内多飞走有情食血之虫，又有人参护正，何瘀不破，何正能伤。近见产妇腹痛，医者并不问拒按喜按，一概以生化汤从事，甚至病家亦不延医，每至产后，必服生化汤十数帖，成阴虚劳病，可胜悼哉！余见古本《达生篇》中，生化汤方下注云：专治产后瘀血腹痛、儿枕痛，能化瘀生新也。方与病对，确有所据。近日刻本，直云："治产后诸病"，甚至有注"产下即服者"，不通已极，可恶可恨。再《达生篇》一书，大要教人静镇，待造化之自然，妙不可言，而所用方药，则未可尽信，如达生汤下，"怀孕九月后服，多服尤妙"，所谓天下本无事，庸人自忧之矣。岂有不问孕妇之身体脉象，一概投药之理乎？假如沉涩之脉，服达生汤则可，若流利洪滑之脉，血中之气本旺，血分温暖，何可再用辛走气乎？必致产后下血过多而成痉厥矣。如此等不通之语，辨之不胜其辨，可为长太息也！

释义

张石顽在他的著作《张氏医通》中说："妇人生产之后元气亏损，恶露不向下排出，反而趁着身体虚空逆行上攻，导致眼花头晕目眩，心下胀满烦闷，神志昏迷牙关紧闭，或者痰液阻塞痰湿极多等病症的，应该立即用热童便来治疗。有因为出血过多而头晕，或者神志昏迷烦乱的，应该在芎归汤中加入人参、泽兰、童便来治疗，以补足气血的同时疏散瘀结（这条方论特别需要仔细斟酌，出血过多而导致头晕，可以判断这是血气亏虚，怎么还有再用川芎、当归、泽兰等味辛性易走窜，会损伤血中气分药物的道理呢？难道是为了加重患者的亏虚吗！这个药方完全依赖人参来稳固气血，但是如今的人参，价格贵重难以购买，这个药方既然效果不好，人参又不容易得到，不如用三甲复脉汤、大小定风珠来治疗，聪明的人自然会领悟这个道理）。此外恶血随气上冲的症状分为三种：有的歌舞谈笑，有的发怒大骂，坐立难安，甚至翻墙爬上房顶，这是恶血冲心，患者很可能死亡，要用花蕊石散，或者琥珀黑龙丹来治疗，如果出现虽然心中烦闷杂乱，却不至于发癫发狂的情况，就用失笑散加郁金来治疗；如果出现胃中饱胀闷堵、呕吐恶心、腹中胀满疼痛的病症，这是由于恶血冲胃导致的，要用五积散或者平胃散加入干姜、肉桂来治疗，如果没有效果，就再服下来复丹，有频繁恶心呕吐，腹部胀气，血行不利导致水肿的症状，要用《金匮要略》中的下瘀血汤来治疗；如果出现面色发红呕吐逆气，病重濒死，或者喘息急促的症状，这是恶血冲肺所导致的，要用人参、苏木来治疗，病情特别严重的要在药中加入芒硝来清除排净恶血。一般情况下，恶血冲心的患者，十个里也难治好一个，恶血冲胃的患者，生与死的情况大概各一半，恶血冲肺的患者，十个里大概有一两个可以痊愈。还有生产之后口鼻处呈现黑色而鼻出血的症状，是因为胃气亏虚以及血液凝滞，要立即用人参、苏木来治疗，稍微晚一点就救不回来了"。我认为妇人产后已知的瘀血上攻的病症，张石顽的论述已经非常详细了。产后瘀血的实证中一定有腹内疼痛因按压而加剧的情况，如果疼痛处因按压加剧，症状轻的用生化汤治疗，症状重的用回生丹治疗效果最好。因为回生丹中用醋煮过大黄，药效可以直接到达病灶而不损伤其他脏器，药方内有多种能飞能走，以血为食的虫类，是血肉有情之动物药材，又有可以固本养气的人参，还有哪种瘀血是不能散除的，哪种正气会受到损伤。如今有些医生只要见到妇人腹内疼痛，也不管按压后疼痛加剧还是减轻，全都用生化汤来治疗，甚至有些有病人的家庭也不延请大夫，只要生产之后，必定让产妇饮用生化汤十几帖，以至于患上阴虚劳损的病症，实在是令人哀伤啊！我看到古医书《达生篇》中，生化汤方剂下边有注释说：专用于治疗生产后血气瘀结腹内疼痛、小腹疼痛，能化除瘀血生成新的血液。药方和病症相对应，准确明白有所依据。但最近刻印的新本，直接说："治疗产后各种

病症"，甚至有注释"产后就服用的"，对此药方实在是极其不明白，让人觉得可恶厌恨。此外《达生篇》这本书，大部分是教人安静镇定，分娩要顺应自然造化的规律，这其中的奥妙不可言说，然而所用的方剂药材，却不能完全相信。例如达生汤下的注释，"怀孕九个月后服用，服用越多越好"，这就是所谓的天下本无事，庸人自扰之。哪有不问孕妇身体情况和脉象如何，一概都要喝药的道理呢？假如脉象沉重艰涩不滑利，服用达生汤还可以，如果脉象流利洪大圆滑，血中之气本来就旺盛，血液温暖，如何还能再用辛类走气的药物呢？一旦使用，必定会导致生产之后流血过多而四肢抽搐，神志不清。像这样道理不通的语句，数量太多以至于辨明不过来，实在是让人叹息啊！

产后不可用白芍辨

原文

朱丹溪谓产后不可用白芍，恐伐生生之气，则大谬不然，但视其为虚寒虚热耳。若系虚寒，虽非产后，亦不可用，如仲景有桂枝汤去芍药法，小青龙去芍药法。若系虚热，必宜用之收阴。后世不善读书者，古人良法不知守，此等偏谬处，偏牢记在心，误尽大事，可发一叹。按 白芍花开春末夏初，禀厥阴风木之全体，得少阴君火之气化，炎上作苦，故气味苦平。主治邪气腹痛，除血痹，破坚积，寒热疝瘕，止痛，利小便，益气，岂伐生生之气者乎？使伐生气，仲景小建中汤，补诸虚不足而以之为君乎？张隐庵《本草崇原》中论之最详。

释义

朱丹溪认为妇人产后不能用白芍一药，担心它会破坏人自身生气的生长，其实这种说法是非常错误的，白芍一药能不能用，只需要根

据病症属于虚寒还是虚热即可。如果病症为虚寒，即使不是刚刚生产完，也不能用白芍，例如张仲景的桂枝汤有去芍药法，以及小青龙汤去芍药法。如果病症为虚热，那就必须用白芍

来收敛阴气。后世那些不好好读书的人，古人留下的好的方法不知道遵守，这些有偏见谬误的地方，反而在心里牢记，耽误了太多大事，实在是让人叹息。按：白芍药花在春末夏初的季节开放，领受了厥阴风木作为司天之气的全过程，又得到少阴君火所化的火气，火发展到顶峰即为苦味，所以白芍气味苦涩性平和。主要治疗邪气侵体导致的腹痛、消除血气不畅经络闭阻，破除坚积之物，寒热疝气，止痛，利小便，益气，哪里会破坏人体本身的生气呢？如果它真的会破坏人的生气，那么张仲景的小建中汤，是用来补养人体的诸多虚亏劳损的，怎么还会用白芍作为方剂的主药呢？张隐庵的《本草崇原》中的论述最为详细。

产后当补心气论

原文

产后心虚一证，最为吃紧，盖小儿禀父之肾气、母之心气而成，胞宫之脉，上系心包，产后心气十有九虚，故产后补心气亦大扼要。再水火各自为用，互相为体，产后肾液虚，则心体亦虚，补肾阴以配心阳，取坎填离法也。余每于产后惊悸脉芤者，用加味大定风珠，获效多矣。产后一切外感。当于本论三焦篇中求之，再细参叶案则备矣。

释义

产后心气虚弱的病症，是最严重要紧的，因为胎儿是承受父亲的肾气和母亲的心气而化成的，子宫的经脉，上面和心脏相连，妇人生产之后往往十个里面有九个心气虚亏，所以产后补养心气是头等重要的大事。再说水火各有各的用处，但却互相为体，产后肾液虚亏，那么心体也会同样虚亏，补养肾阴用来和心阳配合，这是取坎填离的方法。我每次遇到产后心神惊悸脉象中空的患者，都用加入了其他药材的大定风珠来治疗，获得了很多好的效果。产后所有外感表邪的病症，应该在本书的三焦篇中寻找，再详细参阅叶天士的医案就完备全面了。

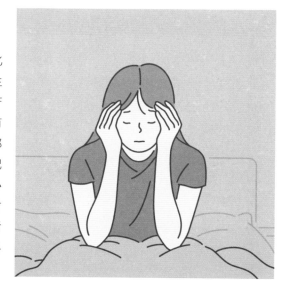

卷六　解儿难

儿科用药论

原文

　　世人以小儿为纯阳也，故重用苦寒。夫苦寒药，儿科之大禁也。丹溪谓产妇用白芍，伐生生之气，不知儿科用苦寒，最伐生生之气也。小儿，春令也，东方也，木德也，其味酸甘，酸味人或知之，甘则人多不识。盖弦脉者，木脉也，《经》谓弦无胃气者死。胃气者，甘味也，木离土则死，再验之木实，则更知其所以然矣，木实惟初春之梅子，酸多甘少，其他皆甘多酸少者也。故调小儿之味，宜甘多酸少，如钱仲阳之六味丸是也。苦寒之所以不可轻用者何？炎上作苦，万物见火而化，苦能渗湿。人，倮虫也，体属湿土，湿淫固为人害，人无湿则死。故湿重者肥，湿少者瘦；小儿之湿，可尽渗哉！在用药者以为泻火，不知愈泻愈瘦，愈化愈燥。苦先入心，其化以燥也，而且重伐胃汁，直致痉厥而死者有之。小儿之火，惟壮火可减；若少火则所赖以生者，何可恣用苦寒以清之哉！故存阴退热为第一妙法，存阴退热，莫过六味之酸甘化阴也。惟湿温门中，与辛淡合用，燥火则不可也。余前序温热，虽在大人，凡用苦寒，必多用甘寒监之，惟酒客不禁。

釋義

　　世人以为小儿体质纯阳，所以在用药时着重使用苦寒的药材。而苦寒的药材，实际上是儿科治疗的禁忌。朱丹溪认为产妇用白芍，会克制人自身生气的生长，但却不知道儿科使用苦寒的药材，才最会克制人自身生气的生长。小孩，就像一年四季中的春天，五行方位位于东方，木气旺盛，属武德中的木德，五味之中则与酸和甘对应。五味属酸，人们可能知道，但五味属甘，大部分人都不知道。因为弦脉的脉象，是和肝木对应的，《内经》中说脉象呈现弦脉，又没有胃气的情况很容易死亡。所谓的胃气属土，又对应五味中的甘味，树木离开土壤就会死亡，再用树木的果实来验证这个道理，就更能明白了，树木的果实中只有初春季节的梅子，酸味多甜味少，其他的都是甜味多酸味少。所以小儿用药的调味，也应该甜味多酸味少才最好，例如钱仲阳的六味丸就是如此。苦寒之所以不能轻易使用的原因是什么呢？火发展到顶峰，物焦则味苦，万物都被火焰焚化，苦药能祛除体内的湿邪。人，是没有羽毛或鳞甲覆盖身体的动物，体质属于湿土，湿气旺盛泛滥固然会危害健康，但人没有湿气也会死亡。所以体内湿气重的人肥胖，湿气少的人瘦削；

小孩体内的湿气，怎么能完全渗透排出呢！况且用药的医生以为苦寒的药物能够泻火，却不知道越泻火，人的身体越瘦弱，越是化解湿邪，人体就越燥。苦寒的药材会先进入心内，心内主火，苦寒之药随之化为燥气，而且对胃液造成严重的损耗，甚至直接导致痉挛晕厥而死亡的例子也有。小儿体内的火气，只有旺盛的实火可以用苦寒之药来去火清热；如果是具有生气的少火，则是幼儿赖以生长的根本，怎么能随意使用苦寒之药去清热去火呢！所以存护阴液消退热邪，才是治疗儿科最好的办法，存护阴液又能消退热邪最好的方剂，应该是酸甘化阴的六味丸。只有在治疗湿温一门的病症时，和辛淡类的药物一同使用，但治疗燥火证就不能使用它了。我之前叙述温热一门时说过，即使是治疗成年人的病症，只要用到苦寒的药物，就必须用大量甘寒类的药物去辅佐控制，只有治疗平素爱饮酒的人时不用限制。

儿科风药禁

原文

近日行方脉者，无论四时所感为何气，一概羌、防、柴、葛。不知仲景先师，有风家禁汗，亡血家禁汗，湿家禁汗，疮家禁汗四条，皆为其血虚致痉也。然则小儿痉病，多半为医所造，皆不识六气之故。

释义

近来一些开方把脉的医者，无论一年四季外感哪种邪气，全都用羌活、防风、柴胡、葛根这些辛温发汗的药物来治疗，不知道医圣先师张仲景曾经提出了容易外感风邪的病人禁止使用发汗的药物，失血过多的病人禁止使用发汗的药物，容易感受湿邪的病人禁止使用发汗的药物，身上有疮疡难以愈合的病人禁止使用发汗的药物这四条禁忌发汗的病症，因为这些病人发汗之后容易气血虚亏，导致筋脉痉挛，四肢抽搐。因此小儿的痉病大多是被庸医造成的，都是因为他们不能分辨识明六气。

痘证禁表药论

原文

表药者，为寒水之气郁于人之皮肤经络，与人身寒水之气相结，不能自出而设者也。痘证由君火温气而发，要表药何用？以寒水应用之药，而用之君火之证，是犹缘木而求鱼也。缘木求鱼，无后灾；以表药治痘疮，后必有大灾。盖痘以筋骨为根本，以肌肉为战场，以皮肤结痂为成功之地。用表药虚表，先坏其立功之地，故八九朝灰白塌陷，咬牙寒战，倒靥黑陷之证蜂起矣。古方精妙不可胜数，惟用表药之方，吾不敢信。今人且恣用羌、防、柴、葛、升麻、紫苏矣。更有愚之愚者，用表药以发闷证是也。痘发内由肝肾，外由血络，闷证有紫白之分：紫闷者，枭毒把持太过，法宜清凉败毒，古用枣变百祥丸，从肝肾之阴内透，用紫雪芳凉，从心包之阳外透；白闷则本身虚寒，气血不支之证，峻用温补气血，托之外出，按理立方，以尽人力，病在里而责之表，不亦愚哉！

释义

解表之药，是为了寒水之气在人体的皮肤经络中郁结，和人自身的寒水之气相结合，不能自行排出的病症而设立的。痘证是因为少阴君火的温热之气而发作的，要解表药有什么用？用治疗寒水之病应该使用的药物，来用在治疗君火之病上，就好像爬上树去找鱼一样荒唐。爬上树找鱼虽然荒唐，却不会在之后引起灾祸；痘病用解表药治疗，之后一定会出现大的灾祸。因为痘证的根源是筋骨，肌肉是其与人自身正气战斗的地方，皮肤结痂处则是其压倒人体正气之处。如果用解表药就会使人体肌肤表面虚弱，破坏痘毒结痂的地方，所以八九天后痘疮颜色变灰白，塌陷，患者紧咬牙关，浑身寒战，痘疮溃烂发黑陷落的症状如蜂群一般纷纷发作。

古代治疗痘病的精妙药方数不胜数，但只有用解表药治疗的这个方法，我不敢相信。如今的人竟还随意使用羌活、防风、柴胡、葛根、升麻、紫苏等药。有更愚蠢的人，用解表药透发痘疹的闷证。痘病发作的内部原因是肝肾中的胎毒，外部原因是血脉经络中的邪气，闷证又分为紫和白两种：紫色的闷证，是由于邪毒太过旺盛，把持身体，治疗方法应该用清凉败毒的药物，古代的人用枣变百祥丸，从肝肾阴气之内向里渗透，用芳香清凉的紫雪丹，从心包的阳气之外向外透发；白色的闷证则是因为本身体质虚寒，气血不足导致的，要重用温和补养自身气血的药物，托动邪气向外泄出，按照病症的机理制定药方，以尽人力，痘病的病灶在人体内部却用解表药，这不是太愚蠢了吗！

痘证初起用药论

原文

痘证初起，用药甚难，难者何？预护之为难也。盖痘之放肥、灌浆、结痂，总从见点之初立根基，非深思远虑者不能也。且其情势未曾显张，大约辛凉解肌，芳香透络，化浊解毒者，十之七八；本身气血虚寒，用温煦保元者，十之二三。尤必审定儿之壮弱肥瘦，黑白青黄❶，所偏者何在？所不足者何在？审视体质明白，再看已未见点，所出何苗？参之春夏秋冬，天气寒热燥湿，所病何时？而后定方，务于七日前先清其所感之外邪，七日后只有胎毒，便不夹杂矣。

词解

❶ **黑白青黄：** 中医认为五色和人的五脏密切相关，白当肺，赤当心，青当肝，黄当脾，黑当肾。

释义

痘证刚开始发作的时候，治疗用药十分困难，难在哪里呢？就难在预先防护上。因为痘证肿胀、灌浆、结痂的过程，在最初只能看见小点的时候就已经打下了基础，不是经过深思远虑的医生，很难去提前预防。况且痘证初起时症状情况还没有显露出来，用辛凉解肌，芳香透络，化解湿浊毒邪的方法治疗的，约占十之七八；因为本身气血虚亏寒凉，要用温和保养元气的方法治疗的，约占十之二三。尤其是

要判断确定小儿的体质壮弱体型胖瘦情况，以及胃肺肝脾这些脏器，偏阴还是偏阳，是否有受损虚亏？体质判断观察清楚后，再看痘证有没有见点，长出的是哪种类型的痘？参考当时在春夏秋冬哪个季节，天气是寒冷还是炎热，干燥还是潮湿，病症是什么时间发作的？然后才能确定药方，必须要在发病之后的第七天之前清除患者外感的邪气，七天之后只剩下自身所带的胎毒，病因就不复杂，治疗起来就简单了。

痘证限期论

原文

痘证限期，近日时医，以为十二日结痂之后，便云收功；古传百日内，皆痘科事也。愚有表侄女，于三四月间出痘，浆行不足，百日内患目，目珠高出眼外，延至次年二月方死，死时面现五色，忽而青而赤而黄而白而黑，盖毒气遍历五脏，三昼夜而后气绝。至今思之，犹觉惨甚，医者可不慎哉！十二日者，结痂之限也，况结痂之限，亦无定期。儿生三岁以后者，方以十二日为准，若初周以后，只九日限耳，未周一岁之孩，不过七日限。

释义

痘证发作的时间有一定的期限，近代的医生认为在痘证发作的第十二天结痂之后，痘证就结束了；古代的医者则认为痘病发作后的一百天里，所有的病症的根源都来自痘病。我有一个表侄女，在三四月份的时候患了痘病，

痘内灌浆不饱满，在痘病发作后的一百天里，毒邪流变到了双眼，眼疾因此发作，眼球向外凸起，甚至到了眼眶之外，后来一直延续到第二年二月才死去，死的时候脸上显露出五种颜色，一会儿发青、一会儿发红、一会儿发黄、一会儿发白、一会儿发黑，这是因为毒邪流变

到了分别对应五色的五脏中，三天三夜后病人才气绝身亡。直到今天想到这件事，还是觉得太过凄惨，医生在治疗痘病的时候，怎么能不慎重呢！所说的十二天，是痘疮结痂的期限，而且结痂的期限，也不是一定准确的。小儿生下来满三岁以后发痘病，结痂的日期才以十二天为准；如果只满一周岁，那么痘疮结痂的时期要以九天为期限；不满一周岁的幼儿，结痂的日期不会超过七天。

疹论

原文

　　若明六气为病，疹不难治。但疹之限期最迫，只有三日。一以辛凉为主，如俗所用防风、广皮、升麻、柴胡之类，皆在所禁。俗见疹必表，外道也。大约先用辛凉清解，后用甘凉收功。赤疹误用麻黄、三春柳等辛温伤肺，以致喘咳欲厥者，初用辛凉加苦梗、旋覆花，上提下降；甚则用白虎加旋覆、杏仁；继用甘凉加旋覆花以救之；咳大减者去之。凡小儿连咳数十声不能回转，半日方回如鸡声者，千金苇茎汤合葶苈大枣泻肺汤主之；近世用大黄者，杀之也。盖葶苈走肺经气分，虽兼走大肠，然从上下降，而又有大枣以载之缓之，使不急于趋下；大黄则纯走肠胃血分，下有形之滞，并不走肺，徒伤其无过之地故也。若固执病在脏泻其腑之法，则误矣。

释义

　　如果明白六气侵体导致生病的道理，那么麻疹也不难治疗。但麻疹治疗的期限最为急迫，只有三天。治疗方法一概都要以辛凉之法为主，例如世俗常用的防风、陈皮、升麻、柴胡之类的药材，都在被禁用的范围内。世俗的医生见到麻疹，必定使用发汗解表的方法，这是不正确的方法。大体上要先用辛凉之法清毒解毒，再用甘凉之法善后，调理身体使恢复正常。身患红疹却误用麻黄、三春柳等辛温之药伤及肺部，导致喘气咳嗽濒临痉厥的情况，在病发初期要辛凉之法再加入苦桔梗、旋覆花，一个向上宣通肺气，一个降下消痰；病情严重的用白虎汤加旋覆花、杏仁；再接着用甘凉之药加旋覆花来救治；咳嗽的症状大大好转后，去掉药中的旋覆花。但凡小儿有连续咳嗽几十下不能吸气回转，很长时间才能恢复呼吸，喉咙中有像鸡鸣一样的声音这些症状，要将千金苇茎汤和葶苈大枣泻肺汤合成一方来用于治疗；近代用大黄治疗的医生，是在杀害患者啊。因为葶苈走肺经气分，虽然也走大肠，但是从肺经向下降落到大肠，而且还有大枣为载体，缓和其下降的药性，让它不急速向下降落；大黄则纯粹从肠胃血分中经过，泄下有形的滞积之物，并不经过肺经，只是伤害了没有病害的脏器罢了。如果固执地使用病在脏器却泄其腑器的方法，就耽误了病情了。

247

泻白散不可妄用论

钱氏制泻白散，方用桑白皮、地骨皮、甘草、粳米，治肺火皮肤蒸热，日晡尤甚，喘咳气急，面肿热郁肺逆等证。历来注此方者，只言其功，不知其弊，如李时珍以为泻肺诸方之准绳，虽明如王晋三、叶天士，犹率意用之。愚按：此方治热病后与小儿痘后，外感已尽真气不得归元，咳嗽上气，身虚热者，甚良；若兼一毫外感，即不可用。如风寒、风温正盛之时，而用桑皮、地骨，或于别方中加桑皮，或加地骨，如油入面，锢结而不可解矣。考《金匮》金疮门中王不留行散，取用桑东南根白皮以引生气，烧灰存性以止血，仲景方后自注云：小疮即粉之，大疮但服之，产后亦可服，如风寒，桑根勿取之。沈目南注云：风寒表邪在经络，桑根下降，故勿取之。愚按：桑白皮虽色白入肺，然桑得箕星之精，箕好风，风气通于肝，实肝经之本药也。且桑叶横纹最多而主络，故蚕食桑叶而成丝，丝，络象也，桑皮纯丝结成象筋，亦主络；肝主筋，主血，络亦主血，象筋与络者，必走肝，同类相从也。肝经下络阴器，如树根之蟠结于土中；桑根最为坚结，诗称："彻彼桑土"，《易》言："系于苞桑"是也。再按：肾脉之直者，从肾上贯肝膈，入肺中，循喉咙，挟舌本；其支者，从肺出络心，注胸中。肺与肾为子母，金下生水。桑根之性，下达而坚结，由肺下走肝肾者也。内伤不妨用之，外感则引邪入肝肾之阴，而咳嗽永不愈矣。吾从妹八九岁时，春日患伤风咳嗽，医用杏苏散加桑白皮，至今将五十岁，咳嗽永无愈期，年重一年，试思如不可治之嗽，当早死矣，如可治之嗽，何以至四十年不愈哉？亦可以知其故矣。遇见小儿久嗽不愈者，多因桑皮、地骨，凡服过桑皮、地骨而嗽不愈者，即不可治，伏陷之邪，无法使之上出也，至于地骨皮之不可用者，余因仲景先师风寒禁桑皮而悟入者也。盖凡树木之根，皆生地中，而独枸杞之根，名地骨者何？盖枸杞之根，深入黄泉，无所终极，古又名之曰仙人杖，盖言凡人莫得而知其所终也。木本之入下最深者，未有如地骨者，故独异众根，而独得地骨之名。凡药有独异之形，独异之性，得独异之名者，必有独异之功能，亦必有独异之偏胜也。地骨入下最深，禀少阴水阴之气，主骨蒸之劳热，力能至骨，有风寒外感者，而可用之哉！或曰：桑皮、地骨，良药也，子何畏之若是？余曰：人参、甘草，非良药耶？实证用人参，中满用甘草，外感用桑皮、地骨，同一弊也。

钱氏制作的泻白散，药方中用了桑白皮、地骨皮、甘草、粳米，治疗肺火旺盛，皮肤发热且傍晚的时候尤其严重，喘气咳嗽呼吸急促，面部肿胀，热气郁积于肺导致肺气上逆等病症。一直以来对此方进行注解的医家，都只论述它的作用，却不了解它的弊端。例如李时珍就认为泻白散是清泻肺火的诸多方剂的准则，即使是像王晋三、叶天士这样高明的医生，也轻率地使用它。我按照这个药方治疗外感热病和小儿发痘疹之后，外感邪气已经清除完毕，但自身真气尚且没有完全恢复，咳嗽逆气，身体虚弱发热等症状，效果很好；如果还兼有一丝外感的邪气没有清除，那就不能使用此方。例如风寒病、风温病正发作得厉害的时候，如果用桑白皮、地骨皮，或者在别的药方中加入桑白皮或地骨皮，就会像在面粉上加入油一样，牢固缠结而不能分解。考证《金匮要略》中金疮一门的王不留行散，选取采用桑树东南方向根茎的白皮来引发生气，烧成灰保存药性用来止血，张仲景在药方后自己注释说：小面积的疮伤用药粉外敷即可，大面积的疮伤可以内服，产后出血也可以服用止血，如果有风寒侵体，一定不能使用桑白皮。沈目南注解说：风寒的邪气停留在人体的肌表经脉中，桑白皮有下降的药性，所以不要使用。我认为：桑白皮虽然颜色为白色，对应肺经，但桑树承受了箕星的精气，箕星好风，风气通于肝，实际上是属肝经的药材。而且桑叶上的横向的纹路最多所以主经络，所以蚕食用桑叶之后能吐出蚕丝，蚕丝就像脉络一样；桑白皮完全是由细丝和络结组成的，像筋脉一样，因此也主经络；肝主筋脉，也主血，经络也主血，像筋脉和经络的药材，必定入肝经，这是同类相从的原因。肝经向下联结阴器，就像树根盘绕缠结在土里；桑树的根最为坚韧结实，《诗经》中说"彻彼桑土"，《易经》中说"系于苞桑"都是在称赞桑树的坚韧

牢固。再按：足少阴肾经的直系干脉，从肾上行贯穿肝膈，进入肺中，顺着喉咙夹在舌头的根部；它的旁系支脉从肺部出，缠绕心脏，注入胸中。肺为肾之母。肾为肺之子，肺属金，肾属水，金生水且下行。桑树根的性状，是向下延伸且坚韧结实，从肺经向下流经肝肾。有内伤病也可以用桑白皮，但是有外感邪气的病症就容易吸引邪气进入肝肾的阴精中，那么咳嗽的病症就永远不会痊愈了。我堂妹八九岁的时候，在春天患了伤风咳嗽证，医生用杏苏散加入桑白皮为她治疗，至今堂妹已经快五十岁了，咳嗽永远没有治愈的时候，反而一年比一年严重，试想如果此病是不可能治好的咳嗽证，那病人应当早就死去了，如果是能治好的咳嗽证，怎么至于四十年都治不好呢？也就可以知道是因为用了桑白皮的原因了。我见过的小儿长久地咳嗽无法痊愈的情况，大多都是因为桑白皮、地骨皮，但凡服用过桑白皮、地骨皮而咳嗽不愈的，都无可救药了。这是由于邪气向内下伏陷落，无法再让邪气上行向外排出了。至于地骨皮不能服用的原因，我是从张仲景先师的风寒病禁止使用桑白皮治疗这一条上领悟出来的。因为但凡树木的根茎，都在地里生长，为什么只有枸杞的根茎，被命名为地骨皮呢？因为枸杞的根茎，生长的深度深达黄泉，没有终结，古人又把它命名为"仙人枝"，大概是说凡人不知道它的终点在哪里。树木中根茎向下生长的深度，没有比得上地骨皮的，所以在众多树根中最为独特，所以唯独拥有地骨皮这一名字。但凡拥有特殊的形状、特殊的药性、得到特殊的名字的药材，一定有他们特殊的功效，也必定有着特殊的偏胜性。地骨皮向下生长的深度最深，承受了少阴水阴之气，主治阴虚潮热，热气由内向外蒸发的病症，药力能直达筋骨，有外感风寒证的患者，邪气只停留在肌表中，怎么能用此药呢！有人说：桑白皮、地骨皮，都是好的药材，你为什么如

此畏惧使用它们呢？我回答说：人参、甘草，难道不是好药材吗？但是如果实证用人参治疗，腹内胀满用甘草治疗，那和外感表邪用桑白皮、地骨皮治疗，都属于同一种错误。

草木各得一太极论

原文

古来著本草者，皆逐论其气味性情，未尝总论夫形体之大纲，生长化收藏之运用，兹特补之。盖芦主生，干与枝叶主长，花主化，子主收，根主藏，木也；草则收藏皆在子。凡干皆升，芦胜于干；凡叶皆散，花胜于叶；凡枝皆走络，须胜于枝；凡根皆降，子胜于根；由芦之升而长而化而收，子则复降而升而化而收矣。此草木各得一太极之理也。

愚之学，实不足以着书，是编之作，补苴罅漏而已。末附二卷，解儿难、解产难，简之又简，只摘其吃紧大端，与近时流弊，约略言之耳。览者谅之。

释义

从古至今编写本草相关书籍的人，都只追求描述草本药物的气味药性，没有对药物的形体大纲，以及生长转化吸收消亡过程进行总结性论述，因此我特意进行补充。大概来说，芽主生，茎干和枝叶主长，花朵主变化，果实主收获，根主潜藏，这是树木的共同规律；草类植物则收获和潜藏都在于果实。但凡是枝干都有上升的药性，而嫩芽则比枝干的上升之性更强；但凡是叶子都有发散的药性，而花朵比叶子发散之性更强；但凡是枝都走经络，须要比枝更容易在经络中通行；但凡是根都有沉降的性质，果实比根的沉降之性更强；从嫩芽开始生发成长变化吸收，其果实又再次降落，随即开始再次生发成长变化吸收，这是草木各自都有一套太极阴阳变化的道理。

我的学问，实在不足以编撰成书，编写这本书，只是为了对前人的疏漏进行一些补充而已。书的结尾附录的解儿难和解产难两个章节，内容十分简单，只摘选了要紧的大体内容，和最近一些流传的错误弊病，大约粗略论述了一下，希望读者见谅。